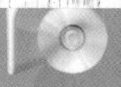

全国高等卫生职业教育护理专业"双证书"
人才培养纸数融合"十三五"规划教材
供护理、助产等专业使用

附数字资源增值服务

护理管理学

HULI GUANLIXUE

主　编　秦　军　李玉荣　王红力

副主编　成育玲　王雪菲　马珊珊

编　委　（以姓氏笔画为序）

马珊珊　枣庄科技职业学院

王　慧　上海思博职业技术学院

王红力　铁岭卫生职业学院

王雪菲　孝感市中心医院

成育玲　山西老区职业技术学院

李　慧　铁岭卫生职业学院

李玉荣　湖北职业技术学院

秦　军　枣庄科技职业学院

华中科技大学出版社
http://press.hust.edu.cn
中国·武汉

内 容 提 要

本书是全国高等卫生职业教育护理专业"双证书"人才培养纸数融合"十三五"规划教材。

本书内容包括绪论、计划职能、组织职能、护理人力资源管理、领导职能、控制职能、护理质量管理、护理临床教学管理、护理信息管理、护理与法。

本书可供护理、助产等专业使用。

图书在版编目(CIP)数据

护理管理学/秦军,李玉荣,王红力主编. —武汉:华中科技大学出版社,2019.8(2023.8 重印)

全国高等卫生职业教育护理专业"双证书"人才培养纸数融合"十三五"规划教材

ISBN 978-7-5680-5574-1

Ⅰ.①护…　Ⅱ.①秦…　②李…　③王…　Ⅲ.①护理学-管理学-高等职业教育-教材　Ⅳ.①R47

中国版本图书馆 CIP 数据核字(2019)第 169573 号

护理管理学　　　　　　　　　　　　　　　　　　　秦　军　李玉荣　王红力　主编
Huli Guanlixue

策划编辑:居　颖
责任编辑:孙基寿
封面设计:刘　婷
责任校对:阮　敏
责任监印:周治超
出版发行:华中科技大学出版社(中国·武汉)　　电话:(027)81321913
　　　　　武汉市东湖新技术开发区华工科技园　　邮编:430223
录　　排:华中科技大学惠友文印中心
印　　刷:武汉市籍缘印刷厂
开　　本:889mm×1194mm　1/16
印　　张:10.75
字　　数:333 千字
版　　次:2023 年 8 月第 1 版第 6 次印刷
定　　价:48.00 元

全国高等卫生职业教育护理专业"双证书"
人才培养纸数融合"十三五"规划教材

编委会

网络增值服务使用说明

欢迎使用华中科技大学出版社医学资源服务网yixue.hustp.com

1.教师使用流程

（1）登录网址：**http://yixue.hustp.com** （注册时请选择教师用户）

注册 → 登录 → 完善个人信息 → 等待审核

（2）审核通过后，您可以在网站使用以下功能：

管理学生

建立课程　　　　布置作业

下载教学资源　　**教师**　　查询学生学习记录等

2.学员使用流程

建议学员在PC端完成注册、登录、完善个人信息的操作。

（1）PC端学员操作步骤

①登录网址：**http://yixue.hustp.com** （注册时请选择普通用户）

注册 → 登录 → 完善个人信息

② 查看课程资源

如有学习码，请在个人中心-学习码验证中先验证，再进行操作。

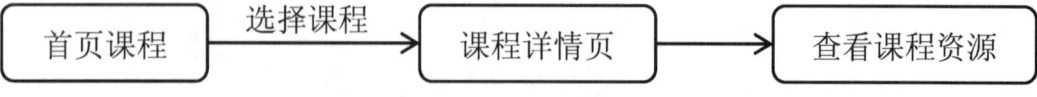

首页课程 —选择课程→ 课程详情页 → 查看课程资源

（2）手机端扫码操作步骤

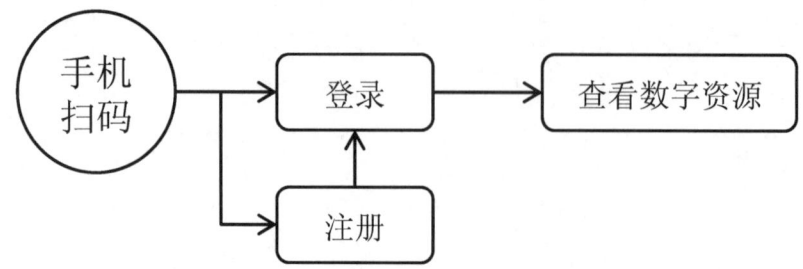

手机扫码 → 登录 → 查看数字资源

注册 → 登录

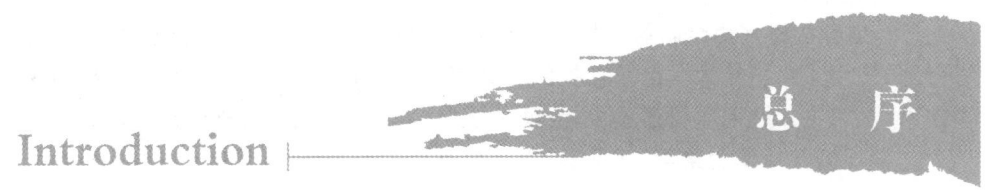

近年来,我国将发展职业教育作为重要的国家战略之一,高等职业教育已成为高等教育的重要组成部分,与此同时,作为高等职业教育重要组成部分的高等卫生职业教育的发展也取得了巨大成就,为国家输送了大批高素质技能型、应用型医疗卫生人才。截至 2016 年,我国开设护理专业的高职高专院校已达 400 余所,年招生规模近 20 万人,在校生近 65 万人。

医药卫生体制的改革要求高等卫生职业教育也应顺应形势、调整目标,根据医学发展整体化的趋势,医疗卫生系统需要全方位、多层次、各种专业的医学专门人才。护理专业与临床医学专业互为羽翼,在维护人民群众身体健康、提高生存质量等方面起到了不可替代的作用。当前,我国正处于经济社会发展的关键阶段,护理专业已列入国家紧缺人才专业,根据国家相关机构颁布的《"健康中国 2030"规划纲要》《关于深化医教协同进一步推进医学教育改革与发展的意见》《全国护理事业发展规划(2016—2020年)》等一系列重要文件,到 2020 年我国对护士的需求将增加至约 445 万人,到 2030 年我国对护士的需求将增加至约 681 万人,平均每年净增加 23.6 万人,这为护理专业的毕业生提供了广阔的就业空间,也对高等卫生职业教育如何进行高素质技能型护理人才的培养提出了新的要求。

教育部《关于全面提高高等职业教育教学质量的若干意见》中明确指出,高等职业教育必须"以服务为宗旨,以就业为导向"。《中共中央国务院关于深化教育改革全面推进素质教育的决定》中再次强调"在全社会实行学业证书、职业资格证书并重的制度"。上述文件均为新时期我国职业教育的发展提供了具有战略意义的指导意见。为了全面落实职业教育规划纲要,更好地服务于高等医学职业教育教学,创新编写模式,服务"健康中国"对高素质创新技能型人才培养的需求,变"学科研究"为"学科应用与职业能力需求对接"。2018 年 8 月在全国卫生职业教育教学指导委员会专家和部分高职高专院校领导的指导下,华中科技大学出版社组织全国 30 余所高等卫生职业院校的近 200 位老师编写了本套全国高等卫生职业教育护理专业"双证书"人才培养纸数融合"十三五"规划教材。

本套教材充分体现新一轮教学计划的特色,强调以就业为导向、以能力为本位、贴近学生的原则,体现教材的"三基"(基本理论、基本知识、基本实践技能)及"五性"(思想性、科学性、先进性、启发性和适用性)要求,着重突出以下编写特点。

(1) 紧跟教改,接轨"双证书"制度。紧跟教育部教学改革步伐,引领职业教育教材发展趋势,注重学业证书和执业资格证书相结合,紧密围绕执业资格标准和工作岗位需要,提升学生的就业竞争力。

(2) 创新模式,理念先进。创新教材编写体例和内容编写模式,迎合高职高专学生思维活跃的特点,体现"工学结合"特色。教材的编写以纵向深入和横向宽广为原则,突出课程的综合性,淡化学科界限,对课程采取精简、融合、重组、增设等方式进行优化,同时结合各学科特点,加强对学生人文素质的培养。

(3) 优化课程体系,注重能力培养。内容体系整体优化,注重相关教材内容的联系和衔接,避免遗漏和不必要的重复;重视培养学生的创新、获取信息及终身学习的能力,实现高职教材的有机衔接与过渡作用,为中高衔接、高本衔接的贯通人才培养通道做好准备。

(4) 紧扣大纲,直通护考。密切结合最新的护理专业课程标准,紧扣教育部制定的高等卫生职业教育教学大纲和最新护士执业资格考试大纲,随章节配套习题,全面覆盖知识点与考点,有效提高护士执业资格考试通过率。

(5) 全套教材采用全新编写模式,以扫描二维码形式帮助老师及学生在移动终端共享优质配套网络资源,使用华中科技大学出版社提供的数字化平台,将移动互联、网络增值、慕课等新的教学理念和教学技术、学习方式融入教材建设中,全面体现"以学生为中心"的教材开发理念。

这套规划教材作为秉承"双证书"人才培养编写理念的护理专业教材,得到了各学校的大力支持与高度关注,它将为新时期高等卫生职业教育护理专业的课程体系改革做出应有的贡献。我们衷心希望这套教材能在相关课程的教学中发挥积极作用,并得到读者的青睐。我们也相信这套教材在使用过程中,通过教学实践的检验和实际问题的解决,能不断得到改进、完善和提高。

全国高等卫生职业教育护理专业"双证书"人才培养
纸数融合"十三五"规划教材编写委员会

护理管理学是管理学的一个分支，是将管理学的理论、方法与护理管理实践相结合的一门应用型学科，是高等护理教育的一个重要内容。本书紧密结合 21 世纪管理学发展的新理论、新观点及高职高专护理专业学生培养目标进行编写，体现"以就业为导向，以能力为本位，以发展技能为核心"的职业教育培养理念，教材中充分融入了临床护理管理案例、护士执业资格考试、信息化资源等内容，在教材的编排上，以管理职能为主线，联系我国护理管理工作实际，做到由浅入深，循序渐进，突出实用性。

本书共有 10 章，包括绪论、计划职能、组织职能、护理人力资源管理、领导职能、控制职能、护理质量管理、护理临床教学管理、护理信息管理、护理与法。本书具有以下特点。第一，突出管理实践，创新教学模式，每个章节以护理管理案例为任务驱动切入点，将管理理论与实践紧密结合，帮助学生养成护理管理意识。第二，突出"做中学、做中教"的职业教育教学特色，具有丰富临床护理管理经验和教学经验的专家参与了本书的编写，使内容更贴近临床护理管理实际。第三，拓宽学生的知识面，提高岗位适应能力，书中融入最新护理管理动态，以知识拓展等形式呈现给学生，丰富教学内容，提高学生的职业素养。第四，每个章节后有直通护考，按照护士执业资格考试大纲要求设计题型和内容，提高学生分析问题、解决问题的能力。第五，体现"互联网＋"的教育发展理念，文中穿插数字化资源，学生扫码后，可以浏览章节重点内容、直通护考及答案，提高学生学习兴趣和自主学习的能力，增强教学效果。

本书由全国多所院校及医院的 8 位专业教师合作编写而成。在编写过程中各位编者态度严谨，尽心尽责，付出了辛勤的劳动，同时也得到了相关参编院校及华中科技大学出版社的大力支持，教材的编写参考和吸取了国内外大量管理学书籍的精华，在此一并表示衷心的感谢。

由于编者水平和时间有限，书中难免存在不妥之处，恳请专家、同行和其他读者批评指正。

秦 军

目 录

MULU

第一章 绪　　论

1. **掌握**：管理和管理学的概念；管理的基本特征；管理的职能。
2. **熟悉**：管理的基本理论；护理管理的内容和特点；现代管理理论的基本观点。
3. **了解**：护理管理学的发展趋势；管理的基本原理和原则在护理管理中的应用。

扫码看课件

随着社会的发展，管理活动日益丰富，护理管理学作为管理学的分支学科，是管理理论在护理临床实践中的具体应用，通过对管理的概念、职能、方法和管理活动规律的研究，实现对医院护理工作的有效管理，以促进护理管理水平的提升，保证优质的护理服务质量。

第一节　管理与管理学概述

案例导入

孔子的学生子贱有一次奉命担任某地方的官吏。到任以后时常弹琴自娱，不管政事，但是他所管辖的地方却治理得井井有条，民兴业旺。这使那位卸任的官吏百思不得其解，因为他每一天即使起早摸黑，从早忙到晚，也没有把地方治好。于是他请教子贱："为什么你能治理得这么好？"子贱回答说："你只靠自己的力量去管理，所以十分辛苦，而我则是借助于别人的力量来完成任务。"

思考：

1. 管理和管理学的概念。
2. 管理的对象和方法。
3. 管理的基本职能。
4. 管理的基本原理和原则。

一、管理的基本概念

（一）管理的概念

关于管理的概念，不同的管理学派从不同的角度研究并提出了各自的看法。

美国管理学家泰罗认为："管理就是确切地知道你要别人去干什么，并使他用最好的方法去干。"

法国管理学家法约尔认为："管理是由计划、组织、指挥、协调及控制等职能为要素组成的活动过程。"

Note

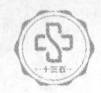

美国管理学家郝伯特 A·西蒙认为："管理就是决策。"

行为学派强调管理中人的因素,认为："管理是由一个人或多个人协调他人的活动,以便收到个人单个活动所不能收到的效果。"

现代管理学派认为："管理是创造和保持一种环境,在这个环境中人们共同为达到一个群体的目标而有效地工作。"

综上所述,管理(management)是社会组织中,为了实现预期的目标,以人为中心进行的协调活动。它包括四个含义。

(1)管理是为了实现组织未来目标的活动。

(2)管理的工作本质是协调。

(3)管理工作存在于组织中。

(4)管理工作的重点是对人进行管理。

(二)管理学的概念

管理学(science of management)是系统研究管理活动的基本规律、基本原理和一般方法的学科,是自然科学和社会科学相交叉而产生的一门边缘学科。管理学是适应现代社会化大生产的需要产生的,研究在现有的条件下,如何通过合理的组织和配置人、财、物等因素,提高生产力的水平。

管理过程的动态性、复杂性和管理对象的多样性决定了管理所要借助的知识、方法和手段要多样化。管理学是一门综合性交叉学科,具有实践性、综合性和社会性特点。

1. 实践性 管理学是一门实践性很强的学科,是为管理者提供在管理实践中有用的理论、原则和方法的实用性学科。管理对象的复杂性和管理环境的多变性又决定了运用管理知识的技巧性、灵活性和创造性,因此必须在实践中学会管理。

2. 综合性 管理学的综合性表现在需要综合运用现代社会科学、自然科学和技术科学的成果,来研究管理活动过程中普遍存在的基本规律和一般方法。管理活动是很复杂的活动,影响这一活动的因素是多种多样的。

要做好管理工作,必须考虑到组织内部和组织外部的多种错综复杂的因素,利用经济学、数学、工程技术学、心理学、生理学、仿真学、行为科学等的研究成果和运筹学、系统工程、信息论、控制论、电子计算机等最新成就,对管理进行定性的描述和定量的预测,从中研究出行之有效的管理理论,并在具体管理实践中应用。

3. 社会性 构成管理过程主要因素的管理主体与管理客体,都是社会最有生命力的人,人是社会群体的组成部分,组织中的人际关系对管理活动有效性有着重要的影响,这就决定了管理的社会性。

二、管理的对象、性质特征和基本方法

(一)管理的对象

管理对象是指管理过程中管理者所作用的对象,是管理的客体,包括"人、财、物、时间、信息"五个要素,其中人是组织最重要的管理资源。

1. 人力资源 人是管理的核心,是管理的最主要因素。管理中通过有效激发人的潜能,使人的积极性、创造性得到充分发挥,真正做到人尽其才,才尽其用,同时还要做好人力资源的开发和人员职业生涯的规划,以提高组织人力资本价值,促进组织管理效率的提升和目标的实现。

2. 财力资源 财力资源是指一个组织在一定时期内所掌握和能支配的物质资料的价值体现。包括组织的财力和财务。财力资源的管理应遵循经济规律进行,有效使用组织的资金,做到以财生财,财尽其用,保证组织管理活动的顺利进行。

3. 物力资源 物力资源是指对设备、仪器、材料、能源等物质的管理。在管理中,要根据组织目标和实际需求,对各种物质进行科学调配,合理使用,既能保证管理活动的完成,又要注意增支节流,物尽其用。

4. 时间资源 时间是一种珍贵的无形资源。要善于对时间进行科学的管理,合理地计划和分配,

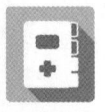

少花时间多办事,提高组织的管理效率。

5. 信息资源　信息资源是管理活动的重要资源,主要包括管理活动的各种数据、资料、情报、消息等,信息对组织发展目标等的预测、重大事项的决策、计划的拟定、实施以及评价反馈等都有着举足轻重的作用,所以,管理者要学会管理信息、利用信息,要建立高效畅通的信息系统,保证组织中各个层次、各个环节的信息能上传下达,提高管理的有效性。

(二)管理的性质特征

1. 管理的二重性　管理的二重性是指管理具有自然属性和社会属性。

管理的自然属性是指管理所具有的有效指挥共同劳动,组织社会生产力的特性。它反映了社会化大生产过程中协调劳动本身的要求。

管理的社会属性是指管理所具有的监督劳动,维持生产关系的特殊职能。它反映了一定社会形态中生产资料占有者的意志,是为一定的经济基础服务的,受一定的社会制度和生产关系的影响和制约。

学习和掌握管理的二重性,有利于深入认识管理的性质:一方面管理具有自然属性,为学习、借鉴发达国家先进的管理经验和方法提供了理论依据,从而大胆引进和吸收他们成熟的经验,以提高管理水平;另一方面管理又具有与生产关系相联系的社会属性,要求在吸收和引进国外管理理论和经验的同时,要考虑到我国国情,因地制宜地学习和应用。

2. 管理的科学性和艺术性　管理的科学性表现在管理活动的过程可以通过管理活动的结果来衡量,同时它具有行之有效的研究方法和研究步骤来分析问题、解决问题。管理的艺术性表现在管理的实践性上,在实践中发挥管理人员的创造性并因地制宜地采取措施,为有效地进行管理创造条件。

管理的科学性和艺术性是对立统一的,科学性是艺术性的基础,艺术性是科学性的发挥。最有成效的管理艺术来源于丰富的实践经验和对管理原理精髓的深刻把握。

3. 管理的普遍性　管理的普遍性表现在管理活动是协作活动,涉及人类每一个社会角落,它与人们的社会活动、家庭活动以及各种组织活动都是息息相关的,凡是有人群的地方就有管理。

4. 管理或管理人员任务的共同性　管理的任务就是设计和维持一种系统,使在这一系统中共同工作的人们,能用尽可能少的支出去实现他们预定的目标。管理和管理人员的基本职能是相同的,管理人员所处的层次不同,则在执行这些职能时有所侧重。例如,医院护理部主任比基层护士长更侧重于计划职能,但所有成员都需要为医院创造一种环境,使人们在其中通过努力去实现组织的目标,这便是她们共同的任务。

(三)管理的基本方法

1. 行政方法　在一定组织内部,以组织行政权力为依据,运用命令、规定、指示、条例等行政手段,按照行政隶属关系来执行管理职能、实施管理的一种方法。这是最基本的、最传统的管理方法。

2. 经济方法　根据客观经济规律,运用各种经济手段,来执行管理职能,以获取较高经济效益和社会效益的管理方法。

3. 教育方法　按照一定的目的和要求对被管理者从德、智、体各方面施加影响,使之改变行为,以提高被管理者素质的管理方法。它是管理过程的中心环节,是做好管理工作的基本方法和重要保证。

4. 数量分析方法　建立在现代系统论、信息论、控制论等科学基础上的一系列数量分析、决策的管理方法。在现代管理中,这种方法得到了越来越广泛应用,它提高了管理的科学性和决策性,在组织物力资源和财力资源等管理中具有广阔的运用空间。

5. 社会心理学方法　运用社会学、心理学知识,按照群体和个人的社会心理活动特点及其规律进行管理的方法。

三、管理的基本职能

管理的基本职能是管理过程中各项活动的基本功能,是管理原则、管理方法的具体体现,也是管理者为实施有效管理所要承担的基本职责和任务。对于管理的职能,不同的管理学派的观点不一,目前比

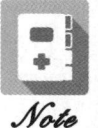

较一致的观点是将计划、组织、人力资源管理、领导、控制这五大职能作为一切管理活动的最基本的职能。

（一）计划职能

计划职能是管理活动中最基本的职能，是为实现组织目标而对未来行动进行安排的工作过程。科学的计划工作，主要是正确确定未来的发展，以目标为中心有效地利用现有资源，以获得最佳的经济效益和社会效益。

具体地说，计划就是确定未来要做什么（what），为什么做（why），何时做（when），何地做（where），谁去做（who）和怎样去做（how）。

（二）组织职能

组织职能是组织必要的人力和其他资源去执行既定的计划，以实现管理目标的管理职能。包括：建立合理的组织结构，建立合理的体制，制定各项规章制度，对人员进行权责分工，角色定位和理顺组织关系。如在护理管理中，建立护理管理组织体系，制定严格的规章制度，对不同职称的护理人员进行权责分工，并确定上下隶属关系，合理安排与分配工作，不断调整组织结构，使之与管理目标相适应。组织职能是管理的重要职能之一，是实现管理的保证和手段。

（三）人力资源管理职能

人力资源管理职能是为了实现组织目标，根据组织内部的人力资源供求现状和要求所进行的人员选聘、使用、考评、培训等活动的过程。目的是保证组织任务的完成。近年来，人力资源管理已被作为一项独立的管理职能而被管理学家重视并进行广泛研究，现已发展成为一门独立的管理学分支。

（四）领导职能

领导职能是指领导者带领和指导组织成员完成组织任务，实现组织目标的职能，是履行各种职能的关键。领导的目的是使个体和群体能够自觉自愿并有信心地为实现组织目标而努力，要求管理者要不断激励下属，指导和影响组织成员的行为，选择最有效的沟通方式，增进相互理解，统一组织成员的思想和行为，妥善处理组织成员间的冲突，促进组织目标的实现。

（五）控制职能

控制职能是为了保证组织目标的实现，按照既定目标和标准对组织的活动进行监督、检查，发现偏差及时采取有效的纠正措施，使工作按原计划进行。控制工作是一个延续不断、反复进行的过程。目的在于保证组织实际的活动及其成果同预期目标一致。

管理工作的各项职能是一个统一的有机整体，每项职能之间是相互联系的，多项职能常同时运行。在实际管理工作中，它们是一种相互交叉的循环过程，既相互联系、相互影响，又互为条件、共同发挥管理作用。

第二节　管理理论

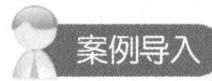

某三甲医院护理部在护理管理实践中既严格训练护士，强化内功，又注重提高护士福利待遇：改善工作、生活环境；选送护士到国内外对口专业进行"奖励性"教育培训，对学成者委以重任；对技术革新、科研项目给予条件、时间支持；护士每天工作量以分数计算，月底按分数发奖金；增加管理制度的透明度，实行参与式民主管理。结果，病人满意度比此前提高了20%，护士参与科研人数比此前提高39%，工作积极性和护理质量大大提高。

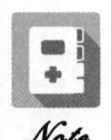

思考：

1. 古典管理理论的基本观点。

2. 行为科学管理理论的基本观点。

3. 现代管理理论的主要学派。

现代管理从 19 世纪末开始逐渐发展成为一门学科。管理思想和基本理论大致分为三个阶段，即古典管理理论阶段、行为科学理论阶段和现代管理理论阶段。

一、古典管理理论

（一）泰罗的科学管理理论

科学管理理论的创始人是弗雷德里克·温斯洛·泰罗（Frederick Winslow Taylor，1856—1915）。泰罗是美国著名的工程师和管理学家，其著名代表作是 1911 年出版的《科学管理原理》，他第一次系统地把科学方法引入管理实践，集前人管理思想和实践经验之大成，创立了科学管理，首开西方管理理论研究之先河，使管理从此真正成为一门科学并得到发展。泰罗因此被称为"科学管理之父"而受到世人的尊敬。

泰罗科学管理理论的主要内容包括：管理的根本目的在于提高效率；制定工作定额；选择最好的工人；实施标准化管理；实施刺激性的付酬制度；强调雇主与工人合作的"精神革命"；主张计划职能与执行职能分开；实行职能工长制；管理控制上实行例外原则。

泰罗科学管理的特点是从每一个工人抓起，从每一件工具、每一道工序抓起，在科学实验的基础上，设计出最佳的工位设置、最合理的劳动定额、标准化的操作方法、最恰当的劳动工具。

知识链接

搬运生铁块试验

1898 年，泰罗受雇于伯利恒钢铁公司期间，进行了著名的"搬运生铁块试验"，该试验是在这家公司的 5 座高炉产品搬运班组大约 75 名工人中进行的。这一研究改进了操作方法，训练了工人，其结果是生铁块的搬运提高了 3 倍。该试验首先系统地研究了铲口复载应为多大的问题，其次研究了各种材料能够达到标准负载的锹的形状、规格等问题，与此同时还研究了各种原料装锹的最好方法的问题，此外还对每一套动作的精确时间做了研究，从而提出了一个"一流工人"每天应该完成的工作量。这一研究的结果是非常出色的。堆料场的劳动力从 400～600 人减少为 140 人。平均每人每天的操作量从 16 吨提高到 59 吨，每个工人的日工资从 1.15 美元提高到 1.88 美元。这些试验集中于"动作""工时"的研究以及工具、材料和工作环境等标准化研究，并根据这些成果制定了每日比较科学的工作定额和为完成这些定额的标准化工具。泰罗的科学管理系统将工人的潜能发挥到无以复加的程度，有研究者形容，在实行泰罗科学管理的工厂里，找不出一个多余的工人，每个工人都像机器一样一刻不停地工作。

在泰罗以后，科学管理理论得到不断补充和完善，但是泰罗的科学管理理论的局限性也逐渐显现出来。泰罗科学管理理论的前提是把作为管理对象的"人"看作是"经济人"，利益驱动是该学派用以提高效率的主要法宝。科学管理学派研究的重点是管理的科学性、严密性和纪律性，很少去考虑人的因素。

（二）法约尔的一般行政管理理论

管理过程理论的创始人亨利·法约尔（Henri Fayol，1841—1925），法国人，早期就参与企业的管理工作，并长期担任企业高级领导职务。其代表作是 1916 年出版的《工业管理和一般管理》。法约尔的一般管理理论是西方古典管理思想的重要代表，后来成为管理过程学派的理论基础，也是以后各种管理理论和管理实践的重要依据，对管理理论的发展和企业管理的历程均有着深刻的影响。他最重要的贡献在于：从经验职能中独立管理活动，提出管理活动所需的 14 项原则、五大职能，这是一般管理理论的核

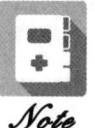

心。因此,继泰罗的科学管理理论之后,一般管理也被誉为管理史上的第二座丰碑。

法约尔理论的主要内容包括:任何企业经营都有管理、技术、商业、财务、会计及安全六种基本活动;管理活动处于六种基本活动的核心地位,有别于其他,管理具有计划、组织、协调、控制和指挥五项职能。成功的管理应遵循十四条原则:合理分工;权利和责任一致;严明的纪律;统一指挥;统一领导;个人利益服从集体利益;个人报酬公平合理;集权与分权相适应;明确的等级制度;良好的工作秩序;公平;稳定性;首创性;集体精神。

(三)韦伯的行政组织理论

组织理论的创始人马克斯·韦伯(Max Weber,1864—1920),著名德国社会学家。其代表作是《社会和经济组织的理论》,马克斯·韦伯提出的通常称作"官僚制""科层制"或"理想的行政组织"理论,对工业化以来各种不同类型组织产生了广泛而深远的影响,成为现代大型组织广泛采用的一种组织管理方式。其核心内容如下:明确的职位分工;自上而下的权利等级系统;人员任用通过正式考评和教育实现;严格遵守制度和纪律;建立理性化的行动准则,工作中人与人之间只有职位关系,不受个人情感和喜好的影响;建立管理人员职业化制度,使之具有固定的薪金和明文规定的晋升制度。

古典管理理论的三个主要代表人物,为管理学奠定了坚实的基础。泰罗率先在管理研究中采用近代科学方法,开辟管理研究中采用科学方法之先河。法约尔明确管理是企业的一种基本活动,其过程或职能为计划、组织、指挥、协调、控制,为研究管理过程打下了坚实基础。马克斯·韦伯的官僚制理论,提出最适合于企业组织发展需要的组织类型和基本管理精神,成为各类大型组织的"理想模型"。这一时期管理研究的实践,为管理思想进一步发展打下了良好的基础。

二、行为科学管理理论

(一)人际关系学说

人际关系学说理论的创始人乔治·艾顿·梅奥(George Elton Mayo,1880—1949)是原籍澳大利亚的美国行为科学家,美国艺术与科学院院士,主要代表著作有《组织中的人》和《管理和士气》。通过著名的霍桑试验对古典管理理论进行了大胆的突破,第一次把管理研究的重点从工作上和从物的因素上转到人的因素上来,不仅在理论上对古典管理理论作了修正和补充,开辟了管理研究的新理论,还为现代行为科学的发展奠定了基础,而且对管理实践产生了深远的影响。人际关系理论主要有四个方面:发现了霍桑效应,即一切由"受注意了"引起的效应;职工是社会人;企业中存在非正式组织,新的领导能力在于提高员工的满意度。

知识链接

霍桑试验

梅奥在美国西方电器公司霍桑工厂进行的,长达九年的霍桑试验,真正揭开了作为组织中的人的行为研究的序幕。霍桑试验的初衷是试图通过改善工作条件与环境等外在因素,找到提高劳动生产率的途径,从1924年到1932年,先后进行了四个阶段的试验:照明试验、继电器装配工人小组试验、大规模访谈试验和对接线板接线工作室的研究。

但试验结果却出乎意料:无论工作条件(照明度强弱、休息时间长短、工厂温度等)是改善还是取消改善,试验组和非试验组的产量都在不断上升;在试验计件工资对生产效率的影响时,发现生产小组内有一种默契,大部分工人有意限制自己的产量,否则就会受到小组的冷遇和排斥,奖励性工资并未像传统的管理理论认为的那样使工人最大限度地提高生产效率;而在历时两年的大规模的访谈试验中,职工由于可以不受拘束地谈自己的想法,发泄心中的闷气,从而态度有所改变,生产率相应地得到了提高。

据此,梅奥提出了三点。第一,工人是"社会人"而不是"经济人"。梅奥认为,人们的行为并不单纯出自追求金钱的动机,还有社会方面、心理方面的需要,即追求人与人之间的友情、安

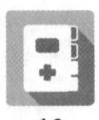

全感、归属感和受人尊敬等,而后者更为重要。因此,不能单纯从技术和物质条件着眼,而必须首先从社会心理方面考虑合理的组织与管理。第二,企业中存在着非正式组织。企业中除了存在着古典管理理论所研究的为了实现企业目标而明确规定各成员相互关系和职责范围的正式组织之外,还存在着非正式组织。这种非正式组织的作用在于维护其成员的共同利益,使之免受其内部个别成员的疏忽或外部人员的干涉所造成的损失。因此,管理者必须重视非正式组织的作用,注意在正式组织的效率逻辑与非正式组织的感情逻辑之间保持平衡,以便管理人员与工人之间能够充分协作。第三,新的领导能力在于提高工人的满意度。在决定劳动生产率的诸因素中,置于首位的因素是工人的满意度,而生产条件、工资报酬只是第二位的。职工的满意度越高,其士气就越高,从而生产效率就越高。高的满意度来源于工人个人需求的有效满足,不仅包括物质需求,还包括精神需求。

(二)人类需要层次理论

亚伯拉罕·马斯洛(1908—1970)是美国著名的社会心理学家、人格理论家和比较心理学家,人本主义心理学的主要发起者和理论家,心理学第三势力的领导人。他在管理学上的主要贡献是提出了人类基本需要等级论,即需要层次理论。其代表作是《人类动机的理论》和《激励与个人》。马斯洛对人的动机进行了深入的研究,突出人的动机是由需要决定的,这些需要按照人的生存和发展的重要性可以划分为 5 个层次,即生理的需求、安全的需求、社交的需求、尊重的需求和自我实现的需求。

马斯洛认为,人们在满足了低层次的需要后就会追求更高层次的需要。高层次的需要比低层次的需要具有更大的价值。热情是由高层次的需要激发的。人的最高需要即自我实现就是以最有效和最完整的方式表现他自己的潜力。在管理实践活动中,要对员工进行激励,就必须了解员工的需要。在不同组织、不同时期的员工以及组织中不同的员工的需要充满差异性,而且经常变化。因此,管理者应该经常性地用各种方式进行调研,弄清员工未得到满足的需要是什么,然后有针对性地进行激励。

(三)双因素理论

双因素理论是由美国行为科学家弗雷德里克·赫茨伯格(Fredrick Herzberg)提出来的,也叫"双因素激励理论"。双因素激励理论是他最主要的成就,其主要著作有《工作的激励因素》和《工作与人性》。此理论的主要观点是,影响人的行为和动机的因素包括外在因素和内在因素两种。

外在因素又称保健因素,包括公司政策、管理措施、监督、人际关系、物质工作条件、工资、福利等。当这些因素恶化到人们认为可以接受的水平以下时,就会产生对工作的不满意。但是,当人们认为这些因素很好时,它只是消除了不满意,并不会导致积极的态度,这就形成了某种既不是满意又不是不满意的中性状态。

内在因素又称激励因素,包括成就、赏识、挑战性的工作、增加的工作责任,以及成长和发展的机会。如果这些因素具备了,能给人们带来积极态度、满意和激励作用。从这个意义出发,管理者应该认识到保健因素是必需的,不过它一旦与不满意中和以后,就不能产生更积极的效果。只有"激励因素"才能使人们有更好的工作成绩。要调动被管理者的积极性,不仅要注意物质利益和工作条件等保健因素,更重要的是合理使用激励因素,量才录用,根据工作表现及时给予表扬和认可,并给被管理者提供个人成长、发展和晋升的广阔空间。

(四)人性管理理论

道格拉斯·麦格雷戈(1906—1964),美国著名的行为科学家,人性假设理论创始人,管理理论的奠基人之一,X-Y 理论管理大师。道格拉斯·麦格雷戈是人际关系学派最具有影响力的思想家之一。他是 20 世纪 50 年代末期涌现的人际关系学派的中心人物之一。麦格雷戈把传统的管理观点称为 X 理论。

X 理论假设人对于工作的基本评价是负面的,即从本质上来说,人都是不喜欢工作的,并且一有可

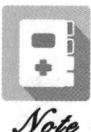

能就逃避工作;一般人都愿意被人指挥并且希望逃避责任。基于上述假设,管理人员的职责和相应的管理方式是:管理者应以利润为出发点来考虑对管理对象的运用;管理者要使用职权,发号施令,使对方服从,让其适应工作和组织的要求,而不考虑在情感上和道义上如何给人以尊重;强调严密的组织和制定具体的规范和工作制度;应以金钱报酬来收买员工的效力和服从。由此可见,此种管理方式是胡萝卜加大棒的方法,一方面靠金钱的收买与刺激,一方面进行严格的控制、监督和惩罚迫使其为组织目标努力。

实践证明,以 X 理论为前提的管理模式造成人才创造性和奉献精神的不断下降、员工对工作绩效的毫不关心等不良后果,日益使人怀疑 X 理论是建立在错误的因果概念的基础上的。因此,麦格雷戈认为,由于上述以及其他许多原因,需要有一个关于人员管理工作的新理论,把它建立在对人的特性和人的行为动机更为恰当的认识基础上,于是他提出了 Y 理论。

Y 理论对于人性假设是正面的,其主要内容是:人并非生性好逸恶劳,要求工作是人的本能;一般人在适当的鼓励下,不但能接受而且能主动承担责任;一般人能够进行自我指挥和自我控制,对其控制、惩罚并不能有效实现组织目标;多数人在解决组织的困难问题时,都能发挥较高的想象力、聪明才智和创造性;一般人的智慧潜能只是部分地得到了发挥。基于以上假设,相应的管理措施为:创造使人发挥才能的工作环境,管理者不是指挥者或监督者,而是起支持、辅助者作用;被管理者体验来自工作本身的内在激励,让其担当具有挑战性的工作,担负更多的责任;在管理制度上给予工人更多的自主权,实行自我控制,让工人参与管理和决策,并共同分享权力。

（五）群体行为理论

德国学者卡特·卢因(1890—1947)是传播学研究中守门理论的创立者,著名的社会心理学家,其代表作为《解决社会矛盾》等。他于 1944 年首先提出"团体动力学"的概念来描述团体中人与人相互接触、影响所形成的社会关系,对以后的团体行为的研究产生了较大影响。其主要管理思想如下:群体处于一个不断相互作用、相互适应的运动过程;群体是一个非正式组织,是由活动、相互影响和情绪三个相互关联的要素组成的,其内聚力可能会高于正式组织的内聚力;群体的结构包括领袖、正式成员、非正式成员以及孤立者,群体有自己的目标和规范;群体的领导方式是自然形成的,领导方式有三种:专制式、民主式和自由放任式。

三、现代管理理论

现代管理理论是继科学管理理论、行为科学理论之后,西方管理理论和思想发展的第三阶段。第二次世界大战以后,诸多学者从不同的学科、不同的方向、不同的方法对管理进行研究,新的管理理论、思想、方法不断涌现,形成了一系列学派。美国著名管理学家哈罗德·孔茨把管理学派划分为 11 个,他认为,现代管理学派林立,形成了"管理理论丛林"现象。

（一）管理科学学派

管理科学学派也称计量管理学派、数量学派。埃尔伍德·斯潘赛·伯法是西方管理科学学派的代表人物之一。管理学界中形成的所谓管理科学学派,又称作管理中的数量学派,也称为运筹学,它是泰罗的科学管理的继续与发展。该学派认为,解决复杂系统的管理决策问题,可以用电子计算机作为工具,寻求最佳计划方案,以达到企业的目标。管理科学其实就是管理中的一种数量分析方法。它主要用于解决能以数量表现的管理问题。其作用在于通过管理科学的方法,减少决策中的风险,提高决策的质量,保证投入的资源发挥最大的经济效益。

（二）系统管理学派

系统管理学派侧重以系统观点考察组织结构及管理基本职能,系统理论盛行于 20 世纪 60 年代,代表人物是弗里蒙特·卡斯特、罗森茨·威克和理查德·约翰逊等美国管理学家。1963 年三位管理学家共同撰写了《系统理论与管理》一书,比较全面地阐述了管理的系统理论。系统管理有四个特点:①以目标为中心,始终强调系统的客观成就和客观效果;②以整个系统为中心,强调整个系统的最优化而不是子系统的最优化;③以责任为中心,分配给每个管理人员一定的任务,而且要能衡量其投入和产出;④以

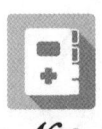

人为中心,每个员工都被安排做具有挑战性的工作,并根据其业绩支付报酬。

(三)人际关系学派

从 20 世纪 20 年代开始,是人际关系学派的兴起时期。该学派的主要理论有梅奥和罗特利斯伯格的有效管理理论、马斯洛的需求层次理论、赫茨伯格的双因素理论、麦格雷戈 X-Y 理论和阿吉里斯的成熟与不成熟理论、卢因的"群体动力论""场论"与"守门人"理论。这个学派的学者大多数都受过心理学方面的训练,他们用社会科学方面已有的和新近提出的有关理论、方法和技术来研究人与人之间以及个人的各种现象。

他们研究的依据是:管理是通过人来完成组织既定的目标的过程,因此,管理问题的研究应以人与人之间的关系为中心,尤其是要注重对人的心理和行为动机的研究。强调处理好组织中人与人之间的关系是管理者应该理解和掌握的技巧,就人的行为与动机之间的关系,以及有关激励和领导方式等问题都提出了有利于管理的见解。

(四)决策理论学派

决策理论学派是在第二次世界大战之后发展起来的一门新兴的管理学派。该学派是以社会系统论为基础,吸收了行为科学、系统论的观点,运用电子计算机技术和统筹学的方法而发展起来的一种理论。主要代表人物有诺贝尔经济学奖得主赫伯特·西蒙和斯坦福大学的管理学教授詹姆斯·马奇。其基本观点如下。第一,决策贯穿管理的全过程,决策是管理的核心,任何作业开始之前都要先做决策,制定计划就是决策,组织、领导和控制也都离不开决策。第二,系统阐述了决策原理。西蒙对决策的程序、准则、程序化决策和非程序化决策的异同及其决策技术等进行了分析。

(五)群体行为学派

群体行为学派的最早代表人物和研究活动就是梅奥和霍桑试验,20 世纪 50 年代后美国管理学家克里斯·阿吉里斯成为这一学派的代表人物。该学派同人际关系学派关系密切,容易被混同为一个学派,但还是有明显的区别:群体行为学派着重研究各种群体的行为方式,而不是研究一般的人际关系和个人行为。具体表现为:研究非正式组织对正式组织的影响;组织中个人的从众行为以及组织中的信息沟通等;以社会学、人类学和社会心理学为自己学科的理论基础,而不是以个人心理学为基础。由于他们研究组织中群体的行为,因此又被称为组织行为学派。

(六)社会系统学派

社会系统学派主要代表人物是美国著名的管理学家巴纳德。该学派从社会学的观点来研究管理,认为社会的各级组织都是一个协作的系统,进而把企业组织中人们的相互关系看成是一种协作系统。该理论的主要内容有:组织是一个协作系统;任何组织都包括协作意愿、共同目标、信息沟通三个基本要素;管理者的权威不能自封。

(七)经验管理学派

代表人物是美国著名管理学家彼得·德鲁克等人。该学派把对管理理论的研究放在对实际管理工作者的管理经验教训的研究上,强调从企业管理的实际经验而不是从一般原理出发来进行研究,强调用比较的方法来研究和概括管理经验。其主要观点为:既考虑整体组织,又考虑所有特殊问题;管理者的任务是了解本机构的特殊目的和使命,使工作富有活力并使职工有成就;处理本机构对社会的影响相对于社会的责任;关于目标管理的确定,这是德鲁克对现代管理理论的最大贡献,他把古典管理理论与行为科学理论相结合,为组织所有成员制定目标,并使其与各自的成果、责任相联系,从而调动了积极性,促进了工作效率的提高。

(八)权变理论学派

权变理论学派是 20 世纪 60 年代末 70 年代初在美国经验主义学派基础上进一步发展起来的管理理论。以女管理学家琼·伍德沃德为代表的权变理论管理学派认为,权变就是权宜应变。在组织管理中管理者要根据组织所处的环境和内部条件的发展变化,随机采取相应的组织结构、领导方式和管理方

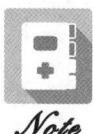

法,灵活地处理各项具体管理业务,提出相应的管理对策,从而有可能使其管理活动更加符合实际情况,更加有效。其核心观点认为不存在"普遍适用、一成不变、最好的"管理理论和方法。

第三节　管理的基本原理和相应原则

案例导入

　　美国福克斯波罗公司的总裁,在收到一位专家为解决该公司的一项关键技术改造而研制成的原型机之后,非常高兴,翻遍抽屉想找一个礼品给这位专家,以示谢意。不料当时唯一可以拿出的"奖品"竟是一只香蕉,然而专家却从中领悟了总裁的感谢、赏识之意。从此以后,香蕉演化成一只小小的"金香蕉"别针,成了该公司对科学技术成就的最高奖赏。科技人员以获得"金香蕉"为最高荣誉,激励着科技人员尽最大的努力从事发明创造。

　　思考:

　　1. 管理的基本原理和原则。

　　2. 管理的基本原理和原则在护理管理中的应用。

　　原理是指某种客观事物的实质及运动的基本规律。管理原理(theory of management)是对管理工作的实质内容进行科学分析总结而形成的基本真理,它是现实管理现象的抽象,是对各项管理制度和管理方法的高度综合与概括,因而对一切管理活动具有普遍的指导意义。管理原则(principle of management)是根据对管理原理的认识和理解而引申出来的管理活动中必须遵守的行为规范。

　　管理的基本原理包括系统原理(整分合原则、相对封闭原则),人本原理(能级原则、动力原则),动态原理(弹性原则、反馈原则),效益原理(价值原则、效率原则)。

一、系统原理及相关原则

(一) 系统原理

　　系统原理是管理中的一个最基本的原理。它是指人们在从事管理工作时,运用系统的观点、理论和方法对管理活动进行充分的系统分析,认识和处理管理中出现的问题的原理。

　　管理系统原理的基本含义是,管理的系统原理源于系统理论,它认为应将组织作为人造开放性系统来进行管理。它要求管理应从组织整体的系统性出发,按照系统特征的要求从整体上把握系统运行的规律,及时调整和控制组织系统的运行,最终实现组织目标。

　　系统是指存在于环境中若干相互联系、相互作用、相互依赖的要素所构成的,具有特定结构和功能的有机整体。系统的基本特征如下。

　　1. 整体性　系统的整体性又称为系统性,通常理解为"整体大于部分之和",这就是说,系统的功能不等于要素功能的简单相加,而是往往要大于各个部分功能的总和。它表明要素在有机地组织成为系统时,这个系统已具有其构成要素本身所没有的品格,其整体功能也不等于所组成要素各自的单个功能的总和。

　　2. 层次性　任何较为复杂的系统都有一定的层次结构,其中低一级的要素是其所属的高一级系统的有机组成部分,各层次之间又相互交叉,相互作用。在管理中,要根据系统的实际情况把系统分为若干个层次,然后把系统的各个部分、各个方面和各种因素联系起来,考察系统的整体结构和功能。在此基础上,进一步明确层次间的任务、职责和权利范围,使各层次能够有机地协调起来,从而提高管理的效率。

　　3. 目的性　系统在一定的环境下,必须具有达到最终状态的特性,它贯穿于系统发展的全过程,并集中体现了系统发展的总倾向和趋势。没有目的就没有要素的集合,系统就不能存在和运转。因此,在

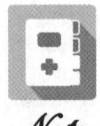

管理活动中,必须首先确定系统应该达到的目的,以便研究系统的现状与发展,并要不断进行反馈调节,使系统的目的能够顺利实现。

4. 适应性 系统随环境的改变而改变其结构和功能的能力。系统在适应性方面涉及三种不同的情况。

(1)系统原有稳定状态被破坏后,逐渐过渡到一个新的稳定状态,即依靠系统本身的稳定性来适应环境的改变。

(2)当系统稳态被破坏后,靠系统内部或人为提供的一个特殊机制,抗拒环境的干扰,修补被破坏的因素,致使系统回到原来的稳定状态。

(3)系统受到突然、强大的干扰,稳态结构迅速被破坏,一个新的稳定形态迅速形成。

(二)相关原则

系统原理的相关原则有整分合原则与相对封闭原则。

1. 整分合原则 该原则强调把握整体,科学分解,组织综合。即在整体规划下实行科学的分解,合理分工,又在分工的基础上进行强有力的组织综合,使系统中的各要素能够围绕总目标,同步、和谐、平衡地发展。

2. 相对封闭原则 该原则认为在任何一个管理系统内部,各种管理制度、方法之间,必须具有相互制约的管理,构成一个各个环节首尾衔接、相互制约、相互促进的连续封闭的回路,只有这样才能有效地发挥管理中各个环节的职责和功能,才能形成有效的管理活动。

(三)系统原理在护理管理中的应用

为保证护理管理目标的实现,要求护理管理者在护理活动中要科学使用系统原理。

1. 树立护理组织的整体系统观 由于护理管理工作的内部各要素之间以及护理管理工作与医院其他管理工作之间,存在着错综复杂、相互制约的关系,这就要求护理管理者必须把握整体和全局,用系统分析的方法,分析实际问题,正确处理各种问题。

2. 关注护理系统结构状况 护理管理者要根据护理专业的发展和医院护理实践的需求,确定相应的护理管理系统,合理运用各种要素和资源,并不断进行信息反馈,科学分析护理管理系统出现的问题,根据所面临的不同环境、不同任务、不同内部条件,适时、适当地进行动态调整,以保证护理管理系统整体性能最优化。

3. 正确处理管理宽度和管理层次之间的关系 管理宽度又称管理幅度,指的是一名管理人员有效地监督、管理其直接下属的人数是有限的。当超过了管理宽度时,为避免管理效率的降低,就必须增加一个管理层次。所以在护理管理中,为保证护理质量,要有适度的管理宽度和管理层次。

例如我国规定,县和县级以上的医院及300张床位以上医院都要设护理部,实行在护理副院长之下的护理部主任、科护士长、病房护士长三级负责制管理,300张床位以下的医院实行总护士长、护士长二级负责制。

二、人本原理与相关原则

(一)人本原理

人本原理是指组织的各项管理活动,都应以调动和激发人的积极性、主动性和创造性为根本,追求人的全面发展的一项管理原理。人本原理特别强调人在管理中的主导地位,人是管理活动的中心,是最活跃,最具有能动性、创造性的要素,是其他所有构成要素的主宰者,是推动管理活动基本的力量。因此,充分调动人的积极性,发挥人的能动性,是做好整个管理工作的根本。

(二)相关原则

与人本原理相关的原则是能级原则和动力原则。

1. 能级原则 所谓能级原则,是指根据人的能力大小,赋予相应的权力和责任,使组织的每一个人都各司其职,以此来保持和发挥组织的整体效用。现代管理中要根据不同的能级,建立层次分明的组织

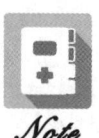

机构,配备与职位能级要求相适应的人员去担任管理工作,给予不同的权利和报酬,做到人尽其才,各尽所能。

2. 动力原则 动力原则强调在管理中正确、综合运用管理的三大基本动力,即物质动力、精神动力和信息动力,以充分调动人在管理活动中的积极性、主动性和创造性。在运用物质动力时,既要考虑对个人物质需要满足所产生的激励作用,也要重视对社会共同需要满足所产生的更大的激励作用;精神动力是人们的行为受到社会承认,而给予的各种精神奖励,精神奖励一定要坚持实事求是的原则,并要和平时的思想政治工作相结合,有的放矢,经常和被管理者多沟通、多交流,在信息中获得努力的方向和力量源泉。

（三）人本原理在护理管理中的运用

将人本原理应用到护理管理中可最大限度地调动护理人员的工作积极性和主动性,发挥他们的最大潜能,使护理质量稳步提高,为病人提供最优质的服务。

1. 树立以人为本的管理理念 人本原理要求护理管理者应该掌握新的管理理念,强调人是护理组织发展的源泉和决定性要素,围绕促进护理人员的全面发展,调动护理人员的积极性和创造力,满足护理人员的自我价值实现需求来实施管理,要注重思想沟通,积极为护理人员营造出一个宽松、温馨、和谐、积极向上的人本工作氛围。

2. 合理使用护理人才 护理管理者要准确全面掌握下属的能力结构和特长;对各种工作岗位进行科学的职位分析;根据护理人员的能力、性格特点及特长,安排与其匹配的工作岗位,并进行动态调整;重视授权,赋予不同岗位能级相应的职责与权力。

3. 引入激励机制,建立奖惩制度 护理管理者应改变传统的偏向严厉的工作方式,减少护士职责并对护士的辛苦劳动多加赞美,并把奖金的分配与工作业绩挂钩,以激励护理人员发挥自身最大的工作热情与潜能,变被动工作为主动工作,以提高护理工作绩效。

4. 提高护理管理者的自身素质 护理管理者要时刻注意提高自身素质,包括管理理念、服务意识和管理能力等,一个好的护理管理者在工作中应实事求是,敢于承担责任,以自己的人格魅力影响和带动护理人员的工作积极性。

三、动态原理与相关原则

（一）动态原理

动态原理认为管理是一个动态过程,管理的主体、管理的对象、管理的手段和方法以及组织的目标都在动态变化之中,要求管理者应不断更新观念,避免僵化、一成不变的思想和方法,不能凭主观臆断行事,要随机应变,寻求最佳的管理方式,通过采取有效的协调、控制和反馈手段,保证管理活动达到预期目标。

（二）相关原则

与动态原理相关的原则是弹性原则和反馈原则。

1. 弹性原则 管理应具有伸缩性,要求决策和处理问题时,必须留有充分的余地,以保证在出现变化后仍能较好地适应环境,实现组织目标。

弹性的表现形式:整体弹性是指整体管理系统的可塑性或适应能力;局部弹性是指在一系列管理环节上保持可以调节的弹性;积极弹性是指根据管理需要,保持适当的可调节性;消极弹性就是所谓的"留一手",把工作任务定低些,把人员、设备等条件定高些;在管理工作中既要重视整体弹性,也要在重要的关键环节上保持弹性,要提倡积极弹性,避免消极弹性。

2. 反馈原则 在管理过程中,要充分发挥信息反馈作用,对管理活动的效果和效率,灵敏、正确、及时、有效地进行调整与控制,以达到预期的管理目的。反馈的理论基础是控制论和信息论,反馈就是由控制系统把信息输送出去,又把其作用结果返送回来,并对信息的再输出发生影响,起到控制作用,以达到预期的目的。

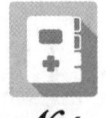

反馈只能在因果之间、控制者与被控制者之间生成。只有经常、及时、准确地掌握反馈信息，才能不断调控管理过程，获得理想的管理效能。

（三）动态原理在护理管理中的应用

护理管理活动所涉及的问题、因素、关系高度复杂，而且它是由人去从事的一种能动的社会实践活动，管理者是人，被管理者也是人，使护理管理活动具有不确定性，为保证护理管理效果，要求护理管理者要具备动态管理理念，用动态原理指导具体的护理管理实践；增强病房护理组织的适应能力；在制定护理工作计划、做护理管理决策、配置护理人员人力资源、执行护理改革创新等方面工作时都应遵循弹性原则和反馈原则，以促进护理管理的动态发展。

四、效益原理及相关原则

（一）效益原理

所谓管理的效益原理，是指组织的各项管理活动都要以实现有效性、追求高效益作为目标的一项管理原理。效益即效果和利益，是指在社会实践中某一特定系统实际产生的有益效果。

人们习惯把效益分为经济效益和社会效益。经济效益是人们在经济活动中所取得的收益性成果。社会效益是指人们的社会实践活动对社会发展所起的积极作用或所产生的有益的效果。只有在效率高、目标正确的条件下，才能产生效益，用公式表示：效益＝正确的目标×效率。管理者在任何管理活动中都必须坚持两种效益相统一的观点，社会效益是前提，经济效益是根本，尽可能地追求经济效益和社会效益的同步增长，两个效益一起抓，在二者发生矛盾时，经济效益要服从社会效益。

（二）相关原则

效益原理提示了管理的目的性，与其相关的原则有价值原则和效率原则。

1. 价值原则 价值是效益的核心，必须通过科学而有效的管理，对管理活动的各个环节都必须坚持最大的经济效益和社会效益，科学合理地使用管理的各种资源，以做好管理工作，实现最大的经济价值和社会价值。

2. 效率原则 在进行管理活动时，要力争以尽可能短的时间、尽可能少的人员、尽可能低的经济耗费，办尽可能多的事，取得尽可能大的社会效益和经济效益。

（三）效益原理在护理管理中的应用

护理人员承担着保护生命、减轻痛苦、增进健康职责，这体现了护理工作的社会价值，同时在护理工作中又必须按照经济规律办事，讲究经济效益，要求护理管理者在管理中要"减员增效""增收节支"，以兼顾医院的经济效益和社会效益。

（1）科学实施人力资源管理，通过引进、培养提高护理人员的专业技术水平，提高工作效率。同时，根据工作实际和护理人员能力、水平、职称等合理排班，最大限度地调动员工积极性。

（2）护理活动实现成本控制，在不影响护理效果的情况下进行工作流程再造，控制成本，增收节支。

（3）护理管理者要提高决策质量、保证护理工作计划的科学性和合理性、严格落实岗位职责、有效执行规章制度、科学选聘、使用护理人力资源并进行绩效考核评价，减员增效，以提高护理管理效率。

（4）引进新技术、新业务、新方法、新设备，大力开展技术开发和研究成果的转化活动。

第四节 护理管理与护理管理学概述

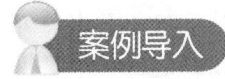案例导入

某市三级甲等医院，是该地区最大的集医疗、教学、科研、急救、预防、保健于一体的综合性

医院。其地理位置优越、医疗设备先进,但是护士们的工作情绪不高,经常抱怨工作枯燥、烦琐、压力大,认为护士在工作中地位低、没有人权,对病人的服务态度不好,执行医嘱不及时,经常和医生、病人发生冲突。李主任担任该医院护理部主任后,开展了护士满意度调查,对护士长进行了护理管理知识培训,从各方面为护士争取福利待遇,与护士进行思想沟通、交心谈心,帮助每一位护士树立正确的护理价值观,掌握现代护理技术,提高护士整体素质。由于李主任的做法深受护士欢迎,调动了她们的工作积极性,冲突的发生率极大地减少,医院的病人也逐年增加。

思考:

1. 护理管理的概念、特点和任务。

2. 护理管理的发展趋势。

医院管理工作中,护理管理是其中的重要组成部分。医院护理人员在医务人员中所占比例大,分布广,专业性强,如果管理得当,不仅可以提高治疗效果,促进病人的康复,而且也加强了医院的整体管理。学习必要的管理技能,可以帮助护士充分利用有限的资源,减少病人支出,提供高质量的护理。

护理管理的产生和发展与护理活动的出现和护理事业的发展是同步的。早期的护理管理既不系统,也不规范,仅是进行一些组织性的管理。真正科学的护理管理是从护理学创始人弗洛伦斯·南丁格尔(Florence Nightingale)时期开始的。她努力推进病房基本建设,建立医院规章制度,保证了医疗护理技术的实施,提高了护理质量。她还对医院建筑、管理和卫生保健工作提出了很多有针对性和实用价值的改进意见。二次大战后,世界各国护理管理者相继学习南丁格尔的管理模式,使护理管理学科迅速发展,逐渐从经验管理走上科学管理轨道。

一、护理管理的概念、特点和任务

(一) 护理管理的概念

护理管理(nursing management)是充分利用有限资源,提高护理质量和工作效率的活动过程。世界卫生组织(WHO)对护理管理的定义是:为了提高人类的健康水平,系统地利用护士的潜在能力和有关其他人员或设备、环境以及社会活动的过程。该定义强调了以下几个要素:

一是护理管理的最高目标是提高人民的健康水平。

二是护理管理是一个系统过程,管理的对象处于一个系统之中。

三是护理管理的要素包括以护士为主的有关人力资源、物资设备资源、环境和社会资源。

现代护理功能是以增进人类健康为主要任务的,包括指导保健、预防疾病、处置分娩、照顾产妇、协助康复事业等业务,综合而论称为护理。为了实施护理,要明确护理的功能,确立护理组织,还要实施科学有效的管理。

护理管理可以分为护理行政管理、护理业务管理和护理教育管理三部分。护理行政管理主要是遵循国家的方针政策和医院有关的规章制度,对护理工作进行组织管理、物资管理、经济管理。护理业务管理是对各项护理业务工作进行协调控制,以保证护理工作质量,提高护理人员的业务能力,提高工作效率。护理教育管理主要是为了培养高水平的护理人才,提高护理队伍的素质而进行的管理活动。

美国护理管理专家 Gillice 指出,护理管理是使护理人员为病人提供照顾、关怀和舒适的工作过程。她认为护理管理的任务是通过计划、组织,以及对人力、物力、财力资源进行指导和控制,以达到为病人提供有效而经济的护理服务目的。护理管理系统如图 1-1 所示。

(二) 护理管理的特点

护理管理的特点是与护理学科的特点分不开的。护理人员在工作中要综合应用自然科学和社会科学等方面的知识,帮助、指导、照顾人们保持或重新获得身体内外环境的相对平衡,以达到身心健康。因此护理管理不仅涉及护理部主任、护士长的工作和责任,还包括护理人员在为病人提供护理过程中进行计划、组织、指导、解决问题、工作评价等内容。因此,每一位护理人员都可以说是护理管理者。

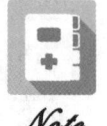

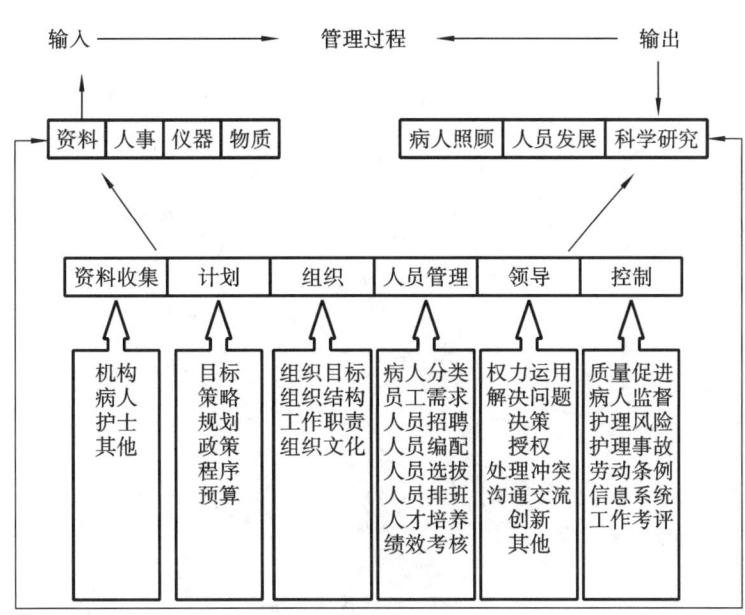

图 1-1 护理管理系统

护理管理作为护理专业领域的一种管理活动,除了具有管理的二重性、目的性、科学性、艺术性和综合性外,还具有以下几个特点。

1. 护理管理的人文性 人文的核心是人,以人为本、关心人、爱护人、尊重人。人文就是要承认人的价值,尊重人的利益,包括物质和精神的利益。护理服务对象是人,在护理中离不开人文关怀,护理工作的人文性也决定了护理管理的人文性。

医学模式的转变,要求护士要注重病人的需求,尊重病人的权利。因此,在护理管理活动中,要树立以人为本的管理理念,重视病人对护理服务的需求,规范护理行为,树立良好职业形象,构建和谐的护患关系,营造良好的人文氛围和环境,不断加强护理人员自身人文素养的培养,提高护理技术,为病人提供满意的优质护理。同时,还要将人文关怀的理念融入护理人员的管理之中,关心、关爱护理人员,重视她们的精神和物质需求,简化护理工作流程,提供系统安全的护理工作模式,实行弹性排班和人性化管理,运用绩效考核、激励机制等措施,发挥护理人员的主观能动性,最大限度地发挥护理人员的工作潜能,提高服务对象的满意度。

2. 护理管理的广泛性 护理管理的内容比较广泛,主要体现在护理管理对象的范围广以及参与管理的人员多这两个方面。一方面,护理管理涉及学科多、内容广、范围大,包括组织管理、人员管理、业务技术管理、质量管理、科研管理、信息管理、教学管理、财务管理,以及病房、门诊等各部门的管理(图 1-2)。

另一方面,在护理活动中,参与管理活动的人员也更加广泛,而且,管理层次不同,所承担的管理任务也不同,要求每一位护理工作者都要熟悉护理管理的规律和方法,具备一定的管理经验和能力(图 1-3)。

3. 护理管理的专业性 护理管理既是一项管理工作,又是一项专业性很强的工作。在护理管理活动中,要适应护理专业的特点,护理是诊断和处理人类对现存的或潜在的健康问题反应的一门学科,具有较强的专业科学性、服务性和技术性,是为人类健康服务的工作。这就要求护理管理者要熟悉护理专业领域的各项技术标准,加强护理队伍建设,注重护士的素质培养,科学合理地进行护理管理活动。

4. 护理管理的实践性 护理管理活动广泛存在于护理实践过程中,具有极强的实践性,护理管理要解决的问题,是护理领域中的实际问题。要在护理实践中广泛、及时、准确地收集、传递、储存、反馈、综合分析和使用管理信息,准确判断,科学决策,周密计划,规范实施,及时反馈和控制,创造性地开展护理管理工作。

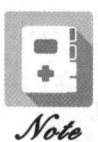

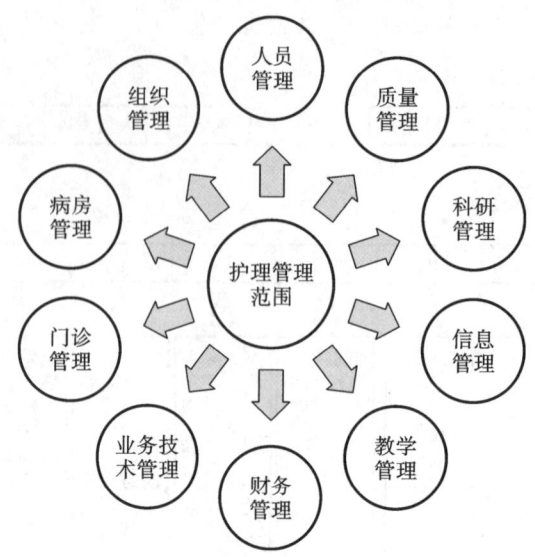

图 1-2　护理管理范围

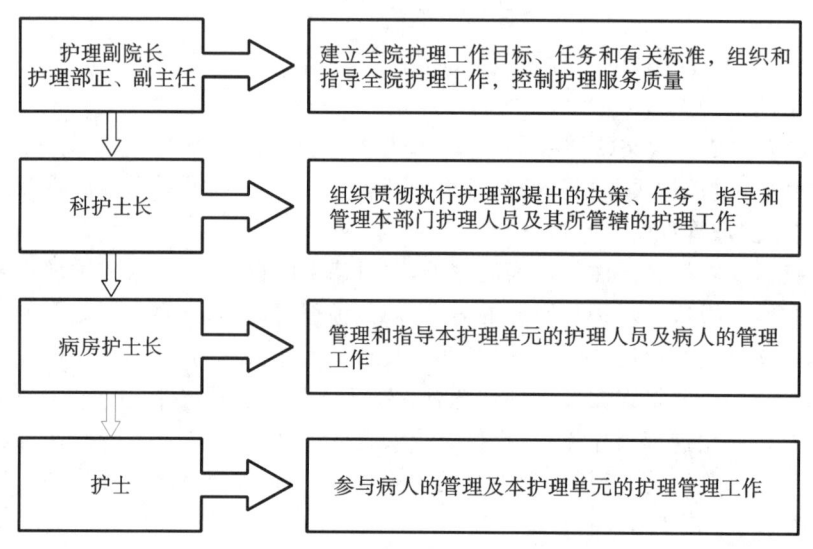

图 1-3　护理管理职责与层次

（三）护理管理的任务

护理管理是卫生事业管理的重要组成部分。它的任务是研究护理工作的特点,找出其规律性,对护理工作的诸要素(人员、技术、设备、时间、信息等)进行科学的计划、组织、协调和控制,以提高护理工作的效率和效果,保证护理工作质量。

护理工作的服务对象和任务决定了护理管理应是以提高护理质量为主要目的,也就是要运用最有效的管理过程,为服务对象提供一流的诊疗技术和最好的护理服务。护理质量的高低取决于护理管理的水平,所以,护理管理是保证、协调、提高护理质量的关键。

随着人们对健康需求的增加,更要求护理人员能针对不同的健康需求,设计不同的服务内容和方式,要在护理管理实践活动中,不断研究、学习、引进各国的管理经验和技能,根据新形势下的护理工作的特点和规律,提出适应我国现代护理理念的管理理论,建立具有中国特色的护理管理模式。

二、护理管理学的概念、研究范围与学习方法

（一）护理管理学的概念

护理管理学(science of nursing management)是护理学与管理学相结合而形成的一门交叉学科。

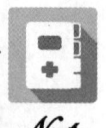

交叉性表现在：它既是卫生管理学的分支学科，也是护理学的分支学科，是一般管理理论在护理管理实践中的具体应用。应用型表现在：它用一般管理学的理论和研究方法，研究护理管理实践活动中的普遍规律和管理方法，并把护理实践中的管理经验上升为护理管理理论。

（二）护理管理学的研究范围

护理管理学研究的范围很广，凡是护理学研究的领域或护理活动所涉及的范围，都是护理管理学的研究范围。美国护理专家巴巴拉·史蒂文斯（Barbara J Stevens）博士提出了一个护理管理模型（图1-4）。

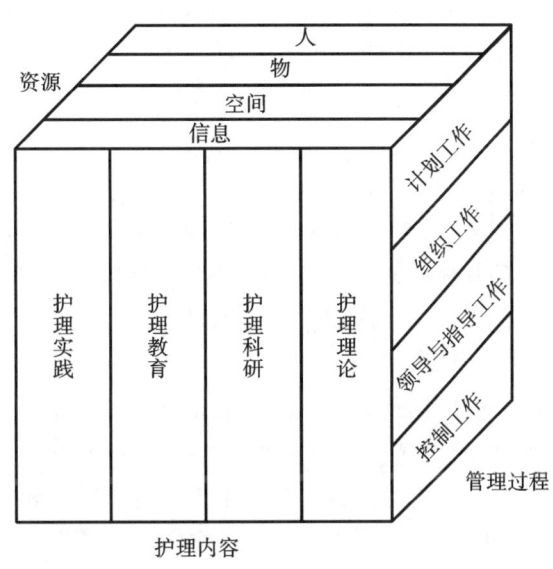

图 1-4　护理管理模型

护理管理学可概括为如下三个方面的内容。

（1）护理内容的研究　包括护理理论、护理实践、护理教育、护理科研等。

（2）护理管理过程的研究　包括护理计划工作、护理组织工作、护理领导工作、护理控制工作等。

（3）护理资源的研究　包括护理人力资源、护理物质资源、护理空间资源、护理信息资源等。

（三）护理管理学的学习方法

学习护理管理学首先要明确学习目的，端正学习态度。学习护理管理学的目的是为了提高护理管理水平，没有良好的管理，就没有好的经济和社会效益。管理活动始终贯穿于护理活动之中，护理管理是每名护士都必然参加的活动。护理管理者或护士在一定情况下是被管理者，而在另外一些条件下，又是管理者。

只有学习管理知识，坚持用管理学的理论和方法解决在护理实践中遇到的实际问题，认真研究影响管理过程的各种因素及因素间的相互关系，从中找到解决问题的途径和办法，才能不断提高管理水平。其次学习护理管理学要循序渐进，坚持理论联系实际，要吸收和运用多学科的知识，如哲学、政治经济学、社会学、心理学、逻辑学、法学、数学、运筹学等。护理管理学的学习既要学习先进国家的护理管理的经验和方法，又要结合我国实际，根据护理事业发展的需要，进行分析并有选择地吸收，形成和发展有中国特色的护理管理学。

三、护理管理学的发展趋势

社会的发展、科学的进步、现代医学模式的转变、市场经济和医疗体制的改革，给医学护理事业提出了新的研究课题，给护理管理工作创造了新的机遇，使现代护理管理面临着许多挑战。随着现代护理学和管理学的发展，护理管理工作将形成更趋向现代化、科学化的管理体系。

（一）管理理念人本化

在现代管理的各要素中，人是最重要、最积极的因素。只有管好了人，管理活动才能取得成功。人

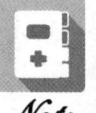

的管理是要解决两个问题：一是调动人的积极性；二是挖掘人的创造力。

护理人员在医院工作人员中所占比例最高、分布最广，与病人接触最密切，护理人员的综合素质水平，直接影响整个医院的工作质量。另外，护理学科的发展，护士角色的多元化，对护士的职业素质提出了更高的要求。护理管理者要创新护理管理模式，综合运用心理学、管理学、社会学、人类学等方面的知识，系统研究护士的心理和行为，提高对护士行为的预测、引导和控制的能力。建立护士参与管理的管理制度，开发护理人力资源管理，积极培养，合理使用，调动护士的积极性，规范护士的行为，发挥护士的创造精神，以激励为主要方式建立团结和谐的人际关系，发挥团队精神形成强大的向心力，使全员为护理事业出谋划策，提高护理服务效益。以护理人员的管理为第一位的人本化管理，将是未来护理管理的基本趋势。

（二）管理职能专业化

随着我国医院现代化的发展及护理学科的发展，对护理管理者的能力和水平提出了更高的要求，将来的护理管理者，应既是临床护理专家，又是管理专家，护理部主任或护理副院长应有护理专业本科以上学历，并且上岗前要经过严格的管理学知识培训，建立专业化的护理管理队伍，让科学管理思想和管理方法引领护理管理实践，将是护理管理队伍建设的趋势。

（三）管理方法自动化和信息化

随着计算机技术的广泛应用和信息管理技术的发展，护理信息管理越来越自动化。作为护理管理者，就必须有与时代同步的管理理念，广泛运用计算机网络技术，对护理管理信息进行数理统计分析，预测护理工作的发展趋势，根据计算机分析结果科学制定工作计划和管理策略，及时灵活地调配科室护理人员，同时计算机的应用，节约了护理人力，减少了大量书面手工重复劳动，使她们有更多时间为病人提供直接服务，提高了病人的满意度和管理效率。

（四）管理目标经济化

护理工作者为护理的提供者，不仅在整个卫生经济中创造着价值，还用护理技术为医院创造无形资产。面对护理功能的转变与扩展，护理管理者需要参与到医院经营管理的一系列经济活动中，关注护理成本，在人员、设备、材料的使用上进行科学预算，合理购买和使用各种先进仪器，开展成本效益研究，做到人尽其才、物尽所用、优化组合，以保证在护理专业技术水平、护理质量、服务态度等方面为医院提供高于同行业一般获益率的社会和经济效益。

（五）质量管理全面化

持续地提高护理质量是现代护理管理的目标。在现代护理管理中，将护理质量标准列入考核范围，研究病人的需要，建立质量保证体系，应用科学的统计方法进行质量缺陷分析，增强护士全方位服务的意识，提高护理管理工作水平。

（六）护理管理创新化

人们对健康需求的日益扩大为护理专业的职能赋予了新的内涵，大量高精尖仪器设备和技术的应用，各种新业务、新技术的广泛开展，使护理操作技术范围日益拓展，向护理从业人员和管理人员提出了更高的要求。为适应这些外部条件的变化，护理管理者要掌握护理管理的新理论、新方法，创造有利于创新的护理文化，培养和形成创新意识：一是护理创新意识；二是技术创新意识；三是服务创新意识。

（七）护理管理法律化

卫生法是我国法律体系中的重要组成部分，是医疗工作顺利开展、维护医患双方合法权益的行为规范。《护士条例》的施行使护士工作逐步走向法制轨道，加强护理的法规管理，要求护理人员必须增强法制观念，必须学法、遵法、用法，自觉掌握和运用各项法规，健全护理管理制度、操作标准和岗位职责制，提高护理服务水平，保证护理质量。

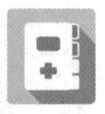

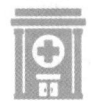 **小　结**

1. 管理是人类社会发展不可缺少的一项重要活动,是一切有组织的集体活动不可缺少的要素,是管理者通过实施计划、组织人员配备、领导、控制等职能来协调他人的活动,共同实现组织目标的活动过程。

2. 管理者做决策、分配资源、控制被管理者的行为以达到工作目标。护理管理者是在医院组织中组织、指导、监管护理人员的活动,并对组织目标达成负有责任的管理者。所以,护理管理者一定要学习管理学的基本理论,掌握管理的性质、方法、对象、职能,并正确应用于临床护理管理实践中。

3. 护理管理是以提高护理质量和工作效率为主要目的的活动过程,是在护理专业基础上引进管理学的理论而逐步形成的,不仅为护理管理者所用,也是每位护士必须学习的内容。护理管理除了具备管理学的特点外,还具有广泛性、实践性和专业性,这就要求护理管理者要以管理学的理论为基础,综合分析各种因素,结合护理专业的特点,充分利用各种资源,进行有效的护理管理。

4. 护理工作在医院医、教、研及预防保健工作中,担负着非常重要的作用,护理工作的效率和质量,将直接影响整个医院的医疗质量和工作效率;而护理管理的水平高低直接地决定了护理工作效率和质量的高低。所以,护理管理者要充分认识护理管理在医院工作中的重要作用,要有敏锐的洞察力,要创新护理管理方法,建立具有中国特色的护理管理模式。

 直通护考在线答题

（秦　军）

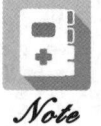

第二章 计划职能

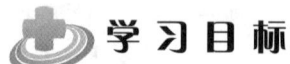

学习目标

1. **掌握**：计划、目标、目标管理及时间管理的基本概念；计划的步骤程序。
2. **熟悉**：计划工作的原则；目标管理与时间管理的过程及方法。
3. **了解**：计划的种类、形式；计划、目标管理、时间管理在护理实践中的应用。

计划是管理的首要职能，也是管理职能中最基本的一项职能，是任何一个组织成功的核心，它始终贯彻于组织各大管理职能中。计划职能是各级管理者为有效地使用资源条件、把握发展方向所进行的预测未来、设立目标、决定政策、选择方案的连续程序。计划职能既包括组织和部门目标的选定，又包括确定实现这些目标的途径和方法。为使组织中的各种活动能够有节奏地进行，必须有严密、统一的计划。

第一节 计划概述

案例导入

某医院要求提高护理人员素质以提高护理质量。护理部立即召开工作会议传达医院工作部署，开展了如下工作：①分析形势，发现问题；②确定目标；③评估资源，包括临床工作量、护士数量、科主任的态度；④就护士学习的方式、时间、内容等拟定备选方案；⑤对几种方案的利弊及可行性充分讨论并进行比较；⑥根据评价，选择满意的方案；⑦制定辅助计划，包括师资、教材、活动、训练内容等；⑧编制预算，如对教师、教室、教材和教具等做出预算。

思考：

1. 你认为上述计划是否可行？为什么？
2. 请评价护士培训计划的效果，并说明理由。

在管理实践中，计划是其他管理职能的前提和基础，并且还渗透到其他管理职能之中。计划可以促使管理者展望未来，预见变化，考虑变化的影响，并制定应对策略，它给管理者和执行者指明了前行方向。所以，有效的计划对任何一个组织的成功都具有积极作用和重要意义。

一、计划的概念

（一）计划

计划是为实现组织目标而对未来的行动进行设计的活动过程，有广义和狭义之分。广义的计划是指制定、实施、检查评价计划三个阶段的工作过程,贯穿管理工作的始终。如"内科护理工作年度计划"包括内科护士长制定内科护理工作年度计划的过程,科护士长、护士长、护士逐级实施计划的过程,以及定期检查评价的过程。狭义的计划是指制定计划的活动过程。从计划的概念可知,计划需要有意识地决定组织发展的方向,既要确定组织现有目标,又要考虑组织未来发展。计划具有普遍性,是其他职能的基础,相对于组织、领导、控制来说,处在先行位置,在整个管理过程中至关重要。本章节主要介绍狭义的计划职能。

（二）计划工作

计划工作是各级管理者所要完成的一项劳动,即计划工作是一种预测未来、设立目标、决定政策、选择方案的连续程序,以期能够经济地使用现有资源,有效地把握未来的发展,获得最大组织成效。由此可见,计划工作主要与未来有关,计划工作本身的目的就是力图使组织在未来获得最大的成效。计划工作的实质是确定目标和实现目标的途径,即预先决定做什么、论证为什么要做、确定何时做、何地做、何人做以及如何做。

计划工作总是针对某种需要解决的问题、新的任务及可能发生的新变化而制定方案,具有前瞻性,明显的隐含管理上的创新精神,是一个创造性的管理活动。计划工作过程是提出解决问题方案的活动过程,其核心问题是择优,是对未来活动的目标和通向目标的多种途径做出抉择,选择合适的行动方案,因而它又是一个科学性很强的管理活动。

（三）计划的意义

计划对组织活动具有直接的指导作用,可以给出方向,减少变化的冲击。科学、准确的计划可以达到事半功倍的效果;反之,则事倍功半,甚至一无所获。没有计划会使行动盲目、杂乱无章,结果劳民伤财或得不偿失,其意义体现在以下几个方面。

1. 有利于实现组织目标 计划工作使人们就组织目标、当前的现状以及实现目标的途径做出事先的安排,由此明确组织的发展目标,使各方面的行动获得明确的指示和指导。护理工作的特点决定了护理管理工作的烦琐性和突变性,如果没有周密细致、全面的计划工作,护理工作可能出现杂乱无序甚至偏离组织目标的情况。计划可以使行动对准既定目标,经过周详的计划,将工作统筹安排,使工作运转井然有序,有利于组织目标的实现。

2. 有利于应对突发事件 计划是面向未来的,在解决问题的过程中环境在不断地发生变化,未来有很多不确定的因素,计划虽然无法消除未来的不确定性和环境的变化性,但通过计划过程,可以预测未来可能的变动及变动对组织的影响,并制定适应变动的最佳方案,还可以进一步评估各种可能结果,以弥补变动带来的问题,保证组织长期稳定发展。例如,为快速有效应对各类突发公共卫生事件,最大程度地预防和减少突发事件及其造成的损害,医院根据相关法律法规制定了应对突发公共卫生事件的应急预案。

3. 有利于提高管理过程中的经济效益 计划强调效率,用尽可能少的投入实现既定目标,计划可以使成员为实现组织目标而共同努力,避免不协调的分散活动,合理地组织人力、财力、物力,减少重复和多余的投入,取得最佳的工作成效。例如,科学、合理的排班可以使各级各类护理人员职责明确、合理分工,充分发挥各自的作用,使人力资源得到合理而有效的利用,为病人提供优质服务。

4. 有利于管理过程的实施 计划是管理的首要职能,是基础和前提条件。计划制定后,管理者就可以开展组织、领导、控制等活动。例如,某病房在确立推行整体护理目标后,需要根据计划构建整体护理的组织形式,依据计划的护理人数在护理人员中选择责任护士,按职级分工使用;对病人分组;护士长对计划的实施情况进行督促、检查和指导;同时按照整体护理的标准管理病房的各项活动。

5. 有利于工作控制 计划为组织制定的目标、指标、步骤、进度、预期成果,是管理者控制活动的标准和依据,所以计划是控制的基础。而控制是管理人员为保证执行结果与计划一致,对执行过程中出现的偏差采取纠正措施,是实现预期目标和计划的管理活动。控制与计划二者密切联系,在管理活动中相互制约、相互促进。由于临床护理工作的复杂性和多变性,在制定和执行过程中有可能出现偏差,但管理者可以通过控制工作发现偏差,并通过组织反馈修订原计划;而没有计划规定的目标作为测定的标

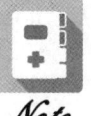

准,也无法开展检查工作和纠正偏差。例如检查护理文书书写是否规范,有无错误及遗漏,可以按照护理文书书写规范的标准来检查、衡量护理文书质量。

二、计划的类型和形式

组织活动是多样和复杂的,使得组织的计划种类也很多,它们的重要程度也有差别。为便于研究和指导实际工作,有必要按不同的标准对计划进行分类。

（一）按计划的层次分类

1. 战略计划（strategic plan） 为了实现战略目标而制定的指导相关资源配置、决定主次和行动步骤的计划。战略计划能够确立全局目标及组织最基本的政策。它由高层管理者制定,具有覆盖时间长、涉及领域宽的特点,是带有方向性的一次性计划。如医院护理人才队伍建设规划、中国护理事业发展规划等。

2. 战术计划（tactical plan） 以时间为中心,将战略计划中最基本目标和政策转化为确切目标及政策的方法,用来解决如何实现全局目标的细节,规定完成各种目标的时间,确定计划的工作流程,分配各种任务和资源,明确权利及责任等问题。战术计划由中层管理者制定,是一种具体、持续性的计划,如护士排班计划、专科护士发展计划等。

3. 作业计划（operational plan） 根据战术计划来完成作业目标的活动,由基层管理者制定,具有覆盖时间短、范围集中及处理活动数量少的特点,如护士每月考核计划等。

（二）按计划的时间期限分类

1. 长期计划（long-term plan） 又称为远景计划,一般是指 5 年以上的计划,通常由高层管理者制定,具有战略性和纲领性的指导意义,是为实现组织的长期目标服务的具有战略性、纲领性、指导意义的综合发展规划。主要描述组织在较长一段时间内的发展方向,制定组织各部门长期从事某些活动时应该达到的目标和要求,并制定出长期发展方针及策略,如某医院拟定创建三级甲等医院的计划等。

2. 中期计划（middle-term plan） 一般是指 1～5 年的计划,通常由中层管理者制定,具有战略性特点,是根据长期计划提出的目标和内容并结合计划期内的具体条件变化进行编制的,它比长期计划更为详细和具体。中期计划具有衔接长期计划和短期计划的作用。如医院三年发展规划等。

3. 短期计划（short-term plan） 又称年度计划,是指 1 年或 1 年以下的计划,通常由基层管理者制定,具有战术性特点,是根据中长期计划规定的目标和当前的实际情况,对计划年度的各项活动所做出的具体安排和落实。该计划强调明确组织各部门在较短的时间内应该从事的活动,以及应达到的要求,以便为组织成员的近期行动提供依据,如医院全年护理工作计划、病房管理护士的月计划等。

（三）按计划的约束程度分类

1. 指导性计划（directional plan） 设立了达到目标的指导原则,但并不会详细规定达到目标的具体活动、行动步骤及进展时间等。指导性计划只规定一些重大方针,指出重点但不把管理者限定在具体的目标上或特定的行动方案上。此类计划更灵活,可应对不可预见的环境变化,如医院要求产科开设 VIP 病房并制定业务学习计划等。

2. 指令性计划（mandatory plan） 由主管部门制定,以指令的形式下达给执行单位,规定计划的方法和步骤,要求严格执行的具有强制性的计划,如国家的各项政策、法规等。

（四）按计划的重复性分类

1. 经常性计划（standing plan） 主要用于处理经常性发生的重要事情,包括政策、程序及规则等。

2. 一次性计划（single-use plan） 为特定目的制定,且不会以相同的形式被再次使用的计划,为了处理非重复性事件而做出的规划和预算都属于一次性计划。

（五）计划的表现形式

计划的内容非常广泛,形式也多种多样。美国著名的管理学家哈罗德·孔茨（Harold Koontz）指出:"只要记住,计划包含有将来任何的行为过程,我们就能认识到计划的多样性。"按照这一观点,可以

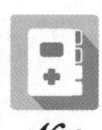

将计划的表现形式分为宗旨、任务、目标、策略、政策、程序、规则、规划及预算等。

1.宗旨 社会赋予一个组织的基本职能或任务,是组织或系统对其信仰和价值观的表述,它回答了一个组织是干什么的以及应该干什么。护理工作的宗旨应该包括护理活动、病人、护士三个方面,其中"护理活动"包括对护理理论、护理教育、护理实践、护理科研、护理行政和护理管理,以及护理在整个组织中的地位等问题的认识;"病人"包括对病人权利、病人家庭的认识和态度;"护士"包括对护士的权益、专业发展、职责、晋升标准等问题的认识。明确组织宗旨,是发展具体计划的前提条件。

2.任务 目的或任务是指组织机构的作用,是社会赋予一个组织的基本职能。如世界卫生组织(WHO)规定护士的任务是"保持健康、预防疾病、减轻痛苦、促进康复",这是各国护理组织都应遵循的任务,并根据此任务制定目标。

3.目标 在宗旨、任务的指导下,整个活动要达到的最终、可测量的具体成果。目标必须具体、可测量、可评价,如"本年度使全院护士操作考核合格率达到90％以上"。

4.策略 为实现组织目标而采取的对策,是为全面实现目标而确定的总体行为过程、工作部署及人力、财力、物力、时间、信息等资源的利用方法。其重要意义在于,它可以避免资源浪费,指出统一的方向。如某医院在发展中采用了有效的策略,将工作部署和资源配置的重点放在本医院的强项或优势学科建设上(如血液科、烧伤科或胸外科等),管理者根据医院总体部署,发展专科护理,提高护理质量,办出特色,取得了显著的社会效益。

5.政策 政策是组织为达到目标而制定的一种限定活动范围的计划,它规定了组织成员行动的方向和界限。政策一般较稳定,由组织最高管理层确定。政策赋予了目标实际意义,对于目标来说政策更具体、操作性更强。同时政策允许在某些范围内有自由处理问题的决策权,尽可能地调动下级的积极性,发挥决策时的判断能力,做出更切合实际的决定,促进目标的实现,如护士职称晋升政策、医院奖金分配政策等。

6.程序 根据时间顺序而确定的一系列相互关联的活动,它规定了处理问题的例行方法、步骤,如护理程序,规定了处理护理问题的步骤。政策和程序都有规定的性质,但程序规定的是办事细则,有时间顺序,是执行政策的具体实施方法。

7.规则 根据具体情况对是否采取某种特定行为所做出的规定,可作为要求员工为实现计划而努力的行为规范。规则容易和政策、程序混淆,规则与政策的区别在于规则在应用中不具有自由处置权,如护理技术操作常规。而规则与程序的区别在于规则不规定时间顺序,如医院中"禁止吸烟"的规则,与护理程序无关。

8.规划 为实现既定方针所采取的目标、策略、程序、规则、资源分配的复合体。规划有大有小,一个大的规划往往可以派生出许多小的计划。如护理部制定的护士继续教育三年发展规划,包含了各层次护理人员不同的培训计划,包括培训目标、相关政策、培训方法、时间安排及经费等。

9.预算 也被称为数字化的计划,是用数字表示预期结果的一种数字化的计划。预算可以用财务术语或其他计量单位来表示,这种数字形式有助于更准确地执行计划。通过预算可以考核管理工作的成效和对预算目标的偏离情况,从而实现控制的目的。如医院关于医务人员继续教育的经费预算等。

（六）计划工作的原则

1.整体性原则 要从对象系统的整体出发,全面考虑系统中各构成部分的关系及它们与环境的关系,并依据这些关系的特点,把握住它们的必然联系,进行统一筹划,做到小局服从大局,部分服从整体。

2.目标可考核性原则 制定计划时,要求提出的目标是具体的、可测量的、可考核的。具体并具有可考核性,是衡量目标是否具有意义的尺度。

3.计划工作领先的原则 管理者需要克服各种思想障碍,使计划职能优先于其他职能,避免无计划的工作。常见的思想障碍如下:担心做了计划完不成;不想花费时间;对计划提出的挑战性目标热情不高。

4.先进合理、积极可靠原则 计划要根据实际需要,并与组织自身状况、执行计划的资源条件相平衡,先进合理的计划要建立在科学预测和掌握可靠信息的基础上。提出计划要量力而为,使目标既先进

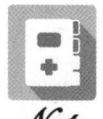

又合理。积极可靠的计划可激励组织和工作人员,否则会挫伤员工的积极性。

5. 重点性原则 制定计划时不仅需要全面考虑各相关因素,还要分清主次和轻重缓急,抓住关键和重点,着力解决影响全局的重点问题。

6. 弹性原则 由于未来有一定的不确定性,计划执行过程中常常会出现变化和不协调的情况,因此计划要留有余地,要有弹性。计划执行中需定期检查,对已经发生和可能发生的问题要进行分析,必要时要对计划进行修改。

7. 效益原则 计划工作必须着眼于提高经济效益和社会效益两个方面,并使其相互促进。

8. "三维思想结构"原则 "知识维""逻辑维"和"时间维":"知识维"要求有丰富的知识,包括科学、专业、管理学等知识及方针政策,从而保证计划的科学性;"逻辑维"要求在计划工作中,计划的各个思维阶段都要符合逻辑;"时间维"要求把计划的全过程划分为准备阶段、拟定方案阶段、分析评价阶段、运筹阶段、下达阶段、运行阶段和更新阶段。虽然有些基层护理单位的计划工作较为简单,但也应在时间阶段上适当地划分清楚。

9. 综合平衡原则 计划工作要求取得客观需要与组织自身可能性之间的平衡。计划目标确定后,要进行层层分解,落实到下层和个人。在执行中,出现不协调的现象是常有的事情,应克服不利和不协调因素,促使组织活动在新的基础上达到平衡。计划要量力而为,使指标既先进又合理,长短期协调,不能只顾眼前利益而不顾长期结果。

10. 群众性原则 计划工作必须依靠群众、发动群众、吸收群众智慧,为群众所理解和执行,不能由少数人"闭门造车"或由领导者强制执行。

三、计划的步骤程序

由于管理的环境是动态的,管理活动也在不断地变化和发展,计划是作为行动之前的安排,因此计划工作是一种连续不断的循环。良好的计划必须有充分的弹性,计划到再计划,不断循环,不断提高。任何计划工作的程序都是相近的,一般包括以下八个阶段:分析形势、确定目标、评估资源、拟定备选方案、比较方案、选定方案、制定辅助计划、编制预算(图 2-1)。

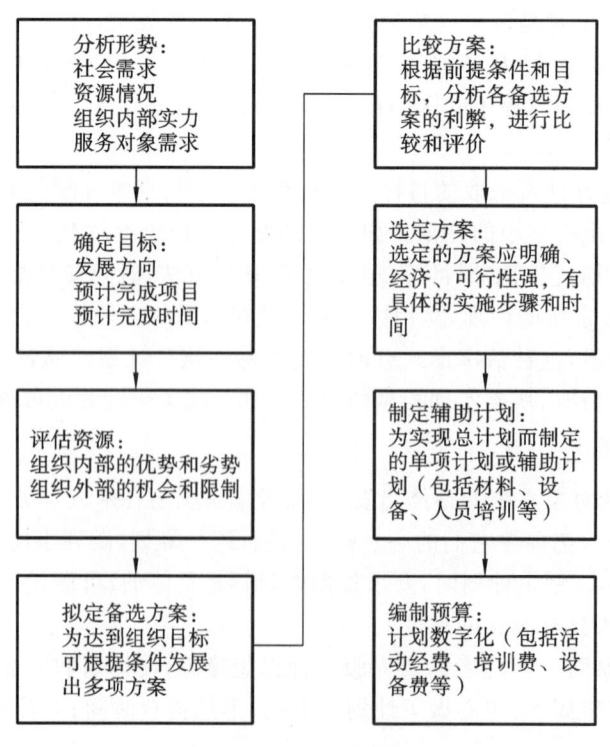

图 2-1 计划的步骤

1. 分析形势 对系统或组织现存形势的分析和估量是计划工作的第一步,通过社会调查,掌握组织现状,获取一定的背景资料,使计划建立在充分了解情况的基础上。调查和分析主要内容包括:①社会需求,社会环境,社会对组织的影响;②组织的资源情况;③组织内部实力、现状、政策,包括人力资源的利用;④服务对象的需求。如医院护理部门计划开设家庭护理服务项目,在调查和分析时应了解整个社会对家庭护理的需求,医院所处社区对家庭护理的需求,医院的地理位置,医院开展家庭护理服务的人力、物力资源情况以及其他医院开展家庭护理的有关信息资料。

2. 确定目标 在分析形势的基础上为组织或个人制定目标。确定目标后,各部门按照总目标制定各自的分目标,而分目标又控制下属基层单位的目标。通过层层控制,以把握和有效控制全体员工努力的方向。制定目标时应考虑目标的优先次序,同时要有时间安排,内容应清晰、准确、具体、可操作性强。

3. 评估资源 资源是执行计划的预期环境。对预期环境了解得越细致、透彻,并在计划时科学、认真而具体地进行运用,则计划的可行性就越高。预期环境包括外部环境和内部环境,外部环境是指社会环境、经济、技术、人口、政策、法令、风俗、伦理道德、器械、设备等;内部环境是指本单位的政策、条例、人力、科研及技术能力、物资、经费等。也可归纳为 SWOT 分析,其中 S(strength)指组织内部的优势,W(weakness)指组织内部的劣势,O(opportunities)指来源于组织外部可能存在的机遇,T(threats)来源于组织外部可能的威胁或不利影响。如某医院计划开设家庭护理服务,经评估,S——人力资源可得到保证,W——建设家庭护理中心的场所难以落实,O——可向上级部门申请一定的经费支持,T——该医院所处城市开展家庭护理的机构较多。

4. 拟定备选方案 通过资源评估和调查,根据目标可提出多个备选方案,在分析的基础上,将备选方案的数目逐步减少,选择最有希望成功的一个或数个方案,提供进一步考察,使计划同时具有合理性和灵活性。拟定备选方案时需考虑以下几个方面的因素:①方案与组织目标的相关程度;②可预测的投入与效益之比;③公众的接受程度;④下属的接受程度;⑤时间因素。如某医院护理部为提高护理质量,要求提高护理人员的业务素质,可行的方案有:招聘一定数量的本科护理人员;对护理人员分期进行培训,选送护士到院外进修,加强护士的学历教育等。

5. 比较方案 备选方案拟定后,根据计划的条件和目标,认真分析和讨论每一个方案的优缺点,比较各自的利弊。并按优先次序排列。排列优先次序时应根据:①所期望的社会效益;②是否符合政策规定;③公众的准备程度;④社会关系的有关因素;⑤时间安排的可行性。如护理学院为提高老师的专业技能,将教学与临床接轨,要选派老师到医院进修,到本市三甲医院进修,路程近、费用少、联系方便,但效果较差,而到北京、上海等大医院进修的话,学习效果较好,但路程远、费用高、联系不方便。

6. 选定方案 这是决策的关键步骤。在对各种备选方案进行分析、比较、排列次序后,选择具体、明确、可行性强、满意度高、投入少而效益高的方案,并明确实施的具体时间和步骤。

7. 制定辅助计划 为保证总计划能有效执行并达到预期目标,在选定基本方案后一般要有派生计划来辅助和扶持基本计划,即将总计划进行分解,列出单项计划或辅助计划。如某医院计划开设家庭护理服务,在这个总计划中,还有人员配备及培训计划、购买仪器设备计划、资金筹措计划等。

8. 编制预算 这是计划的最后一步。做出决策和确定计划后,对选定方案中所涉及的有关经费进行测算,是计划转化为预算的形式,使之数字化,包括人员培训、设备购置等经费。

四、计划在护理管理中的应用

计划对护理活动有直接的指导作用。护理工作的特点决定了护理管理工作的突变性和烦琐性,所以计划工作在护理管理工作中显得尤为重要。

(一) 计划的方法

计划的方法是在制定计划的过程中,为使计划尽可能科学、合理、完善而采取的一系列技术性的方法,主要有以下几种。

1. 历史比较法 通过全面收集历史文献资料,将同类问题在不同时期、不同地区、不同单位中所呈现的不同结果做比较,分析其优劣得失及产生的背景和原因,总结历史的经验教训,从中找出规律,用以指导计划的制定。

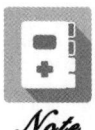

2. 现状调查法 现状调查法是制定计划的前提和出发点。它要求先列出调查的纲目,然后按照纲目有计划地进行调查。调查所得的资料应真实、全面、具体,通过认真分析研究,对现状达到综合、本质的了解,才能为制定计划提供可靠依据。

3. 未来预测法 计划是立足现实,面向未来的,应按照现实的客观规律,预测计划的发展趋势和可能出现的情况。预测的方法主要有两类。

（1）归纳法:从各方面搜集同一预测对象的预测结果,选取一致性结论。

（2）演绎法:用公认的原理或经验,进行逻辑推理得出预测结论的方法。

在对计划进行预测的过程中,应根据对象的特性和要求选择具体的预测方法,或两种方法并用,以提高预测的可靠性和准确性。

4. 综合平衡法 从计划的全局出发,对计划的各个构成部分进行全面的平衡。综合平衡法要求把任何一项计划都看作是一个系统,不去追求局部单项指标的最优化,而是追求系统整体的最优化。

5. 优选决策法 一般在制定计划时准备有若干种方案,计划的制定者要依据严谨的逻辑和严格的程序,运用数学分析和技术经济分析的方法,并从社会学的角度对各种可行的方案做出全面、科学的论证与评价,然后按照整体优化原则,从中选出一种最好的方案或将几种方案的优点重新组合成一种新的方案作为最终的执行计划。

（二）护理管理中计划内容

1. 护理人员计划 包括护理人员的选用、晋升及培养计划;护理人员的编制及分工计划;护理人员的考核、评价及奖惩计划等。

2. 护理服务计划 护理服务计划也是护理管理计划中的重要组成部分,包括提高护理服务质量的目标,完善及提高护理服务质量的具体措施,评价护理服务质量的标准,病人的管理及陪护的管理,各种护理物品的计划、统筹及安排,如何减少病人住院天数,如何避免护理工作中人力资源及物力资源的浪费。精确计算护理工作中的人力成本,并在衡量效益时注意结合护理实际,以探讨成本和效益之间的比例关系,达到既节约成本又提高护理服务质量的目的。

3. 预算计划 预算计划包括人力预算、物资消费预算和日常护理运转预算等。在进行人力预算时,要考虑医院的床位数、病人的疾病性质、医院的评级标准以及护理人员的数量、学历、职称、能力、人员流动及流失的情况;对物力资源的预算应包括所需的物资品种、数量、功能要求、消耗程度、折旧情况等;日常护理运转预算包括一般护理工作中日常的医疗护理器械的维修与保养费用等。

第二节 目标管理

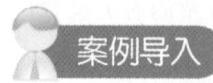

为提高静脉穿刺成功率,增加病人的满意度,医院护理部提出了"半年内各科室护理人员静脉穿刺一次成功率达95%以上"的目标。为此,护理部组织了一批工作经验丰富、业务水平精湛的护理骨干成立静脉输液小组,制定了小组成员的职责,并要求各科室根据自己科室的实际情况制定科室目标,明确科室和个人的职责,签订责任状,将完成目标情况和奖金发放、晋升职称、年终考核结合起来。由静脉输液小组成员对所在科室护士进行操作指导、培训,护理部定期对科室达标情况进行检查,给予指导和支持,并及时反馈信息,半年后对各科室完成目标情况进行考核评价,静脉穿刺一次成功率达98%以上为优秀,静脉穿刺一次成功率达95%以上为合格,静脉穿刺一次成功率小于95%为不合格,然后按照奖惩条例给予奖励或处罚,并总结经验教训,为拟定新目标提供基础。通过实施目标管理后,全院静脉穿刺一次成功率平均达到97.1%,病人满意度达98.2%。

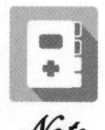

思考：

1. 该案例中如何体现目标管理在护理管理中的应用？

2. 目标管理有哪些优缺点？

目标管理的思想是由美国著名的管理学家彼得·德鲁克(Peter Drucker)于 1954 年在其名著《管理实践》中最先提出的。德鲁克认为，并不是有了工作才有目标，而是相反，有了目标才能确定每个人的工作。企业的目的和任务都必须转化为目标，而企业目标只有通过分解成更小的目标后才能够实现。现实中，通常每个组织都有一个清楚的战略目标，但组织成员不清楚自身的工作与组织的战略目标有何种关系，组织成员虽然工作努力，却没有明确目标，不了解努力方向，所以德鲁克主张将目标管理和自我控制结合起来，以目标给人带来的自我控制力取代由他人支配式的管理控制方式，从而激发人的潜力和创造力，把事情办好。

知识链接

彼得·德鲁克(Peter Drucker)

彼得·德鲁克(Peter Drucker)1909 年 11 月 19 日生于维也纳，1929 年后在伦敦任新闻记者和国际银行的经济学家，于 1931 年获法兰克福大学法学博士。彼得·德鲁克于 1954 年出版《管理实践》一书，提出了目标管理的概念，从此将管理学开创成为一门学科，奠定了管理大师的地位。1966 年他出版了《卓有成效的管理者》，成为高级管理者必读的经典之作；1973 年他出版了《管理：任务，责任，实践》，为学习管理学的学生提供的系统化教科书，被誉为管理学的"圣经"；1985 年，他出版了《创新与企业家精神》，强调目前的经济已由"管理的经济"转变为"创新的经济"。彼得·德鲁克被尊为"现代管理之父""大师中的大师"，2002 年 6 月 20 日，他获得了"总统自由勋章"，这是美国公民所能获得的最高荣誉。

一、目标概述

（一）目标的概念

目标(objective)是在任务及宗旨的指引下，使组织达到可测量的、最终的具体结果。在目标确定之前，应明确目标的宗旨和任务。对于组织管理来说，目标是管理行动的出发点，是组织内部各项管理活动的依据；同时目标又是管理行动的归宿，是判断一个组织管理有效性和合理性的标准。目标为组织确立了工作方向，激励着组织中的全体成员努力完成组织任务，同时目标还可以成为评价工作成效的尺度。

（二）目标的特点

1. 目标的层次性 管理组织是分等级、分层次的，因而管理的目标也是分等级、分层次的，目标的层次性与组织的层次性密切相关。一个组织的总目标确定之后，就要围绕着总目标依次确定下级各个分目标、子目标，从而形成一个有层次的目标体系。

2. 目标的网络性 网络表示研究对象之间的相互关系，组织中各类、各级目标不是相互孤立的，而是相互联结、相互支持的。一个组织的目标通常是通过各种活动的相互联系、相互促进来实现的，各等级、各层次的目标之间彼此左右关联、上下贯通，形成一个整体的目标网络。组织内各目标之间只有彼此相互协调，才能保证组织目标的实现。

3. 目标的多样性 组织的主要目标是多种多样的，同时在目标层次体系中的每个层次的具体目标也可能是多种多样的，目标的多样性是组织为更好地适应环境变化的需要所必需的。但值得注意的是，并非目标越多越好，过多的目标会使管理人员应接不暇而顾此失彼。因此，应尽量减少目标的数量，对各目标的相对重要程度进行区分，突出主要目标，以免因过于注重小目标而有损于主要目标的实现。

4. 目标的时间性 目标是一定时期内所要达到的预期结果，因而目标是有时间性的。从时间上可

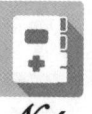

以将目标划分为长期目标、中期目标和短期目标,组织内层次越高,目标越抽象,目标的时间跨度就越长。但有时短期目标的实现并不能保证长期目标的实现;反之,有时为了长远利益又不得不牺牲眼前利益。因此,管理者要注意目标在时间上的衔接,使各时期的目标协调一致。

5. 目标的可考核性 组织完成业绩的好坏是通过目标的实现来衡量的,因而目标是能够考核的。目标考核的途径是将目标量化,但不是所有的目标都适宜定量考核,主管人员在组织中的地位越高,定性目标就可能越多。总之,目标必须具体,便于考核,否则就失去了存在的意义。

二、目标管理的概念和特点

(一)目标管理的概念

目标管理创始于 20 世纪 50 年代的美国,是以泰罗的科学管理和行为科学理论为基础形成的一套管理制度。德鲁克首先提出了"目标管理和自我控制的理论"并对目标管理的原理做了较全面地概括。我国企业于 20 世纪 80 年代初开始引进目标管理,现在,目标管理已成为世界上比较流行的一种企业管理制度。目标管理(management by objective,MBO)是组织内的管理者和组织成员共同参与目标制定,工作中成员实行自我控制且努力完成工作目标的过程。它既是一种管理思想,也是一种管理方法。

(二)目标管理的特点

1. 员工参与管理 目标管理是员工参与管理的一种形式,由上下级共同商定,员工参与管理确定各种目标,让各层次、各部门、各成员都明确自己的任务、方向、考评方式,促进相互之间的协调配合,共同为实现组织目标而努力。

2. 以自我管理为中心 目标管理的基本精神是以自我管理为中心。目标的实施,以自我管理为中心,目标责任者自我进行,通过自身监督与衡量,不断修正自己的行为,以达到目标的实现。

3. 强调自我评价 目标管理强调自我对工作中的成绩、不足、错误进行对照总结,强调自我评价,经常自检自查,不断提高工作绩效。

4. 重视成果 目标管理将评价重点放在工作成效上,按员工的实际贡献大小,如实地评价一个人,使评价更具有建设性。

三、目标管理的基本过程

目标管理的基本过程包括目标管理活动的步骤和主要内容,可划分为三个阶段(图 2-2),即制定目标、组织实施、检查评价三个阶段,这三个阶段相互制约、结果反馈、周而复始,形成循环周期,下一周期可提出更高的目标。

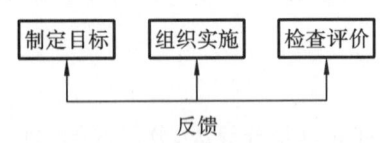

图 2-2 目标管理的基本过程

(一)制定目标阶段

这一阶段主要是建立一套完整的目标体系,是实施目标管理最重要的阶段,目标制定得越明确合理,则后面的管理和评价就越容易,这一阶段包括四个步骤。

1. 高层领导制定总体目标 根据组织的长远计划和客观环境条件,由管理者和下级经过充分讨论后制定出组织的总目标。

2. 重新审议组织结构和职责分工 目标管理要求每一个目标和每一个分目标都有确定的责任主体,因此,在制定总目标后,需要重新审查现有的组织结构,根据目标要求明确职责分工。

3. 确定下级和个人的分目标 首先应使下级明确组织的规划和总目标,在总目标的指导下制定下级和个人的分目标。分目标的制定要保证总目标的实现,个人目标要与组织目标协调,使目标形成体系。在制定具体目标时应注意目标要有重点,不宜过多;尽量具体化、定量化,便于考核;既要有挑战性,又要有实现的可能。

4. 形成目标责任 上级和下级就实现各目标所需要的条件及实现目标后的奖惩事宜达成协议,并授予下级以相应的支配人、财、物及对外联络等权利,实现权责利的统一。双方商妥后,由下级写成书面协议。此阶段包括多次协商,以及正式或非正式沟通。

（二）组织实施阶段

目标管理强调由制定者自我管理、自行解决完成目标的方法和手段,根据目标规范和权限范围,组织实施。但不等于达成协议后领导可以放手不管,相反由于形成了目标体系,一环失误可以牵动全局,因此上级应定期对工作进行指导、检查。检查最好是自下而上,由下级主动提出问题和报告,上级主要是指导、协调、支持、提供信息情报以及创造良好的工作环境。

（三）检查评价阶段

在完成目标的预定期限到达后,应及时检查和评价完成结果。这一阶段包括三个步骤。

1. 考评成果　当到达预定期限后,及时检查评价,以各自的目标值为依据,对实施结果进行考核,评价管理绩效。

2. 实施奖惩　目标实施者自检后,管理者与自检者商谈,通过预先制定的评价和奖惩协议实施奖惩,如职务的提升和降级等。

3. 考核评价　对目标管理中的经验及教训进行总结,找出不足,提出存在的问题,进行反馈,对不达标的项目进行调整,并同时讨论下一轮的目标,开始新的循环。在此阶段,管理者应将新资料、信息、资源的输入随时提供给下级。如果目标没有完成,管理者在评价中应主动承担必要的责任,并启发下级自检,以维持相互信任的气氛,为下一循环奠定基础。

四、目标管理的优点和局限性

（一）目标管理的优点

1. 调动各级人员的积极性　目标管理使下级成员目的明确,并可促使管理者适当授权,使员工获得机会锻炼管理能力,培养他们分担组织成败的责任心,将个人利益与组织利益紧密结合起来。目标管理有助于改进组织结构和职责分工,提高各阶层的工作效率。由于管理者和员工共同设定目标,使员工自觉朝着组织的整体目标努力,充分发挥了个人的内在潜力和积极性。

2. 提高管理效率　目标管理需要管理人员考虑实施目标的人力、财力、物力等资源的合理分配,整体考虑实施过程中出现的问题,可以提高管理的协调性和科学性。明确各级人员的职责和任务,上级与下属之间对目标进行具体化的、操作性强的协商和讨论后,可清楚地划分上、中、下层领导的职责范围和工作呈报关系,提高管理效率。

3. 提高生产力　员工自行制定目标比被迫遵循目标更具有工作动力。目标管理是一套科学周密的管理方法,通过目标体系实现对目标的分解,而目标分解要求各子目标相互支持,如此环环相扣,把各方面的力量、积极性及可能采取的措施都汇集起来,提高生产力。

4. 激发员工的自觉性　目标管理可调动员工的主动性、积极性。由于目标是经过协商确定的,它使员工明确了自己的工作在整体工作中的地位和作用。管理者对员工适当授权,并给予相应的支持,可激发员工的工作自觉性。

5. 目标管理有利于控制　目标管理使考核目标明确,并作为管理者监督控制的标准。在目标管理中,定期的检查、督促、反馈、小结可及时发现工作中的偏差,并予以纠正和调整,做到有效控制。上级管理者在指导下属确定问题、收集资料、衡量优先次序、选定目标、拟定行动计划及评价结果的过程中,可正确评价员工的知识与态度,使员工获得较公正的考核。

（二）目标管理的局限性

1. 目标难以制定　组织内的某些目标较难确定,尤其是定性目标难以具体化和定量化;下级对整体目标和个人目标的关系没有理清;组织结构上、制度上及职权上存在问题都会增加制定目标的难度。

2. 限制管理者能力的发挥　目标管理过于注重短期可见性问题的处理,而容易忽略管理者对突发事件的应急能力、压力处理和组织间的协作能力的培养,并且由于目标管理重视未来的结果,因而常会忽视常规工作的管理,致使工作秩序混乱。

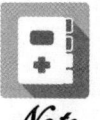

3. 费时费力 目标的商定需要管理者、员工之间的反复讨论,需花费较多的人力和时间。而且目标管理容易使员工为争取好结果而不注重方法,易滋长本位主义和急功近利的思想,较少去寻求省时、省力、省钱的方法。

4. 缺乏灵活性 目标管理在制定目标后,确定了的各级目标不宜更改,如果目标改变,则导致各级及个人目标要求不一致,目标管理的过程需全部重新修订,造成连锁性的工作困难。

五、目标管理在护理管理工作中的应用

(一)护理目标管理

护理目标是将护理部整体目标逐层转化为各层次、各部门及个人目标,建立管理的目标体系,实施具体化的管理行为,最终实现总目标的过程。包括护理部根据医院的整体规划制定护理工作总目标,再建立护理目标体系,制定各部门、各护理单元及护理人员个人的目标,确定目标和工作标准、职责分工、工作期限、评价方式及奖惩措施等,通过指导实施、定期检查、终末考核等措施最终实现护理工作总目标。目标管理在护理工作中的作用主要体现在以下几个方面。

1. 有利于护理工作计划的执行 目标管理使目标具体分解,层层落实,为总目标的实现提供保证。护理工作计划由护理部根据护理工作目标制定,并将工作计划对分目标一起落实到各护理单元和每个护理人员,使他们明确了自己的责任和工作项目、时间、奖惩措施等。每个护理人员按照各自的分目标而努力工作,有利于工作计划的执行。

2. 有利于护理质量控制 明确了工作总目标,并制定了阶段目标、部门目标及个人目标,以此为依据,可以检查在计划执行过程中是否偏离轨道,发现问题及时解决。护理部可到各科室对照目标进行检查,反馈信息,对检查过程中发现的问题及时采取措施,有利于护理质量控制,使护理质量得到提高。

3. 有利于调动护理人员的工作积极性 护理部在制定目标时要求与护理人员共同讨论、沟通,综合考虑各部门、各岗位的条件,确定既有挑战性,又切实可行的目标,使每个护理人员在实现目标后,都能激发其成就感,调动工作积极性。

(二)应用中的注意事项

1. 充分进行目标管理的宣传教育 护理部对于目标管理的概念、意义、目的、方法、特点、优缺点等应有明确的认识,在实施前可将护理部计划下发,使大家都能了解护理部的任务、资源、条件限制等,并对各级护理管理人员和护士进行目标管理的宣传教育,统一认识,使工作顺利进行。

2. 选择目标要恰当 根据医院的总目标制定护理工作的具体目标,制定目标时可参考医院护理质量标准和医院分级管理评审标准,并结合单位具体需求和条件确定。个人目标的制定应在岗位职责的基础上把握工作重点,并与上一级目标配合,经过上下协商认同。

3. 严格控制 目标管理实施过程中,护理部及有关责任人员应层层把关,严格控制,了解工作进展情况,给予支持、指导和鼓励。

第三节 时间管理

李红是一名刚提拔的年轻护士长,她工作认真,也特别努力,这是她一天的工作安排:排出下月值班表;到新外科楼讨论科室布局情况,参加全院护士长工作会议;组织护理查房并制定下一季度的科室工作计划。实际情况如下:早上参与科室交班,然后巡视病房,由于科室病人较多,她还帮助责任护士完成静脉输液;上午9点30分左右,有病人反映病房的空调出了故

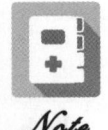

障，她赶紧联系维修人员来修理。10点左右，到护理部参加全院护士长工作会议，回来后，正在排下月值班表时突然接到护理部紧急电话，由于突发公共卫生事件，要求各科室支援，她赶紧带了2名护士前去帮忙。等从急诊科回来时，已经中午12点了，她又参与查对医嘱并检查医嘱的执行情况，下班时，时间已过了12点半。中午短暂午休后，下午刚上班就有1名护士要和她谈谈关于奖金分配的问题，一谈就是大半个小时，突然有1位病人呼吸停止，她又马上参与抢救。下午4点半左右，组织科室护士进行护理查房，并对新来的护士进行操作考核。等其他护士下班后，她还在办公室制定下一季度的科室工作计划。

思考：

1. 你认为这位护士长工作时间的安排是否合理？为什么？

2. 请用时间管理的方法说明李护士长应如何安排自己的工作？

古往今来，人们从不同的角度概括了对时间的认识，有人说时间是金钱、时间是力量、时间是生命、时间是知识、时间是财富。富兰克林曾说"时间是生命的本质"；马克思主义时空观认为"时间是运动着的物质的存在形式"。时间是宝贵的资源，一去不复返。随着现代社会的发展，快节奏的生活使人们对于时间的价值有了进一步认识，护理管理人员常常因为时间管理的问题产生困扰，因此如何使用时间管理的方法管理有限的时间，提高时间的利用率，完成组织目标和个人目标，是每位护理人员需要重视的问题。

一、时间管理概述

时间是作为度量物质运动变化过程及流程的一种参照，通过定义标准时间单位去衡量物质运动变化本身的变化规律。时间管理（time management）是指在时间消耗相等的情况下，为提高时间的利用率和有效性而进行的一系列活动，包括对时间进行有效的计划和分配，以保证重要工作的顺利完成，并能及时处理突发事件或紧急变化。

护理管理者的工作复杂且紧张，如果缺乏控制时间的观念，会导致一些重要工作无法按时完成，所以，护理管理者在管理时间时要注意在保证重要工作顺利完成的前提下，留出足够的时间处理突发事件，使组织秩序达到最优状态。

二、时间管理的程序和策略

时间管理要求管理者明确自己要实现的目标和为实现目标要进行的活动，以及每种活动的重要性和紧急性。

（一）评估时间的使用情况

评估时间使用的具体情况是有效时间管理的第一步。管理者可按时间顺序记录所从事的活动，评估时间是如何消耗的，评估内容包括有哪些管理活动，每一项活动所需时间，依据什么来安排时间，需处理的紧急事务有哪些，个人每日最佳及最差的工作时段，最忙及最闲的时间段等。这样可以让管理者了解花在每一项活动上的时间有多少，当记录条目足以代表管理者的工作活动内容时，再将所有活动分为几大类，如拟定计划、指导、决策、评价、建立人际关系等，然后根据每一类活动所消耗的时间占整个工作日时间的百分比，如果分析结果显示时间分配不平均或与重要程度不符，则管理者必须修正工作方法，以纠正不平衡现象。

（二）评价浪费时间和分析影响因素

浪费时间是指花费的时间对实现组织和个人目标毫无意义。评价浪费的时间是时间管理的反馈，以便有针对性地克服。浪费时间的原因可分为主观因素和客观因素（表2-1）。

表2-1 常见时间浪费的主要原因

客观因素	主观因素
1. 计划外的来访或电话	1. 工作松懈、拖拉

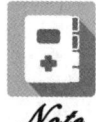

客观因素	主观因素
2. 计划内或计划外的会议过多	2. 计划不周全或无计划
3. 社交应酬过多	3. 未制定明确目标和优先次序
4. 信息不够丰富	4. 未恰当授权
5. 沟通不良、反复澄清误会	5. 不善于拒绝
6. 缺乏反馈	6. 缺乏决策力
7. 协作者能力不足	7. 处理问题犹豫不决,缺乏果断
8. 政策程序要求不清晰	8. 文件、物品管理无序
9. 突发事件	9. 无计划地随时接待来访
10. 文书工作复杂、手续性工作过多	10. 缺乏有效使用时间的意识和知识

(三)确认个人最佳工作时间

从生理学角度来说,人的最佳工作年龄是 25～50 岁,而管理者的最佳工作年龄是 35～55 岁。根据人的生物钟学说,应掌握自己每天身体机能的周期性,认识自己在每日、每周、每月、每年不同时间段,其脑力、体力都有所不同,了解自己精力最旺盛和最低潮的时间段,利用精力最佳时间从事须集中精神及创造性的管理活动,而在精神体力较差的时间从事团体活动,通过人际关系中的互动作用,提高时间的利用率。

三、时间管理的常用方法

(一)ABC 时间管理分类法

美国企业管理顾问莱金建议为了有效管理及利用时间,每个人都需要三个阶段的工作目标——长期目标、中期目标和短期目标,即分别在 5 年内、6 个月内及现阶段要达到的目标。又将每阶段的目标分为 ABC 三类,A 类事情最重要(必须完成的),B 类事情较重要(很想完成的),C 类事情不重要(可暂时搁置)。如果把 AB 类事情办好,就完成了工作的 80%。运用 ABC 时间管理法主要是抓住关键因素,以解决主要矛盾,保证重点,兼顾一般。ABC 事件分类特征及管理要点(表 2-2)。

表 2-2 ABC 事件分类特征及管理要点

分类	比例	特征	管理要点	时间分配
A 类	占工作总量的 20%～30%,每日 1～3 件	(1) 最重要 (2) 最迫切 (3) 后果影响大	重点管理 (1) 必须做好 (2) 现在必须做好 (3) 亲自去做好	占总工作时数的 60%～80%
B 类	占工作总量的 30%～40%,每日 5 件以内	(1) 重要 (2) 一般迫切 (3) 后果影响不大	一般管理,最好自己去做,亦可授权别人去做	占总工作时数的 20%～40%
C 类	占工作总量的 40%～50%	(1) 无关紧要 (2) 不迫切 (3) 对后果影响小或无	不必管理	0

ABC 时间管理分类法的步骤如下。

(1) 列清单:每天工作开始(或前一天工作结束)时对全天工作列出清单。

(2) 归类:对清单上的工作进行归类,如交班、核对医嘱等常规工作按程序办理。

(3) 排序:根据事件的特征、重要性及紧急程度确定 ABC 顺序。

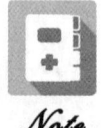

（4）填写分类表：按 ABC 类别分配工作项目、各项工作预计的时间安排及实际完成的时间记录（表 2-3）。

（5）实施：首先全力投入 A 类工作，A 类全部完成后再做 B 类，C 类工作可暂时搁置，避免浪费过多时间。

（6）每天进行自我训练，并不断总结评价，有利于节约时间，提高时间管理效率。

表 2-3 ABC 工作分类卡

分类	工作项目	时间预分配	实际完成时间
A 类	（1）……		
	（2）……		
	（3）……		
B 类	（1）……		
	（2）……		
	（3）……		
C 类	（1）……		
	（2）……		
	（3）……		

（二）时间管理统计法

时间管理统计法是事先拟定活动时间进度表。时间进度表力求详尽，尽可能地把将来发生的情况安排到计划之中，并留有余地，以防出现意外事件时束手无策。通过对时间进行记录和总结，分析时间浪费的原因，以采取节约时间的措施，记录方法可利用台历或效率手册（表 2-4），记录时应注意真实性和准确性，以达到管理时间的目的。

表 2-4 时间管理记录格式

日期	上午	工作项目	下午	工作项目
9 月 12 日 星期一	8:00～		14:00～	
	9:00～		15:00～	
	10:00～		16:00～	
	11:00～		17:00～	
9 月 13 日 星期二	8:00～		14:00～	
	9:00～		15:00～	
	10:00～		16:00～	
	11:00～		17:00～	

（三）"四象限"时间管理法

"四象限"时间管理法是一种有效的时间管理法，按照重要性和紧迫性把事情分成两个维度，就构成了四个象限。第一象限是既紧急又重要的事，如病人投诉、即将到期的任务、财务危机等；第二象限是重要但不紧急的事，如建立人际关系、长期的规划、护理人员培训、制定防范措施等；第三象限是紧急但不重要的事，如电话铃声、不速之客、部门会议等；第四象限是既不紧急也不重要的事，如上网、闲谈、邮件等。

"四象限"时间管理法的关键在于按顺序处理事件：先是既紧急又重要的，接着是重要但不紧急的，再到紧急但不重要的，最后才是既不紧急也不重要的。不过，对第二和第三象限的顺序问题，必须非常小心区分。另外，也要注意划分好第一和第三象限的事，都是紧急的，区别就在于前者能带来价值，实现某种重要目标，而后者不能。

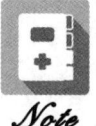

处理原则：遇到重要而紧急的工作，要放下手中的一切，全力去面对；在平时，要把精力和时间放在处理重要但不紧急的工作上，这样可以防微杜渐，避免重要的事变成重要而紧急的事情。对紧急但不重要的事情，首先要学会辨别，然后学会说"不"。而对既不紧急也不重要的事情，要学习节制。

（四）确定优先性工作的方法

优先性工作有两方面含义，一是指对目标实现最重要、最有价值的工作，二是指需要首先处理的紧急问题，并属于个人职责范围，同时兼具两方面特征的，则为最重要的工作。将每日的工作列出先后次序，然后根据先后次序安排时间，工作时要精神集中，避免各种干扰。从最重要的工作开始做起，在一件工作做完以前，不要开始做另一件事情，以免回到前一件事时需重新花费时间和精力进入工作状态。同时应建立时间管理系统，采用先进的管理方法和各种通信设备如计算机、传真、电子邮件等节约时间。

（五）学会授权

授权是指在不影响个人原有工作责任的情况下，将自己的某些责任改派给另一个人，并给予执行过程中所需职务上的权力。一个成功的领导者必须能够运用一切可能的资源，充分授权，使自己的工作时间更有价值，同时也为下级提供了锻炼的机会。管理者计划授权时应考虑哪些工作要授权给他人，该项工作要分配给何人，如何使这些下属有权力和动力做好所授权的工作。授权是一种法定合约行为，管理者和下属都应了解和同意授权行为以及附带的条件。为方便执行工作，管理者应赋予下属一些特定的权力，并以书面通知的形式向其他相关人员说明该员工已获授权，使其可以使用必要的资源、接受必要的批示、实施必要的管理、提出必要的报告等。

（六）学会拒绝

作为管理者必须明确一个人不可能在一定时间范围内完成所有的任务，达到所有人的期望，满足所有人的要求，因此，为使时间得到有效的利用，管理者应学会拒绝艺术。面对各项工作要有所取舍。在下列情况下，管理者应拒绝承担不属于自己工作范围的责任：不符合个人的专业或职务目标的事情；非自己能力所及，且需花费工作以外时间的事情；自身不感兴趣或感到很无聊的事情；承担的事情会阻碍个人做另一件更吸引人且有益于自己的工作。管理者应学会巧妙而果断地说"不"，不要怕拒绝别人而影响同事关系。拒绝时要注意时间、地点和场合，避免伤害他人。

（七）避免"时间陷阱"

为有效利用时间，管理者应学会避免"时间陷阱"，其中最危险的"时间陷阱"就是漫无目的的行为，除此之外，接待各种来访者、"开门办公政策"及电话和传呼机的干扰也往往容易使管理者陷入"时间陷阱"。护理管理者要处理的问题往往是千头万绪，因此，在日常工作中应讲究节约时间和提高工作效率。作为管理者，应明确列出有价值的工作目标和事项，并为其安排适当的完成时间，按照计划实施，并定期进行阶段性评估，公布有关进展情况。

四、时间管理在护理管理工作中的应用

临床工作复杂多样，如何把各项工作安排得井然有序并按时完成，学会如何进行时间管理，在临床工作中尤为重要。

（一）制定工作计划

护理管理者要根据所在科室制定相应的工作计划，护理工作要按照计划实施，另外还需制定应急措施和备份策略。要保证能够有效地完成护理管理目标，确保足够的人力和物力。护理管理者为自己所管理的护理班组制定每个班次以及每日、每周、每月的护理目标，目标制定要清晰可行，目标制定不清晰或过高则难以完成，目标制定太低等会造成时间浪费和工作效率下降。

（二）分类工作

应合理分配临床护理工作。临床护理工作的重点一般可分为三类：紧急重要、次要和一般。紧急重要的护理工作包括临床护士值急诊班、危重病人护理、医生对病人实施迅速处置、新病人入院等。次要

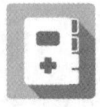

护理工作包括夜间常规治疗、病情观察、护理记录、健康教育、心理护理和检查医嘱、取药等。一般护理工作包括非紧急工作,可根据自己的时间计划完成的工作,如消毒更换、交班准备、生活护理等。只有分清工作主次才可以确定工作优先顺序,才能制定出高效率的工作计划。

(三)进行高效的会议管理

科学技术的飞速发展将电话互动、发送文字短信或网络信息等交流方式带入会议管理,先进的技术正逐步代替大型会议,由此衍生出的多种会议形式可能耽误护理人员正常工作时间,或干扰处于紧急救护情况中的工作人员。护理管理者可根据工作日程合理安排开会查房活动,以确保每个议程上的项目都能在规定的时间内完成。还需提醒每位参与成员,探讨结论、达成共识,以便指导以后的护理工作,促进护理专业发展。

(四)克服不良习惯

要求当天的工作在一定时间内按时完成,否则会影响到以后的工作计划,形成恶性循环。此外,总是中断工作会大大降低工作效率。不良工作习惯还表现在工作时间接听与工作无关的电话,带亲戚看病,取药等,应加强护士教育,规范护理工作制度,让护士减少外界干扰,提高工作效率,按计划完成工作。

(五)定期评价

定期对工作计划目标进行总结评价,并根据评价结果对工作目标、工作计划进行修订和完善。必要时对护理管理者进行时间管理培训,以便提高其管理意识,发挥其管理职能。

小 结

1. 计划是管理的首要职能,管理过程都是从计划开始的。计划按其作用时间可分为长期计划、中期计划和短期计划,按规模可分为战略性计划和战术性计划,按约束程度可分为指令性计划和指导性计划,按覆盖面可分为整体计划和局部计划。计划的表现形式有宗旨、目的或任务、目标、策略、政策、程序、规则、规划与预算。

2. 计划的步骤可分为以下八个阶段,即分析形势、确定目标、评估资源、拟定备选方案、比较方案、选定方案、制定辅助计划、编制预算。

3. 目标管理是在组织内由管理人员和员工共同参与目标制定,在工作中由员工实行自我控制并努力完成工作目标的管理方法。具有强调参与式管理、强调自我管理、强调整体性管理、强调自我评价、强调目标特定性等特点。

4. 目标管理的基本过程可分为制定目标、组织实施、检查评价三个阶段,这三个阶段相互制约、结果反馈、周而复始,形成循环周期。

5. 时间管理是指在时间消耗相等的情况下,为提高时间的利用率和有效性而进行的一系列活动,包括对时间进行有效的计划和分配,以保证重要工作的顺利完成,并能及时处理突发事件或紧急变化。护理管理者要善于采用有效的时间管理策略,提高时间的利用率。时间管理常用的方法包括 ABC 时间管理分类法、时间管理统计法、"四象限"时间管理法、确定优先性工作的方法、学会授权、学会拒绝、避免"时间陷阱"等。

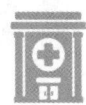  直通护考在线答题

(李玉荣)

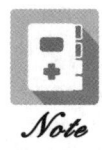

第三章 组织职能

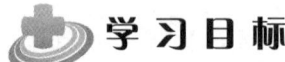 学习目标

1. **掌握**:组织类型、职能与基本要素;护理组织文化的建设。
2. **熟悉**:组织结构的基本类型;组织设计的步骤与原则;组织文化的类型、结构与形式。
3. **了解**:组织、组织结构、组织设计、组织文化的概念;我国护理组织体系;组织文化的概念和功能。

案例导入

　　一天,外科王护士长递给护理副院长一封辞职信。她写道:"我在急诊科当护士长6个多月,快干不下去了。每天要处理来自好几个领导给我安排的事情,而且每个领导都要求优先处理。昨天早晨8:00,护理部李主任要我上午10:00前准备一份床位使用率的情况报告,供她下午在例会上汇报用,准备这样一份报告至少要花费一个半小时,30分钟后科护士长到病区质问我为什么有两个护士不在岗位,我告诉她是病区陈主任从我这里要走了她们,说是缺人手。科护士长叫我立即让两名护士回来,1个小时后她还会来检查。类似的事情每天都在发生,我实在难以应对……"

　　思考:

　　1. 分析上述案例中有哪几种组织类型?

　　2. 在护理管理中各级管理人员的层次和职责是否清楚?应该如何正确使用权力?

　　组织职能是管理活动的一项基本职能,是着眼于组织目标的实现而建立的一种有效的组织结构框架,通过组织设计,对组织成员的分工与协作做出正式、规范的安排,对组织拥有的资源进行合理、有效配置,形成一个有机的整体,促进员工高效率地工作,组织职能是完成各项管理活动的基础。护理组织职能就是运用有关原理和方法,研究医院护理系统结构的合理化问题,通过培养、塑造、完善组织文化,来影响护理人员的工作态度和行为方式,发挥他们的主观能动性,提高工作的效能,进而引导实现组织目标。

第一节 组织概述

一、组织的概念和特点

　　管理学上,组织(organization)包含静态组织和动态组织两种含义:静态组织是指有目的、有系统、有秩序地结合起来从事活动的社会团体,如学校、医院等;动态组织是指组织工作,为了实现目标而创建组织结构,并随着环境的变化,不断地维持和变革组织结构,使其发挥作用,维持其生存发展的过程。组

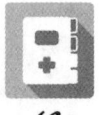

织的特点具体表现在以下几个方面。

1. 组织有一个共同的目标　目标是组织存在的前提和基础,有了共同的目标,才能统一指挥、统一意志、统一行动。这种目标应该既是宏观要求,又能被各个成员所接受。作为一种机构形式,组织是一个集体,在这个集体里,人们为实现某一共同的目标而协同工作。

2. 组织是一个人为的系统　组织是两个或两个以上人的集合,它不仅仅是一种机构形式,还可以是一种活动的过程,即安排分散的人或事物并使之具有一定的系统性或整体性。

3. 组织有不同层次的分工协作　作为一种活动过程,组织为达到某一目标而协调人群的活动,即把组织成员中愿意合作、愿意为共同目标做出贡献的意志进行统一,统一的过程离不开分工与协作。分工与协作是由组织目标确定的。

4. 组织可以不断调整和完善　有效的组织总是根据所处环境的变化及自身的发展需要,及时地调整机构设置和人员关系,没有自我调整的功能,组织就会被时代所淘汰。

综上所述,组织既是一种结构,又是一种实现组织共同目标的工具和载体;既是一个合作的系统,又是一个资源配置的过程。它是相对静态的社会实体和动态的组织活动过程的统一。

二、组织的类型

为了认识组织的特性,管理学家们常常将组织进行分类,常见的分类方法有三种:一是按组织的自身目的可分为营利性组织、非营利性组织和公共组织,如同是医院组织,有公立医院和民营医院之分;二是按组织的社会性质可分为文化组织、经济组织和政治组织,如各类学校、工商企业、国家政权组织等;三是按组织的内在结构可分为正式组织和非正式组织。下文重点介绍正式组织和非正式组织。

(一)正式组织

1. 概念

正式组织(formal organization)是人们为了实现组织的某个共同目标,根据组织编制、章程或其他正式制度、规范而建立的、具有明确职责关系和协作关系的社会群体。一般应有组织系统图、组织章程、职位及工作标准说明等文件。正式组织内的每个成员均可在组织系统图中表现出明确的职能关系,成员活动要服从所属机构的规章制度和组织纪律。如医院护理组织,就是一种有共同目标、经过正式设计、有各种层次职位结构的正式组织。

2. 基本特征

(1)目标具体:正式组织是为了实现组织目标而有意识建立的,成员有共同活动的目标。

(2)信息渠道明确:正式组织的信息沟通渠道是由组织规章制度明确规定的。

(3)分工协作:正式组织分工专业化,但强调成员工作之间的协作配合。

(4)讲究效率:以最有效的解决方法实现目标。

(5)正统性:赋予职权,下级必须服从上级。

(6)集体性:强调团队,不强调个体的独特性,组织成员的工作及职位可以互相替换。

(二)非正式组织

1. 概念

非正式组织(informal organization)是由于地理上相邻、具有相似的兴趣和爱好或利益相同等而自发形成的群体。非正式组织没有正式的组织结构,他们有某种共同的价值观,有一套约定俗成的行为规范。如同一科室志趣相投的同事所形成的就是非正式组织。因为有共同的感情基础,所以非正式组织具有较强的凝聚力。

2. 基本特征

(1)自然或自发形成的,不一定有明确的规章制度。

(2)组织成员之间兴趣、爱好相似,有相似的认同感和归属感。

(3)组织一般有自己的领袖人物,不一定具有较高的地位,但一定具有较强实际影响力。

(4)有不成文的奖惩办法来控制成员的行为,调整内部关系。

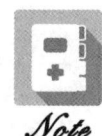

（5）有较强的凝聚力和行为一致性，成员间自觉进行相互帮助。

（6）组织内部信息交流和传递速度快，并带有感情色彩。

无论在什么地方，都存在着正式组织与非正式组织。两者既有区别，又有联系。非正式组织直接或间接地影响和制约着组织成员的行为，对正式组织的工作效率产生重要的影响。

非正式组织的积极作用在于，可以为职工提供在正式组织中很难得到的心理满足，创造一种更加和谐、融洽的人际关系，提高员工间相互合作精神，最终改变正式组织的工作情况。

非正式组织的消极作用在于，如果非正式组织与正式组织的目标发生冲突，则可能对正式组织的工作产生极为不利的影响。非正式组织要求成员一致性的压力，可能会束缚成员的个人发展，还会影响正式组织的变革，造成组织创新的惰性。

管理者既不能创建非正式组织，也不能废除非正式组织，但管理者可以学会与之共处并对之施加影响。正式组织的管理者在思想上应正视非正式组织存在的客观必然性和必要性，正确处理组织内的人际关系，善于听取组织成员的意见，公平待人，关心其成员的疾苦，使正式组织团结和谐，满足其成员在感情归属、人格尊重等方面的需要。在行为上应为其提供存在的必要条件，同时建立、宣传正确的组织文化，引导和影响非正式组织为正式组织目标的实现做出贡献。

三、组织的职能与基本要素

（一）职能

组织的实质在于它是进行协作的人的集合体。管理的组织职能主要是设计、形成、保持一种良好、和谐的集体氛围，使人们能够互相配合，协调行动，以获得优化的群体效应。管理组织的目的是使组织成员为实现共同目标而有效地开展工作。因此，组织的作用是将组织成员组合到一个分工协作的管理系统中，把现有的人、财、物等要素进行有机整合，以实现人员、工作、资源条件和外部环境的优化组合，实现组织机构的高效运行，最终达到组织的既定目标。

1. 实现管理目标的保证　组织职能是根据计划职能中制定的管理目标，进行组织结构设计，协调各部门之间的关系，并需要不断调整组织结构以适应内、外环境的变化，以确保管理目标的有效实现。

2. 实现有效领导的前提　组织的实质是社会分工，以组织内部合理分工为基础形成的权责关系，使得组织成员间可以进行信息沟通。若领导者与员工之间的信息、情感沟通是稳定、良好的，就能实现有效的领导。

3. 提高经济效益的根本　组织是两个或两个以上个体有意识的协作系统，能够完成单个个体难以完成的任务。组织的系统性体现了组织的力量不仅仅是个人力量的简单叠加，还能使其放大，实现产出远大于投入经济效益。

（二）要素

组织要素是组成组织系统的各个部分或成分，是组织的最基本单位。组织要素决定了组织的结构、功能、属性和特点。组织的基本要素包括资源、精神、时机及任务。

1. 资源　组织内所需的人员、经费、房屋、设施、仪器设备等。如医院有护理部主任、科护士长、护士长及护士等专业人员，有完成各项工作所需的预算经费，有办公室、护理站及各个病室的基本设备等，均是保证实现护理组织目标的必要资源。

2. 精神　组织内成员的职责、权力、工作规范、生活准则、服务精神、认同感及归属感等，如医院的院训、服务宗旨、护理团队文化等。

3. 时机　组织形成的时间和环境等。组织的内外环境处于不断变化中，组织必须不断地获取信息，根据时间和环境的变化调整组织设计，以维持自身发展，例如为了确保临床一线护士将更多的时间用于直接护理病人，医院适时地建立了静脉输液配制中心。

4. 任务　实现目标所完成的使命与工作内容。医院的组织工作任务一般分为两类：一类是由门诊部、急诊部、住院部、辅助检查等业务部门完成的，主要任务是满足病人和大众健康需求；另一类是由后勤、财务等服务保障部门完成的，主要任务是保障业务部门工作能够正常有效地运转。

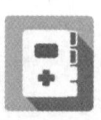

四、组织结构

（一）概念

组织结构（organizational structure）是指组织内各构成要素之间相对稳定的一种基本模式，表现了组织各部分的排列顺序、空间位置、聚集状态、联系方式以及各要素之间的相互关系，为组织提供了一种实现工作目标的系统框架。

（二）基本类型

组织结构的基本类型主要包括直线型组织结构、职能型组织结构、直线职能型组织结构、矩阵型组织结构及委员会。

1. 直线型组织结构 又称单线型组织结构，是一种最早也是最简单的组织形式，从最高领导逐渐延伸到基层一线管理者，自上而下构成一个直线结构。它的特点是组织各级行政单位从上到下实行垂直领导，下属部门只接受一个上级的指令，组织的各层次管理者负责行使该层次的全部管理工作，并对所属单位的一切问题负责。优点是个人责任和权限明确，联系简便，能较迅速地做出决定；缺点是组织结构较简单，不适用于较大规模、复杂的组织，而且高度集中于最高领导人，有造成掌权者主观专断、滥用权力的倾向（图 3-1）。

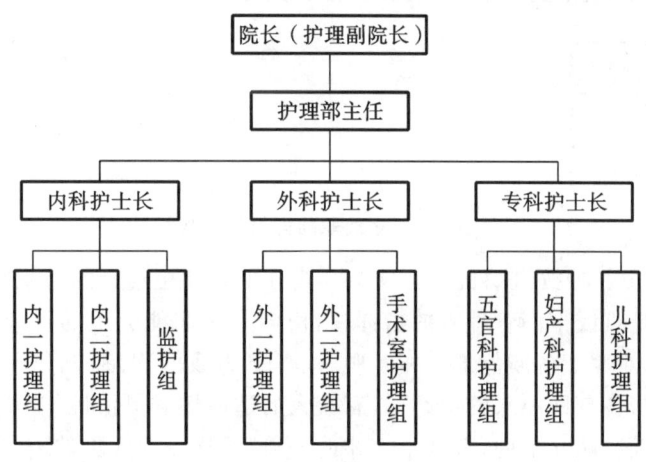

图 3-1 直线型组织结构

2. 职能型组织结构 又称多线型组织结构，为分管某项业务的职能部门或岗位而设立且赋予相应职权的组织结构。优点是管理分工较细，能充分发挥职能机构专业管理作用，减轻上层管理者负担，缺点是多头领导，不利于组织统一指挥，各职能部门间横向联系不够，适应环境变化的能力有限。在实际工作中，纯粹的此类结构较少（图 3-2）。

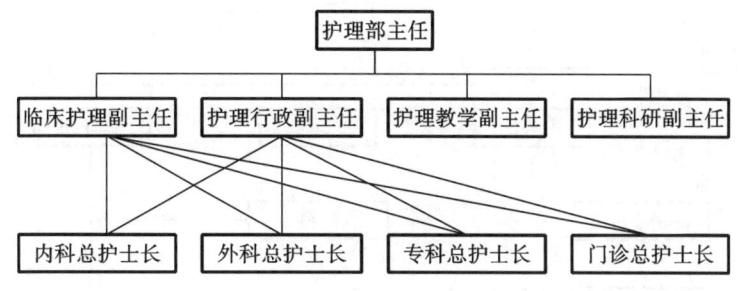

图 3-2 职能型组织结构

3. 直线职能型组织结构 一种下级成员除接受一位直接上级的领导外，又可以接受职能参谋人员指导的组织结构。这种结构吸取了上述两种结构的优点，设置了两套系统，一套是指挥系统，另一套是参谋系统。优点是整个组织有较高的稳定性，保证了组织管理体系的集中统一，又可以在各级管理人员

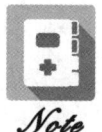

Note

的领导下,充分发挥各专业管理机构的作用;缺点是职能部门之间的协作性和配合性较差,一方面加重了上级领导的工作负担,另一方面造成办事效率低(图 3-3)。

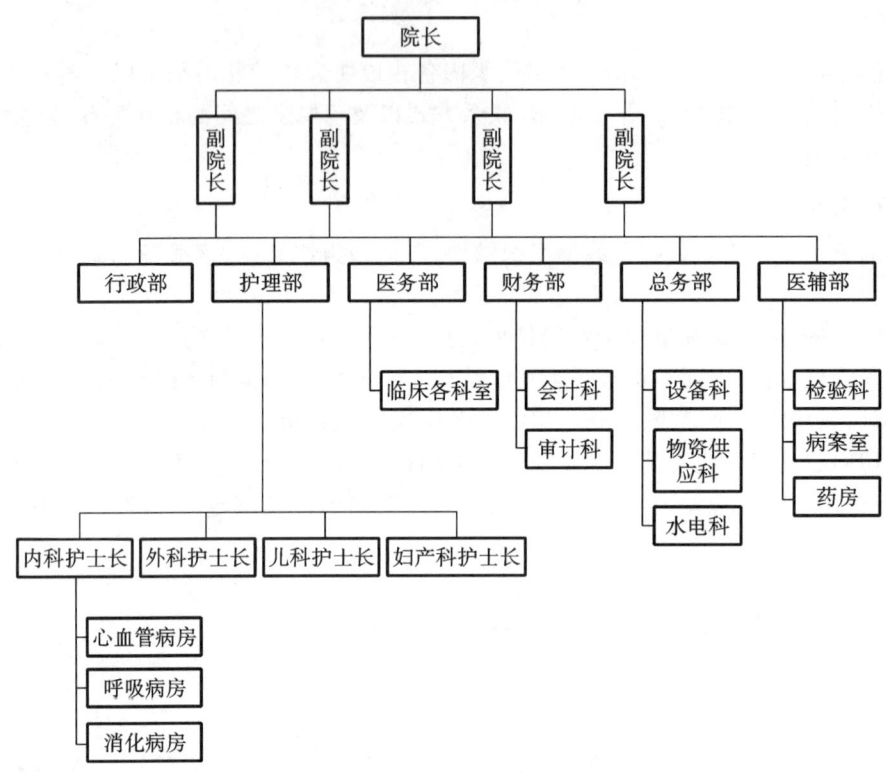

图 3-3　直线职能型组织结构

4. 矩阵型组织结构　一种按组织目标管理与专业分工管理相结合的组织结构。在此组织中,命令路线有纵、横两向,纵向是直线部门管理者的指挥权,横向是按职能分工的管理者的指挥权。优点是加强了部门间的横向联系,克服了各职能部门相互脱节、各自为政的现象,充分利用了专业人员和专用设备,任务完成组织即解散,各自回原来的部门,具有较大的适应性和灵活性,专业人员为了共同的目标在一个组织内工作,互相启发、相互帮助,有利于人才的培养,发挥专业人员的潜力,推动项目的完成,结合了集权与分权的优势;缺点是这种组织的命令路线有纵横两个方面,如处理不当,会造成工作中意见的冲突,组织关系较复杂,对项目负责人的要求较高,组织结构稳定性较差,容易产生临时观念,不易产生责任心。矩阵型组织结构适用于一些重大攻关项目,特别适用于科学研究,尤其是应用性研究项目等。医院各职能部门与感染控制组、质量控制组等一些特殊控制组织之间也可以形成矩阵型组织结构(图 3-4)。

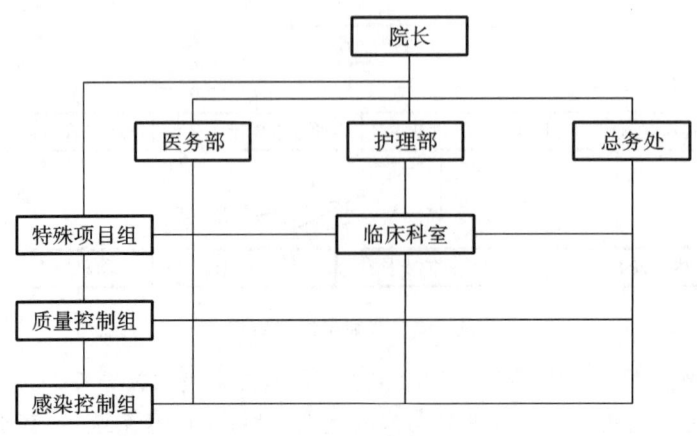

图 3-4　矩阵型组织结构

5. 委员会 组织结构中的一种特殊类型,它是执行某方面管理职能并以集体活动为主要特征的组织形式。优点是可以集思广益,利于集体审议与判断,防止权力过分集中,利于沟通与协调,能够代表集体利益,容易获得群众信任,促进管理人员成长;缺点是责任分散,费时间,有时参与讨论的人不负责执行决议,责任少。医院和护理组织常使用此形式,如护理职称评审委员会、护理教育委员会、质量管理委员会、医院感染管理委员会等。

五、组织设计

(一) 概念

组织设计(organizational design)是科学整合组织中人力、物力、信息和技术的工作过程。它是一个动态的工作过程,包含了众多的工作内容。要根据组织设计的内在规律有步骤地进行科学的组织设计,才能取得良好效果。组织设计一般包含两种情况:一是对新建的组织进行组织结构设计;二是对原有组织结构进行调整和完善。虽然情况不同,设计内容各有偏重,但组织设计的基本步骤是一致的。

(二) 设计步骤

1. 设计管理职能 确定管理职能及其结构,层层分解到各项管理业务和工作中,进行管理业务的总体设计。

2. 设计组织结构框架 设计各个管理层次、部门、岗位及其责任、权力,具体表现为确定的组织结构图。设计纵向管理层次之间,横向管理部门之间的信息交流、控制、协调方式等。

3. 设计运行制度 设计管理部门和人员绩效考核制度,设计精神鼓励和工资奖励制度,设计管理人员培训制度。

4. 设计管理规范 设计管理工作程序、标准、方法和管理人员的行为规范。

5. 设计联系方式 进行控制、信息交流、综合、协调等方式和制度的设计。

6. 人员配置和培训管理 根据结构设计,定质、定量地配备各级各类管理人员,还要让他们接受相关的培训和教育,使他们更好地明确管理规范,掌握权责关系、合作关系、制衡关系,以保证组织正常、有效地运行。

7. 反馈与修正 由于组织环境不断变化、新情况不断出现,会出现许多不足和不完善的地方。因此,需要对组织结构进行必要的修正和完善,组织要将组织结构运行中的各种信息反馈到上述的各个环节中去,定期或不定期地对原有组织设计做出修正,使之不断完善,适应环境的变化。

(三) 设计原则

1. 一般原则

(1) 任务与目标明确 强调组织内各部门机构的目标与组织总目标保持一致,组织设计的根本目的是为实现组织的任务和目标服务的,这是一条最基本的原则。

(2) 分工协作 组织内的活动应按专业划分,给每个成员分配相应的任务,使其更熟练地工作,以提高工作效率;同时强调组织内各部门之间要保持协调配合,才能保证组织目标的实现。

(3) 统一指挥 组织机构的设置必须保证行政命令和生产经营指挥的集中统一。亨利·法约尔认为,每个下属只能接受、服从一位上级主管的指挥,才能保证组织的行动统一。遵循统一指挥原则,建立严格的责任制可以最大限度地防止多头领导和无人负责现象。

(4) 管理幅度 管理人员能直接有效管理下属的人数。有效管理的人数越多表示管理幅度越大,人数越少则表示管理幅度越小。对于组织中任何一个层级的管理部门来说,其管理幅度都不是随意的,均应有一定限度。管理层次数以保证组织结构合理、有效运转的最少层次为宜,一般从最高领导层到基层是2~4个层次。

(5) 责权对等 职责是指对应该岗位承担相应的责任。职权是指管理职位范围内的权力。责任、权力、利益三者之间是不可分割的,必须是协调、平衡、统一的。权力是责任的基础,责任约束权力。利益的大小决定了管理者是否愿意担负责任及接受权力的程度,利益大责任小的事人人愿意去做,反之,

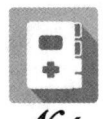

人们很难愿意去做。

（6）稳定性和适应性　组织内部结构要有相对的稳定性，才能保证组织日常工作的正常运转。建立起来的组织结构不是一成不变的，而是随着组织内外环境条件的变化会适应性地进行调整。

在组织结构的设计方面不存在最好的方式，组织需要按照其所处的环境、竞争策略以及哲学理念来设计自己的组织，但是组织设计必须遵循相应的原则，以设计既有效率又有效果的组织。

上述六项原则是组织设计时应遵循的一般原则，在现代组织发展过程中，为适应时代发展的要求，又产生了一些现代组织设计的原则。

2. 现代组织设计原则

（1）人本主义原则　现代组织设计是在人本主义原则下的设计，这种设计要求在组织结构和运营体系中充分尊重和发挥人性，倡导人本管理，即以人的全面的、自在的发展为核心，创造相应的环境、条件和工作任务，以个人的自我管理为基础，以组织的共同愿景为引导的一套管理模式。组织设计必须重视人，要以人为本，充分考虑管理者和员工的个性特点等，以最大限度地调动员工的积极性和创造性。

（2）顾客满意原则　现代企业组织设计的核心原则是顾客满意原则。基于顾客满意的组织设计，其评估标准的四个指标为产品质量、服务质量、产品价格和响应时间。护理服务的对象就是护理专业服务的"顾客"，在英文中，"病人"也翻译为"client"，即顾客。护理组织设计也应该注重"顾客满意原则"，以护理效果、服务质量、服务价格和时间效率作为评估指标。

（3）核心竞争力原则　建立和发展企业自身的核心竞争力已经成为西方企业普遍追求的战略目标，也是各种企业发展战略有效运行的根本。医院组织设计采用核心竞争力原则，即在医院核心竞争力基础上进行组织设计，以充分发挥医院的核心实力，从而使医院获得长期的竞争优势。

（4）知识配置原则　组织知识配置的实质是对组织中所有员工经验、知识、能力等因素的管理，实现知识共享并有效实现知识价值的转化，以促进组织知识化和组织不断成熟和壮大。

（5）CHORT原则　体现了理论上的完整性、系统性和实践上的可操作性，更加突出了医院组织结构设置的科学性及其运转的艺术性。

①C（characteristic）　即个性化原则，代表影响组织结构设置和运转的个性化因素，包括组织中人的个性因素和物体的个性因素。

②H（horizon）　即横向原则，横向组织设计主要处理组织内部的横向关系和组织外部的横向关系。医院组织外部的横向设计主要是处理好医院与政府、社区、药品供应商和其他利益者之间的关系。

③O（orientation）　即纵向原则，在设计组织的纵向关系方面，主要是处理两个突出问题：一是如何处理好所有权与经营权的关系；二是如何处理好医院经营管理中的集权与分权的关系。

④R（region）　即区域原则，医院组织设计受不同区域特点的影响，不同的区域有不同的经济、生活习俗和工作生活的价值观念，有可能受不同形态的文化冲突的影响，这种文化冲突对组织设计的影响主要体现在医院制度设计的内容上。

⑤T（time）　即时间原则，医院组织设计遵循时间原则，是因为医院的发展有其自身发展过程和周期规律，而且医院组织从一种状态过渡到另一种新的状态，需要一个时间过程，甚至这种过渡会呈现出阶段性。

第二节　我国的医疗卫生组织体系

卫生组织（health organization）是指所有以促进、恢复和维护人群健康为基本目标的组织机构，这是一个较为广泛的定义，既包括直接提供卫生服务的组织，还包括具有直接管理卫生职能的卫生行为组织以及与公共卫生有关的组织。我国的卫生组织系统是以行政体制为基础建立的，由各种卫生行政组织和其他组织构成，其职能是贯彻国家的卫生工作方针、政策，领导全国和地方卫生工作，制定具体政

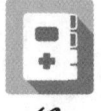

策,组织卫生专业人员和群众,运用医药卫生科学技术,推行卫生工作。

我国卫生组织系统是以行政体制建立为基础,由不同行政地区设置的不同层次规模、不同大小的卫生组织构成,是实现卫生工作既定目标的保证,其性质和职能可分为卫生行政组织、卫生服务组织和社会卫生组织。

一、卫生组织体系

(一)卫生行政组织

卫生行政组织是贯彻实施党和政府的卫生工作方针政策,领导全国和地方卫生工作,编制卫生事业发展规划,制定医药卫生法规和督促检查的机构系统。国家卫生和计划生育委员会为国务院组成部门,是我国卫生行政组织的最高机构。省、自治区、直辖市、市及镇等各级行政区设卫生和计划生育委员会,是当地政府的组成部门。卫生和计划生育委员会的主要职责是统筹规划医疗卫生和计划生育服务资源配置,组织制定国家基本药物制度,拟订计划生育政策,监督管理公共卫生和医疗服务,负责计划生育管理和服务工作等。

(二)卫生服务组织

卫生服务组织是以保障居民健康为主要目标,具体开展卫生业务工作,直接或间接提供预防、医疗、康复、健康教育和健康促进等服务的专业机构。按工作性质划分,其主要机构如下。

1. 医疗机构　经过卫生行政部门批准,设立的从事疾病诊断、治疗的卫生专业组织,包括医院、门诊部、社区卫生服务中心、卫生院(室)、诊所、疗养院等。

2. 专业公共卫生机构　以承担预防疾病为主要任务的业务组织,包括国家疾病预防控制中心(CDC)、各级疾病预防控制中心、专科疾病防治院、妇幼卫生服务机构等。

3. 其他卫生服务组织

(1)医学教育机构　由高等医学院校、中等卫生学校及卫生进修学院(校)等组成,是培养和输送各级、各类卫生人员,对在职人员进行专业培训的专业组织。

(2)医学研究机构　主要承担医药卫生科学研究为主要任务的机构,包括中国医学科学院、中国预防医学科学院、中国中医科学院,医学院校及其他卫生机构也有附属医学研究所(室)。

(三)社会卫生组织

1. 行政性群众卫生组织　由国家机关和人民团体的代表组成,以协调有关方面力量,推进卫生防病的群众卫生组织,如爱国卫生运动委员会、地方病防治委员会、中国红十字会等。由各级党政组织负责人参加,组织有关单位、部门,支持共同做好卫生工作。

2. 学术性群众卫生组织　由卫生专业人员组成的学术性团体,如中华医学会、中华预防医学会、中华中医药学会、中国药学会、中华护理学会等。这类组织以组织会员学习、开展学术活动、提高医药卫生技术、交流工作经验为主要任务。

二、医院组织体系

(一)类型

根据不同的划分标准,可将医院划分为不同类型,常见医院的类型如表 3-1 所示。

表 3-1　常见医院的类型

划分角度	类型
收治范围	综合医院、专科医院
特定任务	军队医院、企业医院
所有制	全民所有制医院、集体所有制医院、个体所有制医院
经营性质	营利性医院、非营利性医院
分级管理标准	一级医院(甲、乙、丙等)、二级医院(甲、乙、丙等)、二级医院(特、甲、乙、丙等)

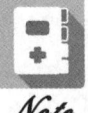

1. 按收治范围划分

（1）综合性医院　在各类医院中占有较大的比例，设有内科、外科、妇产科、儿科、耳鼻喉科、眼科、皮肤科、中医科等专科，还设有药剂、检验、影像等医技部门，并配有相应工作人员和仪器设备的医院。

（2）专科医院　为诊治各类专科疾病而设置的医院，如妇产科医院、传染病医院、精神卫生中心、结核病防治医院、肿瘤医院、口腔医院、职业病医院等。

2. 按特定任务划分　可分为军队医院、企业医院等，这些医院有其特定任务及服务对象。

3. 按所有制划分　可分为全民所有制、集体所有制和个体所有制医院。

4. 按经营性质划分　分为营利性医院和非营利性医院。我国实施以非营利性医疗机构为主体，以营利性医疗机构为补充，公立医疗为主导，非公立医疗机构共同发展的办医原则。

5. 按分级管理标准划分　根据国家卫生和计划生育委员会提出的《医院分级管理标准》，医院按功能与任务及技术质量水平、管理水平、设施条件划分，可以划分为三级十等：一、二级医院分别分为甲、乙、丙三等；三级医院分为特、甲、乙、丙四等。一、二、三级医院的划定、布局与设置，要由区域（市、县的行政区划）卫生主管部门根据人群的医疗卫生服务需求统一规划进行决定。医院的级别应相对稳定，以保持三级医疗预防体系的完整和合理运行。

（1）一级医院　直接向一定人口（10万以内）的社区提供医疗卫生服务；为本地区提供医疗、护理、康复、保健等综合服务的基层医院；农村乡、镇卫生院和城市街道医院。

（2）二级医院　直接向多个社区（半径人口在10万以上）提供医疗卫生服务并承担一定教学、科研任务的地区性医院；一般市、县医院及直辖市的区级医院，以及相当规模的工矿、企事业单位的职工医院；地区性医疗预防中心。

（3）三级医院　直接指向几个地区甚至全国范围内提供医疗卫生服务的医院；指导一级、二级医院业务工作与相互合作；全国省、市直属的市级大医院，以及医学院的附属医院；具有医疗、护理、教学、科研能力的医疗预防中心。

虽然不同级别的医院所承担的社会职能和服务功能有所不同，但医院的机构设置基本类同，在设置规模上有所差异。医院的组织机构分为医院行政管理组织机构和医院业务组织机构两大类。

1. 医院行政管理组织机构　根据医院等级的不同，医院行政管理组织机构所设部门有所差别，但均设有院长办公室、诊疗部门、预防保健部门和行政部门等。如：一级医院，一般在院长下设院长办公室、医务科、预防保健科、行政科等（图3-5）；二、三级医院，一般在院长下设院长办公室、门诊部、护理部、医教科、预防保健科、设备科、人事科、信息科、财务科、保卫科、总务科和膳食科等（图3-6）。

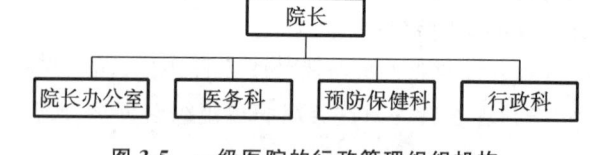

图3-5　一级医院的行政管理组织机构

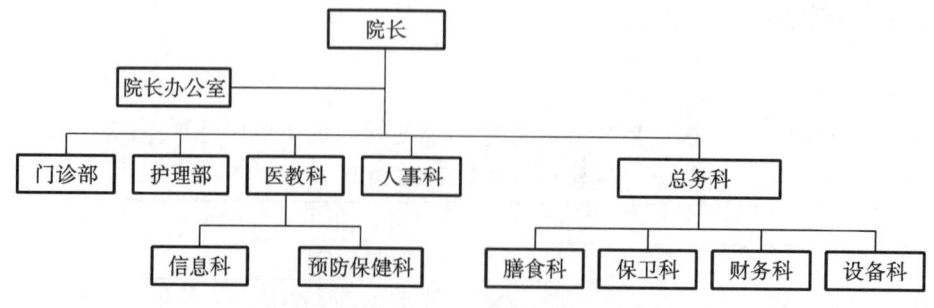

图3-6　二、三级医院的行政管理组织

2. 医院业务组织机构　医院的业务组织机构主要由临床业务组织和医技组织两个机构组成。医院护理业务组织系统包含在临床业务组织系统内。

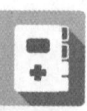

（1）临床业务组织系统 包括内、外、妇、儿、眼、耳鼻喉、口腔、皮肤、麻醉、中医、感染等临床业务科室。护理业务组织系统是指包括门急诊、病区、供应室、手术室及有关医技科室的护理岗位。

（2）医技组织系统 包括药剂、检验、放射、理疗、超声、心电图、同位素、中心实验室、营养等部门。

除此之外，在大型医院的组织系统中，也可增设某些管理系统，如专家委员会、教授委员会等以专家为主的智囊团组织，可以为领导决策提供参谋作用，也可协调各职能部门的工作。

（二）性质

《全国医院工作条例》中明确指出我国医院的基本性质："医院是治病防病、保障人民健康的社会主义卫生事业单位，必须贯彻党和国家的卫生工作方针政策，遵守政府法令，为社会主义现代化建设服务。"

1. 公益性 卫生事业的社会公益性决定了医院的公益性。医院是医疗服务体系和卫生事业的重要组成部分，应坚持以人为本，把维护人民健康权益放在第一位，以为人民健康服务为宗旨，以保障人民健康为中心，以人人享有基本医疗卫生服务为根本出发点和落脚点，救死扶伤，治病救人。医院不能只以营利为主要目的。

2. 保障性 医院为人的生老病死全过程提供服务，为人类生存繁衍和工作生活提供医疗服务保障，因此，医院是社会民生保障体系的重要组成部分，对社会经济发展起着不能缺失的重要作用。

3. 生产性 医院是具有生产属性的单位，其主要产品是医疗服务。它通过医学科学技术提供医疗、预防和康复服务，使病人恢复健康，延续生命。同时医院是培养医务人员的主要场所之一，由此产生了大批优秀医学人才。另外，医院是研究、开发和利用先进医学科学技术防病、治病的主要场所，医学科学技术属于生产力范畴，医务人员分工协作，不断发展和利用医学科学技术，推动了生产力的发展。

4. 经营性 医疗活动需要人力、物力、财力的投入，必须注重投入产出比，因此，医院服务活动中必然存在供求关系，医院也成为具有经济性质的经营单位，受到市场规律的制约。要在市场竞争环境中生存、发展，就应利用市场规律加强对医院的运营管理。

（三）特点

1. 以病人为中心 医院以病人和一定社会人群为主要服务对象。医院的各项工作都必须围绕病人这个中心，所有人员都必须树立"以病人为中心"的理念。从健康的角度出发，满足病人的基本需要，体现人文关怀，救死扶伤，尊重病人的权利。

2. 提供公平的医疗服务 每个公民都有公平地接受医疗服务的权利，以医疗为主体的医院，应该为每个人平等地提供诊疗服务，不受其民族、种族、性别、职业、家族出身、宗教信仰、教育程度和财产状况的影响。提供公平的医疗服务也是医院公益性和保障性性质的要求，是社会公平在医院的体现。

3. 科学性和技术性强 医院以医学科学技术为服务手段，而病人又是一个非常复杂的有机整体，在生物-心理-社会的现代医学模式下，医务工作者既要有扎实的医学基础知识和熟练的技术操作能力，又要有团队协作的精神和良好的服务态度，还需具备必要的人文科学、心理学、社会学和流行病学等知识。

4. 随机性和高风险性 医院工作关系到人的生命与安全，但医疗诊治的病种复杂繁多，病人病情随时会发生变化，个体差异很大，有很多不确定的因素，同时医院还需要应对突发事件的救治，因此医院工作的随机性大、风险性高。

5. 时间性和连续性强 时间就是生命，医院在诊治抢救工作中必须分秒必争。在抢救过程中，既要严密又要连续不断地观察病情，所以医院的工作是长年累月日夜不间断的，各种工作安排都应适应医疗工作连续性的要求。

6. 整体性和协作性 医院是一个庞大、复杂的系统，有医疗、护理、行政、后勤、信息、医学工程等众多的部门，提供门诊、急诊、住院等多项服务形式，人员密集，流程交错。医院的医疗活动涉及临床、医技各科室，涉及的人员包括医生、护士、技术人员、后勤人员等，构成了一个有机运行的整体，缺一不可，各类人员之间分工协作，为病人提供优质、高效、安全、便捷的医疗服务。

7. 社会性和群众性 医院是一个复杂、开放的社会系统，其服务不仅涉及病人，还涉及病人家庭、

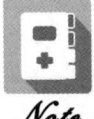

工作单位和社会等众多对象,因此,医院工作必须满足社会对医疗的基本要求,提供社会和群众满意的医疗服务。

三、护理组织体系

(一)卫生行政组织中的护理组织机构

护理组织系统是医疗卫生组织系统中的一个重要组成部分,在各级卫生组织中发挥着重要的作用。我国护理组织系统已初步建立并逐步健全,为保证我国护理工作的高效运转和护理事业的稳步发展提供了组织基础。我国卫生组织中的护理组织机构主要由以下三个机构组成。

1. 卫生和计划生育委员会护理管理机构　我国卫生和计划生育委员会(以下简称"卫计委")下设医政医管局,医政医管局所属的医疗与护理处是国家卫计委主管护理工作的职能机构。负责制定有关医疗护理工作的政策法规、人员编制、规划、管理条例、工作制度、职责和技术质量标准等;配合教育人事部门对护理教育、人事等进行管理;并通过国家卫生和计划生育委员会医院管理研究所的护理中心开展护理管理研究。采集护理管理相关数据、信息为政府有关部门制定政策、法规、标准、规范提供必要的科学依据,开展护理质量控制、技术指导、护理管理骨干培训和国际合作交流,在全国护理管理方面发挥着指导和咨询的作用。

2. 各省、自治区、直辖市及下属各级卫生行政部门的护理管理机构　自治区、直辖市及下属各级卫生行政部门的护理管理机构,各省、自治区、直辖市分别设立相应的卫生与计划生育委员会(局),下设医政医管局,配备护理专职干部,负责本地区护理管理工作。部分县卫生与计划生育局也配备了专职的护理管理干部。这些护理专职干部在各级主管护理工作的领导下,根据实际情况负责制定并组织贯彻护理工作的具体方针、政策、法规和护理技术标准,提出并实施发展规划和工作计划,检查执行情况,组织经验交流,负责听取护理工作汇报,研究解决存在的问题等。同时,各省、自治区、直辖市设立中华护理学会的省(市)护理分会。

3. 中华护理学会　中华护理学会是我国卫生系统中护理专业人员组成的学术型群众组织,其宗旨是团结广大护理工作者,为繁荣和发展中国护理科学事业,促进护理科学技术的普及、推广和进步,为保护人民健康服务。它是中国科学技术协会所属全国性学会之一,受中国科学技术协会和国家卫生与计划生育委员会。主要任务是:组织广大护理工作者开展学术交流和科技项目论证、鉴定;普及、推广护理科技知识与先进技术;编辑出版专业科技期刊和书籍;开展对会员的继续教育。

(二)医院护理管理组织体系

《全国护理事业发展规划(2016—2020年)》中提到:要进一步理顺医院内部护理管理职能,按照"统一、精简、高效"的原则,建立并完善医院护理管理体制和运行机制,提高护理管理的科学化、专业化和精细化水平。在公立医院建立责权统一、职责明确、精简高效、领导有力的护理管理体制。目前我国医院根据其功能与任务,逐步建立了完善的护理管理体制,其管理层级根据不同等级医院,采用的层级不同。

1. 医院护理组织系统　我国大多数医院根据住院床位数来设置护理管理组织系统。住院床位数500张以上的医院要求积极创造条件,配备专职护理副院长,并兼任护理部主任,另设护理部副主任2～3名;住院床位数300～500张的医院,或住院床位数虽不足300张,但医、教、研任务繁重的专科医院,设护理部主任1名,护理部副主任1～2名;住院床位数300张以下的医院,设总护士长1名。100张或3个护理单元以上的大科室,以及任务繁重的手术室、急诊科或门诊部,设科护士长1名;一般30～50张床位的病区设护士长1名,护理任务重、人员多的病区可增设副护士长1名。其他有5位以上护理人员的独立的护理单元设护士1名。

2. 护理部的地位、作用及管理职能

(1)地位　护理部是医院管理中的职能部门,在院长或分管护理副院长领导下,负责组织和管理医院的护理工作。它与医务行政、教学、科研、后勤管理等职能部门并列,相互配合,共同完成医院各项工作。护理部在护理垂直领导体制中有指挥权,这对加强护理管理,提高指挥效能有重要意义,但该指挥权属于院长职责范围,是院长"授予"的。

（2）作用　护理部在医院管理和完成医疗、教学、科研和预防保健任务中具有重要作用。医院工作的质量，是医、护、教、研、防等各方面工作质量的综合反映。护理部对全院护理人员进行统一管理，通过制定各种护理技术操作规程和疾病护理常规，确立各项护理质量标准，建立和完善各项工作制度和规范，以及计划、培训各级护理人员等措施，保证各项任务的完成，并不断提高护理质量。

（3）职责　护理部是医院管理的职能部门，居于医院护理管理指挥系统的最上层，担负着综合管理全院护理工作的重要职责。护理部主任（总护士长）作为部门的主要责任人，对履行护理部的基本职责负有主要责任。护理部不但要管理日常护理工作，努力完善管理职能，更要着眼于发展，加快护理人才培养，不断促进护理工作现代化。

3. 护理人员的职级

根据国家卫生和计划生育委员会颁发的《卫生技术人员职称及晋升条例（试行）》的有关规定，护理人员的职级分工如下。

（1）主任（副主任）护师　主任护师和副主任护师在护理部的领导下负责本科技术、科研和教学工作。在日常工作中指导本科主管护师、护师的业务技术工作。组织护理查房，检查疑难病人的护理计划，组织制定护理工作计划并加以实施，通过护理科研写出较高水平的科研论文等。

（2）主管护师　主管护师在护理部或科护士长领导下和本科主任护师的技术指导下负责检查、督促本科各病区护理工作质量。解决本科护理业务上的疑难问题，制定疑难病人护理计划并组织实施；组织本科各病区的护理查房，组织本科护师、护士的业务培训，拟定培训计划，编写教材等工作。

（3）护师　护师在病区护士长领导下和本科主管护师指导下进行工作。在日常工作中，参加护理临床实践，指导护士进行护理业务技术操作，正确执行医嘱及各项护理技术操作，制定病人护理计划并参与病区危重、疑难病人的护理工作。负责本病区护士的业务培训，制定学习计划，组织编写教材和进行讲课等工作。

（4）护士　护士在护士长领导下和护师指导下进行工作。执行各项护理制度和技术操作，正确执行医嘱，准确及时地完成各项护理工作任务，做好查对和交接班工作，协助医生进行各科诊疗工作及采集各种检验标本。经常巡视病房，做好基础护理和心理护理。指导护生和护理员、卫生员工作，参加护理教学和科研工作。

第三节　组　织　文　化

文化作为一种潜在的资本，是人类物质文明和精神文明的结晶，对整个社会的发展起着不可忽视的作用。不同的组织有不同的习惯、生活方式、行为模式，有约定俗成的行为规范，也有占主导地位的价值观，反映组织的特征和气氛，这些无形的"约束力"影响着组织的运行，这种力量就是被称为"管理之魂"的组织文化。组织文化建设是现代组织管理的重要内容。

一、组织文化的概念和功能

（一）概念

组织文化（organizational culture）是组织在长期的实践活动中所形成的并且为组织成员普遍认可和遵循的具有本组织特色的价值观念、团体意识、工作作风、行为规范和思维方式的总和。组织文化具有继承性、广泛性和独特性的特点，它实际上是一种"软性"的协调力量和融合力量，以无形的"软约束"力量构成组织有效运行的内在驱动力。组织成员共同认同和遵循的文化引导、激励、约束组织成员，从而实现共同的组织目标。

中国学者大多认为，组织文化有广义和狭义两种含义。广义的组织文化是指企业在建设和发展中形成的物质文化和精神文化的总和。物质文化又称硬文化，指组织的物质状态、技术水平和效益水平

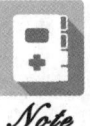

等。精神文化又称软文化,是指组织在其发展过程中形成的具有自身特色的思想、意识、观念等意识形态和行为模式,以及与之相适应的组织结构和制度。狭义的组织文化是指组织在长期的生存和发展中所形成的为组织所特有的,且为组织多数成员共同遵循的最高目标、价值标准、基本信念和行为规范的总和。

(二)功能

组织文化作为一种管理思想和作用方式对组织发展有重要作用。对内,它能激励员工锐意进取,重视职业道德,改善人际关系,培养组织精神;对外,它有利于树立组织形象,提高组织声誉,扩大组织影响。同时它也是组织进行改革、创新和实现发展战略的思想基础,是组织对环境适应能力的支柱。

1. 组织文化的正面职能

(1)激励功能 组织文化以理解人、尊重人、合理满足人们各种需要为手段,以调动广大员工的积极性、创造性为目的,所以,组织文化自始至终其目的都是为了激励和鼓舞人。通过组织文化建设,创造良好安定的工作环境、和谐的人际关系,造就尊重关怀下属的领导,不断创造进步的机会、合理的福利待遇、合理的工作时间,在有条件的情况下尽量满足广大员工的需求,从而激发员工的积极性和创造性。组织文化的激励已不仅仅是一种手段,更是一种艺术,它的着眼点不仅在于眼前的作用,而更着眼于人创造文化、文化塑造人的因果循环。

(2)凝聚功能 组织文化的形成,使广大员工对外有向心力,对内有凝聚力,使得组织中的个体成员能够为达成组织的目标同心协力地去奋斗。美国学者丹尼尔·卡兹(Daniel Katz)和罗伯特·卡恩(Robert Kahn)在《企业管理》一书中提到,社会系统的基础是人类的态度、知觉、信念、动机、习惯等心理因素,在社会系统中将个体凝聚起来的是心理力量,这种心理力量就是共同的理想与信念。组织文化正是以各种微妙的方式,沟通人们的思想感情,融合人们的观念意识,把广大员工的信念统一到组织价值观和组织目标上来。通过员工的切身感受,产生对本职工作的自豪感、使命感、归属感,从而使组织内部产生强大的向心力和凝聚力。

(3)约束功能 组织文化的约束功能是通过员工自身感受产生的心理认同过程而实现的。它不同于外部的强制机制,是一种软约束。组织文化通过内省过程,产生自律意识,自觉遵守那些成文的规定。自律意识是心甘情愿地去接受无形、非正式和不成文的行为准则,自觉地接受文化的规范和约束,并按价值观的指导进行自我管理和控制。所以说,自律意识越强,社会控制力越大。

(4)导向功能 导向功能就是通过它对组织的整体和每个成员起引导作用。组织文化的导向功能主要体现在以下两个方面。①组织哲学和价值观念的指导:组织哲学决定了组织经营的思维方式和处理问题的法则,这些方式和法则指导经营者进行正确的决策,指导员工采用科学的方法从事生产经营活动。组织共同的价值观念规定了组织的价值取向,使员工对事物的评判形成共识,有着共同的价值目标,组织的领导和员工为了他们所认定的价值目标去行动。②组织目标的指导:组织目标代表着组织发展的方向,没有正确的目标就等于迷失了方向。完美的组织文化会从实际出发,以科学的态度去建立组织的发展目标,这种目标一定具有可行性和科学性。组织员工就是在这一目标的指导下从事活动的。

(5)协调功能 组织各部门之间、职工之间,由于各种原因难免会产生一些矛盾,解决这些矛盾需要各自进行自我调节。组织与环境、顾客、其他组织、社会、国家之间也都有可能存在不协调、不适应之处,需要进行调整和适应。组织文化可以统一人员的行为标准和规范,减少矛盾和冲突的发生。

(6)辐射功能 组织文化不仅对组织内部产生强烈的影响,对本组织员工发挥作用,而且也会通过各种渠道对社会产生影响。如一个优秀组织的组织精神、职业道德、管理思想、价值准则等会对社会心理产生影响。组织文化既可以通过组织员工个人在与人交往时向社会辐射传播,也可以通过各种宣传手段向社会辐射传播。组织文化的传播有利于树立组织在社会公众中的形象,也可以对社会文化发展产生影响。

2. 组织文化的负面功能

(1)变革的障碍 当组织的共同价值观与进一步提高组织效率的要求不相符合时,就成了组织的束缚。这是在组织环境处于动态变化的情况下,最有可能出现的情况。当组织环境发生变革时,根深蒂

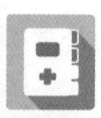

固的组织文化就可能不合时宜了。因此,当组织面对稳定的环境时,行为的一致性对组织而言很有价值。但组织文化作为一种与制度相对的软约束,更加深入人心,极易形成思维定势,这样,组织有可能难以应付变幻莫测的环境。当问题积累到一定程度时,这种障碍可能会对组织造成致命打击。

(2)多样化的障碍 由于文化、教育背景等差异的存在,新聘员工与组织中大多数成员不一致,便产生了矛盾。管理人员希望新成员能够接受组织的核心价值观,否则,这些新成员就难以适应或被组织接受。但是组织决策需要成员思维和方案的多样化,一个强势文化的组织要求成员和组织的价值观一致,这就必然导致决策的单调性,抹杀了多样化带来的优势,在这个方面组织文化成为组织多样化的障碍。

二、组织文化的类型、结构及形式

(一)类型

(1)文化性组织文化最明显、最重要的特征在于,组织文化是以文化的形式表现的,是以不同的形式展现其活动内容的。如护士的工作服和燕尾帽,代表护理专业的特征,体现了护士特有的精神风貌,是一种组织文化。

(2)综合性组织文化内容渗透到组织的各个方面,是一种独特的文化。大部分员工共同的价值观、组织共同的"以人为本"的服务理念就是组织文化的一部分。

(3)整合性组织文化具有强大的凝聚力,具有调整员工思想行为的重要作用,使员工认识组织的共同目标和利益,齐心协力,行为趋于一致。

(4)自觉性组织文化是组织成员在实践中通过培养、升华并经高度自觉的努力形成的,是其具有管理职能的前提条件。

(5)实践性组织文化是实践的文化,它源于并服务于实践,其内容与实践密不可分,作为一种实践工具存在。

(6)广泛性组织文化是一种广泛的力量,以共识为基础,广泛影响群体成员交往和相互作用的行为方式。

(7)微妙性组织文化是一种微妙的力量。群体成员基本的共识存在于每个成员的潜意识中,是一些非正式、逐渐默契的共同行为规范。人们在日常完成这些文化行为时并没有去想做什么和为什么要这样做,因为这是在组织文化影响下形成的约定俗成行为。

(8)内在强制性组织文化具有一种强制力量,起到支配成员行为的作用。

(9)独特性组织文化是组织内全体成员意识形态的总和,也是每一个群体独特的行为方式。每个组织的文化均由各式各样的观念和行为组合而成。

(二)结构

组织文化的内容包含三个层面,即显现层的物质文化、中间层的制度文化和隐层次的精神文化。形成良好的组织文化,必须经历物质文化的构建、制度文化的创新和精神文化的提炼过程,三个层次不可分割。

1. 物质文化 存在于物质产品中的文化,是组织文化的物质载体,主要包括组织环境、产品、标志等组织形象内容。如医院护理人员的工作环境等,物质文化反映了人与自然的关系。

2. 制度文化 制度层文化是组织文化的中间层次,它是对组织和成员的行为产生规范性、约束性影响的部分,是具有组织特色的各种规章制度、道德规范和员工行为准则的总和。制度层文化集中体现了物质层文化和精神层文化对成员和组织行为的要求。

3. 精神文化 精神层是组织在长期实践中所形成的员工群体心理定势和价值取向,是组织的道德价值观,即组织哲学的高度概括,反映全体员工的共同追求和共同认识。组织精神文化是组织价值观的核心,是组织优良传统的结晶,是维系组织生存发展的精神支柱。精神层是组织文化的核心和灵魂。

(三)形式

按组织文化的内容分为显性和隐性两种组织文化形式。

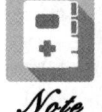

1. 显性组织文化 以精神的物化产品和精神行为为表现形式的,通过直观的视听器官能感受到的又符合组织文化实质内容的文化。它包括组织标志、工作环境、规章制度和经营管理行为等。①组织标志:是指以标志性的外化形态,来表示本组织的组织文化特色,并且和其他组织存在明显区别的内容,如院徽、院旗、院歌、标志性建筑等。②工作环境:职工在组织中工作、休息的场所,如医院办公楼、图书馆等。③规章制度:并非所有的规章制度都是组织文化的内容,只有以激发职工积极性和自觉性的规章制度才是组织文化的内容。④经营管理行为:再好的组织哲学或价值观念,如果不能有效地付诸实施,就无法被职工所接受,也就无法成为组织文化。组织在工作中以"质量第一"为核心的医疗活动、以"病人为中心"的诊疗活动,这些行为都是组织哲学、价值观念、道德规范的具体实施,是组织文化的直接体现,也是这些精神活动取得成果的桥梁。

2. 隐性组织文化 这是组织文化的根本,是组织文化最重要的部分。隐性组织文化包括组织哲学、价值观念、道德规范、组织精神几个方面。

(1)组织哲学 一个组织全体职工所共有的对事物的一般看法。组织哲学是组织最高层次的文化,它主导、制约着组织文化其他内容的发展方向。从组织管理史角度看,组织哲学已经经历了"以物为中心"到"以人为中心"的转变。

(2)价值观念 人们对客观事物进行的价值评价,包括组织存在的意义和目的,组织各项规章制度的价值和作用,组织中人的各种行为和组织利益的关系等。

(3)道德规范 组织在长期的生产经营活动中形成的,人们自觉遵守的道德风气和习俗,包括是非的界限、善恶的标准和荣辱的观念等。

(4)组织精神 组织群体的共同心理定势和价值取向。它是组织的组织哲学、价值观念、道德观念的综合体现和高度概括,反映了全体员工的共同追求和共同认识。组织精神是组织员工在长期的生产经营活动中,在组织哲学、价值观念和道德规范的影响下形成的。

三、护理组织文化的建设

护理组织文化是指在特定的护理环境下,护理组织逐渐形成的共同价值观、基本信念、行为准则、自身形象以及与之相对应的制度载体的总和。在医院经营管理中有重要作用,是医院内大多数护理人员在道德观念和行为举止等方面形成的共识。加强护理组织文化建设,就是要通过树立"以人为本""以病人为中心"的服务理念,培养护理人员新的道德观念、价值取向和护理精神。

(一)理念

1. 人本理念 护理组织文化建设的奠基石。从科学管理到人本管理的转换,本质上说就是文化的转变。护理组织文化建设要全面体现人本管理的理念,强调以人为本,把"以病人为中心"真正落到实处。

2. 服务理念 提升护理组织文化的关键路径。护理人员要对病人的心理需求、审美情趣以及性情、偏好等精神方面进行深层次研究,从语言沟通、风俗、宗教等方面入手,增强护理服务的内涵,增强护理文化的社会渗透力。要使服务理念深入人心,就必须建立一支高素质的护理队伍,重视培养团队精神,追求共同的价值取向。

3. 诚信理念 高品位护理组织文化的标志。在护理服务过程中,应坚守诚信理念,潜移默化地引导护理人员对自己的行为和相互关系进行自我调节,提高护理服务的可信度,从而提高病人对护理服务质量的满意度。

(二)内容

1. 护理组织环境 包括内环境和外环境。内环境是指护理人员的工作环境和人际关系,任何医院都要有一个适合护理人员工作和职业发展的环境,保证护理人员在安全、健康、文明安定的环境中工作和发展。在护理组织中,服务的对象是社会人群,提供的产品是护理服务,人际关系的和谐、稳定尤为重要。外环境是指医院所处社会中的经济、文化传统、政治等方面的环境,是影响护理组织文化的重要因素之一。

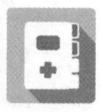

2. 护理组织目标 一定时期内所能达到的质量和数量指标，也是护理服务的最佳效益和护理组织文化的期望结果。文化成果包含护理人员的素质，造就优秀的护理专业人才。护理职业目标决定了组织应建立护理组织文化内涵和形式。

3. 护理组织制度 医院文化建设的重要组成部分。行之有效的各项规章制度是保证护理工作正常运行、协调各级各部门之间的关系，以及护理组织与其他组织的纽带。

4. 护理组织精神 护理人员对医院发展方向、命运、未来趋势所抱有的理想和希望，也是对护理组织前途的一种寄托。护理组织精神集中反映了护理人员的思想活动、心理状态和职业精神，如救死扶伤、爱岗敬业、乐于奉献、团结互助、开拓进取、创新求实、科学严谨的精神等。这些精神可起到规范护理人员的行为，提高护理组织凝聚力的作用，是护理组织文化的象征。

5. 护理组织的价值观 一种以组织为主体的价值取向，是指组织对其内外环境的总体评价和总体看法。护理组织价值观是护理组织为获得成功而形成的基本信念和行为准则。

6. 护理组织形象 社会公众和内部护理人员对护理组织的整体印象和总体评价，是护理服务质量、人员素质、技术水平、公共关系等在社会上和病人心目中的总体印象。成功的护理组织形象，有利于提高护理组织的知名度、增强其凝聚力和竞争力，给护理人员以自豪感和自信心。

7. 护理组织理念 护理组织在提供护理服务的过程中形成和信奉的基本哲理，是护理组织文化的重要内容，它决定了护理组织文化的价值取向和护理人员的奋斗目标。

（三）形成

护理组织文化作为一种柔性管理方式，其建设的程序一般分为六个阶段。

1. 调查分析阶段 通过文献资料法、问卷法、访谈法、实地考察法等全面收集资料，调查和分析目前医院的情况和发展前景、护理管理现状，对组织存在的文化进行系统分析、自我诊断。确定组织已经形成的传统作风、行为模式和工作特点，分析哪些是需要继续发扬的，哪些是需要抛弃的，以便确定护理组织文化建设的目标。分析的具体内容如下。

（1）组织价值观 组织文化建设的核心和灵魂，选择正确的组织价值观是塑造良好组织文化的首要问题。选择组织价值观，要立足于本组织的具体特点，充分发挥组织成员的创造性，广泛听取各种意见，反复谨慎地筛选出既能体现组织宗旨、管理战略和发展方向的科学、正确的组织价值观，又能反映员工心态、与员工基本素质和谐的组织价值观。

（2）组织文化发展史 每一个组织都有自己独有的组织文化发展史，不同组织之间的区别就在于文化的个性与特色。新的组织文化是在旧文化的基础上发展起来的，创立护理组织文化也需要总结过去，继往开来。

（3）组织人员 群体素质的高低直接影响组织文化水平的高低。建设护理组织文化，必须调查分析护理人员的素质，分析其认可程度和接纳程度，制定的护理组织文化标准过高或过低都很难奏效。

2. 总体规划阶段 护理组织文化的倡导者根据组织文化的现状和对未来文化发展的设想，在调查分析的基础上制定文化发展方案，包括护理组织文化建设的各项内容。定位时应结合多种方式，并对优良传统文化加以继承。规划制定之后，需要进行多方论证，并在选定的小范围区域内试行，从经验和实践两个方面充分论证总体规划的可行性。

3. 传播执行阶段 将制定好的护理组织文化，尤其是作为组织文化核心的价值观和职业精神在护理人员中传播、引导，使其达成共识，成为自觉自律的行为准则。

（1）加强舆论宣传 充分利用一切宣传工具和手段，宣传组织文化的内容和精要，通过创办宣传刊物、网络平台，组织文体活动，设计院徽和院旗等，营造浓厚的环境氛围，使护理人员潜移默化地接受新的价值观，用以指导自己的行为。

（2）树立优秀人物 评选优秀护理人员，培养和树立典型人物，使其成为组织精神和组织文化的人格化身与形象缩影，能够以其特有的感染力、影响力和号召力为组织成员提供可以仿效的具体榜样。

（3）强化培训教育 有目的的培训与教育可以使护理组织人员系统地接受和认同护理组织所倡导的组织精神和组织文化。

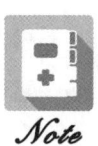

4. 提炼定格阶段

（1）精心分析　在经过广大护理人员的初步认同实践后,应当总结评价反馈回来的意见,仔细地比较分析实践的结果与规划方案的差距,必要时可吸纳有关专家和员工的合理化建议。

（2）全面归纳　在系统分析的基础上,进行综合的整理、归纳、总结、反思,保留积极的内容与形式,摒弃那些落后、不为护理人员认可的内容与形式。

（3）精炼定格　把经过科学论证和实践检验的组织价值观、组织精神、组织文化,予以条理化、规范化,经过理论加工和文字处理,用精练的语言表述出来。

5. 巩固落实阶段　在初步建立的护理组织文化基础上,要使其巩固、落实,需要有以下两方面的保障。

（1）制度保障　要使护理组织文化成为全体员工的习惯性行为,只靠护理人员的内在动力和自我约束力是不够的。管理者要把组织文化的价值观念规范到每一项政策、制度、工作标准和要求中,使护理人员在从事工作、参与活动时能够感受到组织文化的引导和控制作用。同时,要建立奖优惩劣的规章制度。

（2）管理者以身作则　护理管理者在实际工作中要积极践行组织文化的内容和要求,起到模范带头作用,对广大护理人员产生强大的示范作用,使护理人员能够明确组织文化中提倡和反对的内容。护理管理者应肩负起带领全体护理人员塑造优秀组织文化的重任。

6. 完善提高阶段　护理组织文化是特定历史的产物,随着组织内、外环境的变化,组织文化需要不断地充实、完善和发展。护理管理者应该依靠广大护理人员,对现有文化进行提炼和升华,积极推进组织文化建设,更好地适应组织变革与发展的需要。

小　结

1. 组织包含静态组织和动态组织两种含义。组织结构的基本类型主要包括直线型、职能型、直线职能型、矩阵型组织结构及委员会。

2. 我国卫生组织系统是以行政体制为基础而建立的,由各种卫生行政组织和其他组织构成。我国医疗卫生组织体系包括卫生组织体系、医院组织体系、护理组织体系。我国护理组织管理体制包括卫生行政组织中的护理组织体系、医院护理管理组织体系。

3. 组织文化是组织在长期的实践活动中所形成的并且为组织成员普遍认可和遵循的具有本组织特色的价值观念、团体意识、工作作风、行为规范和思维方式的总和。护理组织文化是指在特定的护理环境下,护理组织逐渐形成的共同价值观、基本信念、行为准则、自身形象以及与之相对应的制度载体的总和。

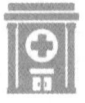 **直通护考在线答题**

（王　慧）

第四章　护理人力资源管理

学习目标

1. 掌握：护理人力资源管理的目标和内容；护理人员招聘的主要程序；护理人员配置及岗位管理；护理人员职业生涯规划。

2. 熟悉：护理人力资源管理的概念；护理人员的分工及排班；护理人员职业生涯规划的基本原则。

3. 了解：护理人员培训的程序；护理人员薪酬管理。

人才是组织的重要资源，也是组织核心竞争力所在。人力资源管理，是护理管理职能的核心任务之一，在护理管理活动中有着举足轻重的作用。如何充分调动护理人员的工作积极性，使他们的潜能得到最大程度的发挥，降低人力成本，提高工作效率，实现组织目标，对护理人力资源管理者来说是挑战也是工作的核心。

第一节　护理人力资源概述

案例导入

某医院近几年得到快速发展，床位由原来的 400 张增至 1000 余张。目前医院有护士 300 人，其中中专学历占 72%，大专学历占 27%，本科学历占 1%。全院护理岗位分为临床护士、办公室护士和总务护士。护理薪酬根据科室收支结余进行平均分配，护理部主任发现护士工作积极性不高，对各项规章制度执行力度差，离职率明显增加。

思考：

该医院在护理人力管理中存在什么问题？应该如何改进？

一、基本概念

（一）基本概念

1. 资源　在自然界和人类社会中，一切可以被人类开发和利用的客观存在。包括自然资源和社会资源，社会资源又包括人力资源、技术资源、信息资源及经过劳动创造的各种物质财富等。

2. 人力资源　又称劳动力资源，是指对一个国家或地区的人员，具有智力劳动能力和体力劳动能力的人的总和，包括数量和质量两个方面的内容。

3. 人力资源管理　运用科学方法，协调人与事的关系，处理人与人的矛盾，充分发挥人的潜能，使人尽其才，事得其人，人事相宜，以实现组织目标的过程。人力资源管理概念包括两个主要内容：一是吸引、开发和保持一个高素质的员工队伍;二是通过高素质的员工实现组织使命和目标。

4. 护理人力资源管理 卫生服务组织利用护理学和相关学科的知识,对组织中的护理人员进行规划、培训、开发和利用的过程,从而达到实现组织目标,提高服务水平的目的。

(二)人力资源的基本特性

1. 主观能动性 人力资源是最积极、最活跃的主动性生产要素,是社会生产中位于主导地位的能动性资源。人力资源的主观能动性主要体现在自我强化、积极劳动和选择职业等方面。自我强化是指个体可以通过努力学习、锻炼身体等积极行为来提升自身的劳动能力。积极劳动是人力资源能动性的重要方面。选择职业是个体通过与物质资源结合,考虑后主动选择职业的过程。

2. 再生性 资源分为可再生性资源和非再生性资源。可再生性资源是指在必要的条件下,可以恢复并保持原有总体;而非再生性资源是指在某一部分被开发、耗费使用后,不能依靠自身恢复。人力资源是一种可再生性资源,通过人口内部各个体的不断替换、更新、恢复的过程实现再生。

3. 时效性 人力资源是在人生命延续期间存在的劳动能力,它的形成、开发和利用都受到时间的限制。作为生物有机体的人,有生、老、病、死的周期,在能够从事劳动的不同时期(青年、壮年、老年),劳动力也不尽相同。

4. 生产和消费的两重性 从生产和消费的角度来看,人力资源的投资、开发和维持使用是一种必需性的消费行为,往往在人力资源的使用和收益之前。而人力资源的使用是一种生产性的行为,需要前期的投入才能创造财富。因此,人力资源具有生产性和消费性两重属性。

5. 流动性 人力资源的流动性体现在人员的流动和人力派生资源的流动。人员的流动主要是指人员跨部门、跨单位、跨地区、跨国家的流动,人力派生资源的流动性主要是指由人创造的科技成果在不同空间上的流动。

6. 社会性 人是社会存在和自然存在的统一整体。人力资源的社会性体现在人与人之间的交往,以及由此产生的各种联系。在现代社会中,个体分工合作通过群体发挥作用。合理的群体组织结构有利于个体的成长及高效发挥个体的作用。社会环境通过群体组织影响人力资源的开发和使用,因此对人力资源管理提出了更高的要求,既要关注人力资源的经济性,又应关注人力资源的社会性。

知识链接

人力资源管理对组织效益的贡献

1. 帮助组织实现目标。
2. 有效地利用劳动力的技能。
3. 为组织提供训练有素和动机良好的员工。
4. 使员工的工作满意度和自我实现最大化。
5. 提供符合伦理规范和社会责任的行为。
6. 管理变革。

二、护理人力资源管理

(一)护理人力资源管理的目标

1. 人与事的匹配 人的能力水平与工作要求相匹配。护理人力资源管理应把训练有素的护士提供给医院,并在每个岗位安排适合的护理人员,做到事得其人、人适其事、人尽其才、事尽其功,使医院的护理服务质量更好。

2. 人与人的匹配 人与人的合理搭配协调合作,使护理组织结构更加合理,护士之间取长补短,提高工作效率和提高管理效率。

3. 人与物匹配 护士的需求和贡献与工作薪酬相匹配,护士的工作能力与劳动工具和物质条件相匹配,使人力、物力都得到最大程度发挥,最大限度地发挥激励作用,实现医院护理人力资源的可持续

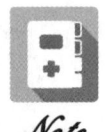

发展。

（二）护理人力资源管理的内容

现代人力资源管理的核心作用是通过选人、用人、育人和留人，来实现人力资源的吸收、保留、激励和开发。具体来说护理人力资源管理的内容如下。

1. 人力资源规划 医院护理人力资源管理的第一任务，主要包括两方面的规划，即医院护理人力资源总体规划和子系统规划。

2. 招聘 寻求足够数量的与具体工作岗位匹配的具备应聘条件的个体的过程。护士招聘的关键是通过科学有效的方法寻找、吸引具备资格的护士到医院应聘，以使组织在人员选择上有更多的自主性和灵活性，提高护士整体队伍质量来实现护理服务安全的目的。

3. 绩效管理 人力资源管理的一个重要环节，它是通过对应各岗位职责，对相应岗位员工的工作做出评价，一方面考量最终的组织目标实现和绩效达成情况，另一方面考量管理过程中对员工的指导和反馈，以此来提高护士个人和部门工作的整体效力。

4. 薪酬管理 建立合理的护士薪酬管理制度及机制，根据护士的职称、岗位、资历、工作能力、表现和绩效等多方面因素制定科学合理的具有吸引力的个人工资和奖金的分配措施。除此以外，还应提供给护理人员健康、安全的工作环境，以及按照国家劳动政策提供相应的医疗保险、养老保险、社会保险、劳动保护和福利。

5. 培训 根据用人单位和个人双方面的需要，可采用多种方式对员工进行培训，来帮助护理人员提高知识水平、业务能力，促进个人职业的全面发展。

第二节 护理人员配置及管理

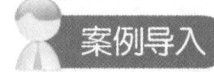 案例导入

> 外科病房收治病人 50 人，危重病人 2 人，分别是 1 床和 2 床，一级护理 8 人，其余病人分别为二级护理和三级护理，病房周一至周四为手术日，日均手术 6 台，周三手术 9 台。病房配备护士 17 人，其中工作一年内的护士 2 人，工作 3～5 年内的护士、护师 6 人，主管护师 3 人，副主任护师 1 人。张红（主管护师）要求周三下午休息半天，李丽和王敏（均为护师）周六参加英语培训考试。
>
> 思考：
> 如果你是护士长，你如何为病房护士排班？

一、护理人员招聘

（一）概念

护士招聘 医院采取科学有效的方法寻找、吸引具备资格的护理人员到医院应聘，医院根据需要和应聘者条件从中选出适合人选予以录用的管理过程。

（二）护士招聘的程序

护士的招聘和选拔工作是一个复杂、系统、程序化的过程，涉及组织内部各个用人部门以及诸多环节。在招聘过程中，各部门及其管理者的协调十分重要。护士招聘工作包括以下步骤。

1. 招聘决策 在招聘工作正式开始之前，结合护理人力资源规划的结果，对招聘工作进行具体计划的过程。它包括招聘类型、招聘人数、招募范围、招聘要求、时间、地点、经费预算、招聘的具体实施方案等。

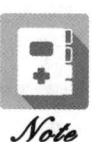

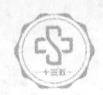

2. 人员招聘　根据招聘计划确定招聘策略,通过合适的招聘渠道发布招聘信息,吸引应聘者,最大可能地获取职位候选人。

3. 人员甄选　在吸引符合标准和要求的应聘者后,医院对候选人的任职资格、能力和工作胜任程度进行客观的测评,选拔出最合适的人员,人员甄选的具体方法如下。

(1)初选:主要是针对应聘人员填写的求职申请表进行资格审查,来确定需要进一步考核的人选。求职申请表根据岗位需求设计。

(2)考试:主要包括理论知识考试和业务相关技能考试,理论知识考试主要通过笔试的形式进行,以了解应聘护士对临床岗位需求的专业知识深度和广度的掌握程度。技能考试根据具体岗位的需求进行考核,主要考核基础护理和专科护理操作技能。

(3)面试:主考人员通过面试可以了解应聘护士的专业技术能力、个人特点和个人发展潜力,对应聘护士的专业知识技能、沟通和表达能力、思维能力、反应能力等有一定的了解,以考察应聘者对护理岗位的合适程度。

(4)岗位能力测试:又称临床岗位试用期,主要是将聘用人员放在实际的护理岗位上,以此对聘用人员进行工作能力的考查,以提高招聘工作的有效性。根据不同医院和岗位的具体要求,一般试用期为3~6个月。

4. 录用决策　根据护理岗位对护理人员的要求以及录用标准,综合分析招聘测试的结果,择优选择合适的护理人员,做出初步录用决定。

(1)录用决策的方法:系统性的录用决策方法包括定性法和定量法两种。定性法是对候选人的各方面胜任特征进行描述性分析,进行比较后做出决定。定量法是对候选人的各项胜任特征采用打分的方法进行评定。

(2)体检及录用:体检的主要目的是判断应聘护士身体状况是否达到岗位要求,能否胜任护理工作。录用的过程是对应聘者的筛选过程,通过对应聘人员与任职岗位要求的相互比较,应聘人员与应聘人员之间的相互比较,确定最终录用人选。

5. 招聘工作评价　目的在于对整个招聘工作进行总结和评价,以便提高下次招聘的质量和效率。评价的主要内容如下。①招聘结果评价:对照护理人力招聘计划,从数量和质量两个方面对录用的护理人员进行评价。②招聘成本评价:成本费用评价的内容包括护士选拔成本、录用成本、安置成本、离职成本等。

二、医院护理人员配置

(一) 基本概念

护理人力资源配置是指以护理服务目标为宗旨,根据护理岗位对护士进行合理分配,以保证护士、护理岗位与护理服务目标合理匹配的过程。护理人力资源合理配置主要包括以下方面:一是护士的数量与工作的总量的匹配;二是护士的能力与工作的难易程度的匹配;三是护士与护士之间知识、能力水平、性格等的匹配。

(二) 配置原则

1. 依法配置的原则　医院和护理管理部门在进行护理人力资源配置时,要以卫生行政主管部门护理人力配置为依据,以医院制定的服务任务和目标为基础。配置足够数量的护士以满足病人的需求、护士的需求和医院发展的需要。2008 年 5 月 12 日国务院颁发施行的《护士条例》中明确指出,卫生主管部门将对"违反条例规定,护士的配备数量低于国务院卫生主管部门规定的护士配备标准的"医疗机构及其主要负责人员依法给予处分。

2. 基于病人实际需求动态调配的原则　护理人力资源配置应以临床护理服务需求为导向,基于病人的实际需求来进行动态调配。病人的临床实际服务需求随着病人数量、疾病严重程度以及治疗措施的变化而发生变化。科学的护理人力资源配置应通过评估病人的实际需求进行动态、弹性调整。

3. 成本效益的原则　人力资源管理的出发点及最终目的都是实现效益最大化。在护理人力资源

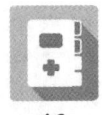

配置的过程中,管理者要结合实际情况不断寻求和探索灵活的人力资源配置方式,重视护士的能级对应及分层次使用,在分析个人工作能力与岗位需求的基础上,实现个体与岗位的最佳组合,充分调动护士工作的积极性,高效利用护理人力资源;根据护理工作量的不同及时增减护士数量,由此降低人员成本,提高效率。

4. 结构合理的原则 不仅个体因素会影响护理单元整体效率,群体结构也会影响护理单元整体效率。护理单元群体结构是科室内不同类型护士的配置及其相互关系。结构合理化要求护士在年龄结构、专业结构、知识结构、能力结构、生理结构形成一个优势互补的护理人员群体,有效发挥护理人力的个体和整体价值。

（三）配置方法

1. 比例配置法 根据医院的不同规模,按照床位数量与护士数量的比例（床护比）、护士数量与病人数量的比例（护患比）来确定护理人力配置的方法。卫生行政主管部门的相关政策和规定,对医院护士的数量作了基本要求,也是比例配置法的计算依据。

2. 工作量配置法 根据护士承担的工作量及完成这些工作量需要消耗的时间,进行护理人力资源配置的方法。现介绍国内外常用的几种方法。

（1）工时测量法 护理工时测量是国内医院测定护理工作量的一种系统方法。在进行护理工时测量时,首先要对护理工作项目进行界定,然后通过自我记录法或观察法测算护理工作项目所需耗费的时间,再用公式来计算护理工作量以及护理人力配置的理论值。

（2）病人分类法 国外护理人力资源管理中常用的工作量测量与护理人力配置的计算方法。根据病人、病种、病情来确立标准护理时间,通过测量和标准化每类病人每天所需的直接护理和间接护理时间。

（3）原型与因素型混合法 由计算机根据病人的具体情况做出权重处理后,将病人划分到相应的类别从而对护理人力资源进行配置。

三、护理管理岗位职责

（一）护理岗位管理的相关概念

1. 护理岗位 在医院的运行过程中,负责护理相关的工作和任务,具有相应权力和责任的工作职位。

2. 护理岗位管理 对护理工作岗位中的工作、人员、职责与职权、环境、激励与约束机制进行整合与运作的过程,以充分调动护理人员的主观能动性,建立持续质量改进的长效机制。

（二）护理岗位管理的实施流程

护理岗位管理的实施流程包括岗位设置、岗位分析和岗位评价三个环节。

1. 岗位设置 根据组织目标,按照统一规范和分级分类管理相统一的原则进行岗位设置。要做到岗位设置和人才成长规律相互兼顾,对护理岗位类别、岗位等级和岗位结构比例进行合理设计。岗位设置对于激发护士工作的积极性,增强护士的自身满意度以及提高工作效率都有巨大的影响。

2. 岗位分析 对某个特定工作岗位的性质、任务、关系及任职者严格具备的知识、技能等进行系统的分析、描述、记录的过程。

3. 岗位评价 在岗位分析的基础上,对照一定的衡量标准,对岗位职责、任职条件、岗位环境等要素进行系统衡量、评比和评估,以确定岗位相对价值的过程。

（三）护理管理岗位职责

1. 护理部主任工作职责

（1）在分管院长的领导下,组织开展护理管理工作。

（2）围绕护理部工作宗旨,指导护理部副主任、护理部综合科、外科部、内科部的各项工作。

（3）根据护理部综合科、外科部、内科部的工作计划,制定护理部总计划,并监督实施、总结。

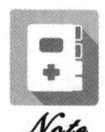
Note

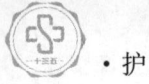
（4）创建护理文化、树立护理品牌。

（5）对护理新技术、新业务进行审核及推广工作。

（6）主持召开全院护士长会议、护士大会，传达上级有关文件及精神，安排护理部署工作。

（7）负责全院护士的人员调配，以及有关部门做好护士晋升、奖惩及任免工作。

（8）负责来访人员的接待工作。

（9）协调各职能部门，开展各项护理工作。

（10）统筹管理各护理单元的工作。

2. 护理部副主任工作职责

（1）在护理部主任的领导下，组织各护理单元工作的开展。

（2）组织每月的护理质量督查，及时汇总、分析、反馈，帮助护理单元进行整改，并在医疗质量分析会上进行汇报，对每月督查结果上报护理部主任后交至经管科。

（3）组织各护理专科小组开展各类活动。

（4）负责优质护理服务示范工程的开展。

（5）负责全院护理人员的分级培训、考核。

（6）各护理专科查房、业务学习。

（7）负责全院护理科研工作及护理科研项目及每年对护理科研的统计工作。

（8）完成护理部主任安排的临时性工作。

3. 护理部内科科护士长职责

（1）在护理部主任的领导下，管辖内科系统各病区，并对护理工作给予指导。

（2）协助护理部做好所管辖科室的临床护理、教学、科研及护士继续教育的管理工作，及时将汇总资料提交护理部。

（3）根据护理部年度护理工作计划制定内科部护理工作计划。

（4）每月召开一次内科系统护士长座谈会，及时沟通、交流经验，共同讨论护理缺陷的整改措施，并做书面总结。

（5）处理内科系统各护理单元的工作，如护理纠纷、护理差错事故、护理不良事件等的处理、分析、上报工作。

（6）每月组织本系统业务或行政查房一次，并将查房内容及时上报护理部进行汇总。

（7）解决所管辖科室护理业务上的疑难问题，并指导危重、疑难病人护理计划的制定及实施。

（8）做好科室与护理部的沟通联系及协调配合工作。

（9）年末将所管辖科室的护理工作进行总结，并上报护理部主任。

（10）负责组织开展内科系统护理活动。

（11）负责本系统护士长的考核工作。

（12）负责内科系统制度的修订、完善。

（13）负责内科系统各类活动的举办。

4. 护理部外科科护士长职责

（1）在护理部主任的领导下，管辖外科系统各病区，并对护理工作给予指导。

（2）协助护理部做好所管辖科室的临床护理、教学、科研及护士继续教育的管理工作，及时将汇总资料提交护理部。

（3）根据护理部年度护理工作计划制定外科部护理工作计划。

（4）每月召开一次外科系统护士长座谈会，及时沟通、交流经验，共同讨论护理缺陷的整改措施，并写书面总结。

（5）处理外科系统各护理单元的工作，如护理纠纷、护理差错事故、护理不良事件等的处理、分析、上报工作。

（6）每月组织本系统业务或行政查房一次，并将查房内容及时上报护理部进行汇总。

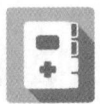

（7）解决所管辖科室护理业务上的疑难问题，并指导危重、疑难病人护理计划的制定及实施。

（8）做好科室与护理部的沟通联系及协调配合工作。

（9）年末将所管辖科室的护理工作进行总结，并上报护理部主任。

（10）负责组织开展外科系统护理活动。

（11）负责本系统护士长的考核工作。

（12）负责外科系统制度的修订、完善。

（13）负责外科系统各类活动的举办。

5. 护理部干事职责

（1）在护理部主任的领导下，完成临时指派性任务。

（2）负责护理部的宣传工作。

（3）负责各类通知。

（4）负责护士长请假的登记及统计工作。

（5）负责护理部会议记录。

（6）协助综合科整理各类资料。

（7）在护理部主任的指导下，完成轮转护理人员的排班及定科工作。

（8）负责护理部考勤的登记。

（9）负责各护理单元综合评价及护士长的综合评价管理。

（10）负责各类临时申请。

（11）负责护理人力资源库的收集、整理。

四、护理人员的分工与排班

（一）护理人员的分工

按护理工作内容进行分工，有以下几种工作方式。

1. 个案式护理组织形式 由一名护理人员负责一位病人全部护理任务的护理工作模式，又称专人护理。这种护理工作模式主要适用于病情复杂危重、病情变化快、护理服务需求大、需要24小时监护和照顾的病人，护理人员负责当班时该病人的全部护理工作。常用于危重病人、大手术后需要特殊护理的病人。

2. 功能制护理组织形式 一种传统、机械的，以工作性质分工的护理工作形式。它是以工作中心为主的护理方式，将工作的特点和内容划分几个部分，以岗位分工，如处理医嘱的主班护士、治疗护士、药疗护士、生活护理护士等。护理人员按照分配做不同类型的工作，是一种流水作业式的工作方式。其优点是，护士分工明确，工作效率高，所需护理人员较少，易于组织管理，护士长能够依照护理人员的工作能力和特点分派工作。缺点是，护理人员对病人的病情和护理缺乏整体性概念，容易忽略病人的整体护理和需求。病人所获得的护理缺乏连贯性，不知道哪位护士具体负责自己。护理人员重复性的操作，容易产生疲劳，不能发挥创造性。

3. 小组式护理组织形式 将护理人员和病人分成若干小组，一组护士负责一组病人的护理方式。小组一般由3～4名不同级别的护理人员组成，负责10～20名病人的护理，小组组长负责制定护理计划和措施，指导小组成员共同参与和完成护理任务。小组护理的优点是，小组任务明确，成员需要彼此合作，互相配合，维持良好工作氛围；小组中发挥不同层次护理人员的作用，调动积极性，护理人员能够获得较为满意的结果。其缺点是，护理工作是责任到组，而不是责任到人，护士的责任感受到影响；同时病人没有固定的护士负责，缺乏归属感。对于组长的组织、业务能力有一定要求。

4. 责任制护理组织形式 由责任护士和相应辅助护士对病人进行整体护理，病人从入院到出院，由责任护士和其辅助护士负责。每个护理人员负责一定数量的病人，以病人为中心，以护理计划为内容，对病人实施有计划、系统、全面的整体护理。这种护理模式的优点是，护士能够全面了解病人的情况，为病人提供连续、整体的个体化护理，护理人员责任感增强，病人安全感增强。护患之间关系比较

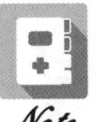

熟悉密切,增加了交流,护士独立性强。但要求责任护士有更高的业务水平,护理人力需求量也会大一些。

5. 综合护理组织形式 以护理程序为核心,将护理程序系统化,在护理哲理、护士的职责与评价、标准化的护理计划、病人教育计划、出院计划、各种护理表格的填写、护理质量的控制等方面都以护理程序为框架,整体协调一致,以确保护理服务的水平及质量。它融合了责任制护理及小组护理的优点。

(二)护理人员的排班

【护考提示】
护理工作
模式的特点。

护理人员的排班是护理管理者最富有挑战的职能之一。在给护士排班时首要考虑的问题是病人安全和护理质量,通常排班是要充分考虑到病人数量、疾病类型与严重程度、护士经验和数量等情况。常见的排班方法如下。

1. 周排班法 以一周为一个周期的排班方法称为周排班法。国内很多医院都采用周排班方法。周排班的特点是护士的值班周期短,具有一定的灵活性,护士长可根据具体需要对护士进行调整,做到合理使用护理人力资源。一些不受护士欢迎的班次,如夜班、节假日班等可由护士轮流承担。缺点是此排班法较费时费力,且频繁的班次轮换会影响护士对住院病人病情的连续了解。

2. 周期性排班法 又称为循环排班法,一般以四周为一个排班周期,依次循环。国内很多医院都采用周期性排班方法。周期性排班法的特点是排班模式相对固定,每位护理人员对自己未来较长时间内的班次能做到心中有数,从而提前做好安排,既满足了护理工作又兼顾了护理人员的个人需要。周期性排班有规律可循,能为护士长节约大量的排班时间,省时省力。这种排班方法适用于病房护理人员组成结构合理,病人数量和危重程度变化不大的护理单元。

3. 自我排班法 一种班次固定,由护理人员根据自己的需要选择具体工作班次的方法,一般由护士长先确定排班规则,再由护理人员自行排班,最后由护士长协调确定。这种由护理人员共同参与的排班方法体现了以人为本的思想,适用于护理人员整体成熟度较高的护理单元,国外一些医院常采用这种排班方法。

4. 功能制护理排班法 按功能制护理工作模式进行排班,即先对护理人员进行分工,如"办公室护士""治疗护士""巡回护士"等,再将护理工作时间分为早班、晚班、白班、中班、前夜班、后夜班等,各班护理人员根据分工承担相应的工作。其优点是分工明确、责任到人;缺点是岗位和职责不分层级,班次不连续,交接班频繁,不利于护理人员全面掌握病人的整体情况。

5. 整体护理排班法 按整体护理工作模式进行排班。中心思想是以病人为中心,护理排班紧紧围绕着病人提供全面、整体、连续的优质护理服务进行。保证了护理服务的整体性、全面性和连续性。

6. 弹性排班法 在周期性排班的基础上,根据临床护理人员和病人病情情况、护理等级比例、床位使用率等进行各班次人力合理配置。该排班方式具有如下优点:班次弹性和休息弹性能较好地体现以人为本的原则;灵活机动,既能保质、保量完成工作,又可合理安排护理人员休假。

第三节　护理人员培训

一、护理人员培训的目的

(1)提高护理人员的理论素养、知识水平和业务技能。通过对护理人员系统化、专业化的培训,使培训对象对专业知识及技能的掌握有一个从简到繁、从易到难、循序渐进的过程,以考核的方式督促护理人员加强学习从而提高他们的理论素养、知识水平和业务技能。

(2)改变护理人员的价值观、工作态度和工作行为。培训以现在为导向,侧重于现在的工作,目的是提高当前工作绩效,着眼点在于传授具体的知识和技能,除了帮助护理人员获得胜任当前职位所需的知识和技能外,还应通过培训使护理人员了解护理工作的宗旨、价值观和发展目标。树立"护理一个病

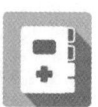

人，交上一个朋友"的人文思想，努力提升"优质、高效、满意"的服务理念，从而转变护理服务模式，探索个性化的护理。通过培训，增强护理人员主动服务的意识，能真正做到想病人所想，急病人所急，服务在病人未开口之前。

（3）提高护理人员的沟通能力。通过学习沟通的方式、沟通的技巧等，做好护患、护护、医护之间的沟通，以便建立良好的护患关系，提高工作效率，提高病人的满意度，防止和减少护患纠纷的发生。

二、护理人员培训的原则

（1）与医院的发展方向相统一原则。要从医院的发展方向出发，结合医院和部门的发展目标进行培训对象、培训内容、培训模式、培训规模、培训时间等综合方案的设计，保证培训与医院发展方向相统一。

（2）按需施教，学以致用原则。从护理人员的年龄结构、知识结构、能力情况和岗位的实际需要出发，注重以岗位需求为导向，将培训成果应用到临床实际工作中。培训结果要能够促进组织、部门和护士的竞争优势的发挥和保持。

（3）综合素质与专业素质培训相结合原则。培训除了要提高护理人员的理论素养、知识水平和业务技能外，还应让护理人员了解护理工作的宗旨、价值观和发展目标，使护理人员从工作态度、工作理念、价值观、人生观等方面符合组织文化要求。

（4）重点培训和全员培训相结合原则。医院的培训需要成本的投入，因此，培训必须要有侧重点。首先，对医院护理工作的发展有较大影响力的护理骨干力量，特别是对护理管理人员进行培训；其次，引进先进的护理知识、技术和理念，要对全员护理人员进行培训。

三、护理人员培训的程序

1. 分析需求 在培训前了解培训的需求是制定合理培训计划的前提。培训的需求可从医院、任务、护理人员三个方面进行分析。通过医院层面的分析来确定培训的内容与形式，通过任务层面的分析来确定培训的先后顺序，通过对护理人员的分析来了解哪些护理人员需要培训。

2. 确定目标 在培训分析需求的基础上，确定培训的目标，这个目标要与护理理念相一致，与护理人员的情况和培训条件相协调，并且是可操作、可测量的。

3. 制定培训计划 根据分析后确定的目标来制定培训计划，合理有效的培训计划应包括培训目标、详细的课程计划和时间地点安排情况。

4. 实施 将培训计划制定的内容进行落实，在执行过程中根据实际情况进行调整，争取实现培训目标。

5. 培训转化 将培训所学到的知识、技能运用到临床工作中。确保"学以致用"是培训的最终目标，这需要把培训内容和临床实际工作密切结合在一起。

6. 评价改进 通过对培训的效果进行评价，来确定后续培训项目需要改进的地方。在评估时，需要先确定培训的标准，明确判断培训项目是否有效。

知识链接

人力资源培训的六大要素

1. What—培训的对象、目标和内容是什么？
2. When—培训多久，何时培训？
3. Where—在哪儿培训？
4. Who—由谁来培训？
5. How—采用什么方法和手段培训？
6. How much—培训的投入与预算？

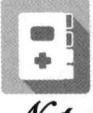

四、护理人员培训的形式和方法

（一）培训形式

1. 脱产培训 一种较正规的人员培训方法，根据护理工作的需要选派护理人员，集中时间脱离工作岗位到专门的学校、医院或培训机构进行学习或接受教育。这种培训从长远观点看，对医院和个人发展有利，但培训成本较高，人员数量上有一定的局限性。

2. 在职培训 对已经在护理工作岗位上从事有酬劳动的人员进行的再教育活动，是以学习新理论、新知识、新技术和新方法为主的一种终生制培训形式。护士的操作技能培训是在职培训的主要内容之一。有不耽误工作时间、节约培训费用、有针对性等优点。

3. 轮岗培训 为了让护理人员对不同科室工作有所了解，补充新的知识和能力，积累更多的临床护理经验，使其对未来的职业规划有一个清晰的把握。岗位轮转可以使护理人员增加专业知识和技能，增强解决临床护理实践问题的能力，使其胜任多方面的工作。国内的轮岗培训主要针对新护士，也称为护士规范化培训，通常为两年时间。

（二）培训方法

1. 讲授法 一种传统的教育培训方法。这种方法的优点运用起来较方便，便于培训者掌握整个培训过程控制学习进度，可同时对数量较多的人员进行培训。缺点是单向信息传递，反馈效果差，互动少。

2. 演示法 一种运用教具或事物向学生进行示范，使学习者在观察中获取知识的方法，演示法的主要优点是能激发学习者的学习兴趣；可利用多器官，做到看、听、想、问相结合；有利于加深对学习内容的理解，效果明显。

3. 讨论法 一种通过学习者之间的讨论来加深学员对知识的理解、掌握和应用并能解决疑难问题的方法。其优点在于能更好地发挥学习者的主动性、积极性，有利于培养学习者独立思维能力、口头表达能力，促进学习者灵活地运用知识。

4. 远程教育法 一种使用电视及互联网等传播媒体对学习者进行培训的方法。其优点是最大化地利用资源、学习方式灵活、时间机动。

5. 其他方法 如角色扮演、案例学习、游戏培训、虚拟培训等。

第四节　护理人员绩效评价与薪酬管理

一、护理人员绩效评价

（一）基本概念

1. 绩效 组织中个人（群体）特定时间内的可描述的工作行为和可衡量的工作结果，以及组织结合个人（群体）在过去工作中的素质和能力，指导其改进完善，从而预计该个人（群体）在未来特定时间内所能取得的工作成效的总和。

2. 绩效评价 运用一定的评价方法、量化指标及评价标准，对特定工作主体（组织、团队、个人）的工作效果进行综合性评价的过程。

（二）影响护理人员绩效的因素

影响护理人员绩效水平的因素主要有外界因素和个人因素。

1. 外界因素 主要指与护理工作有关的外部环境，如社会风气、经济形势、人文环境、劳动市场情况、护士工作条件、工作场所布局、工具设备、工作人际关系及部门工作氛围、护理团队结构、政策法规等。

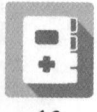

2. 个人因素 护理人员绩效水平与个人知识水平、工作能力、工作态度等有直接关系。①知识水平：一般情况下，有较高知识文化水平的护理人员通常能取得较好的工作绩效。②工作能力：主要指护理人员对工作的胜任程度，主要取决于护理人员的知识水平、工作经历和受教育程度，一般情况下，具有较强工作能力的护理人员会取得较好的工作成绩。③工作态度：护理人员在岗位上的积极性和工作热情，是护理人员在工作中主观能动性发挥的具体体现。工作态度良好、工作积极性高的护理人员工作成绩较好，通常会取得较好的工作绩效。

> **知识链接**
>
>
>
> **绩效制定的 SMART 原则**
>
>
>
> 1. S(specific)—明确、具体的
> 2. M(measurable)—可量化的
> 3. A(attainable)—可实现的
> 4. R(realistic)—实际性的、现实性的
> 5. T(time bound)—时限性的，目标、指标都要有时限性

二、护理人员薪酬管理

（一）薪酬管理的概念

1. 薪酬 又称薪资或待遇，指员工向所在的组织提供劳务而获得的各种形式的酬劳。

2. 薪酬管理 组织在发展战略的指导下，综合考虑内、外部各种因素的影响，确定薪酬体系、薪酬水平、薪酬结构和薪酬形式，并进行薪酬调整和控制的整个过程。

（二）薪酬分类

薪酬分为经济薪酬和非经济薪酬，经济薪酬又分为直接经济薪酬和间接经济薪酬。

1. 经济薪酬

1）直接经济薪酬 组织以工资、薪水、佣金、奖金和红利等形式支付给员工的全部薪酬。货币化薪酬又分为基本薪酬和浮动薪酬。

（1）基本薪酬：又叫固定薪酬，是员工从组织获得的较为稳定的经济性报酬，它为员工提供了基本的生活保障和稳定的收入来源，一般包括基本工资、津贴和福利等。

（2）浮动薪酬：又叫绩效薪酬，是薪酬体系中与绩效直接挂钩的经济性报酬，随着员工努力程度和工作绩效的变化而变化，绩效薪酬对员工有很大的激励作用，主要包括奖金、佣金等短期激励手段和员工长期服务年金，职工股票等。

2）间接经济薪酬 又称福利，包括直接薪酬以外各种形式的经济补偿，如组织为员工提供的各种福利、保险、休假等。

2. 非经济薪酬 无法用货币等手段衡量的，由组织的工作特征、工作环境和企业文化带给员工的愉悦的心理效用。如职业安全、发展机会、工作本身的趣味性和挑战性、个人才能发挥和发展的可能、团体的表扬、舒适的工作条件以及团结和谐的同事关系等。

（三）影响护理薪酬的因素

1. 地区与行业间的薪酬政策 国家、地区和行业的薪酬政策是医院制定方案的重要指导方针和政策依据。国家和地区的薪酬政策会影响医院薪酬管理的运作，如工资增长的标准、人员提升或降级的薪酬变动标准，医护人员加班工资的政策，生病、假期、接受培训等特殊情况时的薪酬等。

2. 护理人员劳动力市场的供求状况 护理人员劳动力市场的供需状况也将对医院护理人员的薪酬水平产生影响。当护理人员供给不足时，医院就会提高其薪酬水平以吸引更多的护理人员填补空缺；反之，用人单位就可能降低薪酬水平。

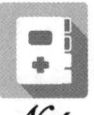

Note

3. 医院经济负担能力　医院护理人员薪酬水平的高低与其所在医院发展阶段、发展水平、业务范围、市场占有率等经济指标直接相关。不同等级、不同医院、不同岗位的护理人员薪酬水平也有区别。

4. 护理岗位价值　各种护理岗位由于其价值不同,其薪酬水平也不同。岗位责任的大小、工作的复杂性、工作的风险程度、工作量的多少等因素是确定护士薪酬水平的基本因素。护理人员薪酬水平的前提条件是为医院付出劳动的多少及对组织贡献的大小。

5. 护理人员个人条件　护理人员在医院和部门工作时间的长短,是影响薪酬水平的因素之一。护理人员工作时间长,对医院的积累贡献也就越大,在制定护理人员薪酬政策时考虑护理人员的工作年限,可以减少护理人员流失率。护理人员的工作经验对顺利完成工作任务,减少消耗,节约成本也具有直接作用,同样也是薪酬水平的考虑因素。技能与素质高的护理人员的薪酬水平一定要高于相对水平和技能较低的护理人员薪酬。

6. 外界环境　医院与外界环境密切联系,各种外界环境对医院的运转有直接的影响。外界环境因素主要有经济环境、社会环境、政治环境、科技环境、市场发展环境等。

（四）护理薪酬管理的内容

1. 薪酬体系的决策与管理　主要任务是确定护理薪酬的设立基础,从而选择薪酬体系类别。目前使用较多的薪酬体系有基于岗位的薪酬体系、基于技能的薪酬体系、基于绩效的薪酬体系等,它们分别依据护理人员所从事工作的相对价值、具备的知识技能、工作表现来确定薪酬体系。

2. 薪酬水平的决策与管理　主要是确定护理团队整体、护理各岗位和各部门（或护理单元）的平均薪酬水平,实际反映的是护理薪酬的外部竞争力。

3. 薪酬结构的决策与管理　薪酬结构是指同一组织内部的薪酬等级数量以及不同薪酬等级之间的差距大小。薪酬结构是影响护士满意度最重要的指标,也是内部公平性的直接体现。

4. 薪酬形式的决策与管理　主要任务是确定每位护士总体薪酬的各个组成部分及其比例关系和发放方式。

5. 特殊群体的薪酬决策与管理　对于护理管理人员、专科护士等在工作内容、目标、方式和考核方面有特殊性的护士群体,需要根据其工作特点区别对待,针对性地进行薪酬设计。

（五）护理薪酬设计

1. 工作分析　医院结合服务目标,对各种护理岗位的服务范围和工作项目进行分析,确定岗位职能和任职所需技能,在此基础上制定护理职位（岗位）责任书,从而确定其薪酬水平。

2. 岗位评价　以护理职位（岗位）责任书为基础,以各护理岗位的工作内容、技能要求、责任大小等为依据,确定每个护理岗位本身的价值及其对医院的贡献。

3. 职位结构　根据岗位评价的结构,系统地确定各护理岗位之间的相对价值,并以此进行排序,建立护理职位结构。

4. 薪酬调查　医院通过搜集薪酬信息来判断同等医院的薪酬水平,调查结果也可作为医院调整薪酬水平的依据。

5. 职位定薪　根据岗位评价结果和职位结构关系,参考薪酬调查结果,确定不同护理岗位的薪酬水平。

第五节　护理人员职业生涯规划

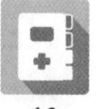 

护士王丽是一位专业能力很强的主管护师,有一天她找到护士长递交了辞职报告,护士长

不解地问道:"你干得很好,护士、医生和病人对你评价都不错,医院待遇也很好,你为什么要辞职?"王丽说:"护士长,我在咱们医院工作了十多年,掌握了护理的基本知识和技能,与同事相处得也很好,你对我也不错。但一天到晚周而复始地就是做这些操作,我觉得没有意思,能看到我二十年后的样子,不知道我未来的发展方向是什么。所以,我想自己出去闯闯。"

思考:

如何看待护士王丽的辞职行为?是否与其职业发展规划有关系?

一、概念

1. 职业 性质相近的工作的总称,是个人服务社会并作为主要生活来源的工作。

2. 职业生涯 个人对职业相连的行为与活动以及相关的态度、价值观、愿望等连续性经历的过程,也是个人一生中职业、职位的变迁及职业目标实现的过程。护士职业生涯是指护理人员在从事的护理专业领域内的行为历程。

3. 职业规划 个体对自身条件进行分析、总结后确定职业目标,并为实现这一目标做出持续性的系统的计划与安排。

4. 职业生涯管理 企业帮助员工制定职业生涯规划和帮助其职业生涯发展的一系列活动。个人职业生涯管理以个体价值的实现和增值为目的,通过对个人兴趣、能力以及发展目标的有效管理实现个人的发展愿望。组织职业生涯管理最终目的是通过帮助员工的职业发展,以满足组织持续发展的需要。

5. 护士职业素质 驱动护理人员承担工作、创造工作业绩因素的总和。护士职业素质主要由个人品质、专业知识和技能、工作态度、价值观、自我形象等要素构成。

二、护理人员职业生涯规划的方法与基本原则

(一) 护理人员职业生涯规划的方法

进行职业生涯规划时常常采用的一种方法就是有关五个"W"的思考的模式。从问自己是谁开始,然后顺着问下去,共有五个问题。

(1)"我是谁?" 对自己进行一次深刻的反思,有一个比较清晰地认识,优点和缺点都一一列出来。

(2)"我想干什么?" 对自己职业发展的一个心理趋向的检查。每个人在不同阶段的兴趣和目标并不完全一致,有时甚至是完全对立的,但随着年龄和经历的增长而逐渐固定,最终锁定自己的终身理想。

(3)"我能干什么?" 对自己能力与潜力的全面总结,一个人职业的定位最根本的是要看他的能力,而职业发展空间的大小则取决于自己的潜力。对一个人潜力的了解应该从几个方面着手去认识,如兴趣、韧性、判断力以及知识结构等。

(4)"环境支持或允许我干什么?" 这种环境支持在客观方面包括经济发展、人事政策、企业制度、职业空间等,主观方面包括同事关系、领导态度、亲戚关系等,两方面的因素应该综合起来看。有时我们在职业选择时常常忽视主观方面的因素,没有将一切有利于自己发展的因素充分调动起来,从而影响了自己的职业切入点。

(5)"自己最终的职业目标是什么?" 将自我职业生涯计划列出来,建立个人发展计划档案,通过系统的学习、培训,实现就业理想目标:选择一个什么样的单位,预测自我在单位内的职务提升步骤,个人如何从低到高逐级而上。

(二) 护理人员职业生涯规划的基本原则

1. 个人特长和组织社会需要结合的原则 个人的职业生涯发展离不开组织环境,有效的职业生涯规划就应该使个人优势在组织和社会需要的岗位上得到充分发挥。认清个人的特征及优势是职业生涯发展的前提,在此基础上分析所处环境、具备的客观条件和组织需要,从而找到适合自己的职业定位。

2. 长期目标和短期目标相结合原则 目标的选择是职业发展的关键,明确的目标可以成为个人追

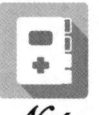

求成功的动力。目标越简明具体，越容易实现，就越能促进个人的发展。

3. 稳定性与动态性结合原则　人的成长是在经验的积累和知识的积淀的基础上，职业生涯发展需要一定的稳定性。但人的发展目标并不是一成不变的，当环境条件发生改变时，就应该及时调整自己的发展规划，这就是职业生涯发展的动态性。

4. 动机与方法相结合原则　有了明确的职业发展目标和动机，还要结合所处环境和自身条件选择适合自己的发展途径。设计和选择科学合理的发展方案是避免职业发展遇到障碍、保证职业发展计划落实、个人职业素质提高的关键。

三、护理人员职业生涯规划

护理人员职业生涯规划包括自我评估、内外环境分析、职业发展途径选择、确定个人职业生涯目标、行动计划与措施，评估与调整等主要活动。

1. 自我评估　护士职业生涯管理的自我评估是对个人在职业发展方面的相关因素进行全面、深入、客观的认识和分析的过程。评估内容包括个人的职业价值观、个人的兴趣特长、个人性格特点、思维方式、自己掌握的专业知识与技能等多方面的相关因素。通过评估，了解自己从而进行职业定位。

2. 内外环境分析　个人只有对内外界环境因素充分了解和把握，才能做到在复杂的环境中避害趋利，确认适合自己职业发展的机遇，把握自己的奋斗目标和方向。护士需要分析的环境因素有环境特点、环境发展变化、个人职业与环境的关系、个人在环境中的地位、环境对个人的影响等。

3. 职业发展途径的选择　以个人评估和环境评估的结果为决策依据来设计职业发展的路线和方向，对自己职业定位进行调整。职业定位主要从三个方面考虑：一是个人希望从哪一条途径发展；二是个人适合从哪条途径上发展；三是个人能够从哪条途径发展。

4. 设置个人职业生涯目标　目标设置的基本要求是，适合个人自身特点、符合组织和社会需求、目标要适当和具体、同一时期不要设定过多的目标。

5. 行动计划与措施　护理人员实现目标的行为不仅包括个人在护理工作中的表现与业绩，还包括护理工作以外个人发展的其他准备，如业余时间的学习、岗位轮转、学历的提升、参与社会公益活动等。

6. 评估与调整　在实现职业生涯发展目标的过程中，由于内外环境等诸多因素的变化，可能会对目标的达成带来不同程度的阻碍，这就需要根据实际情况，针对面临的问题和困难进行分析，及时调整自我认识和对职业目标的认定。

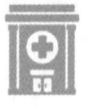 **小　结**

护理人力资源管理是组织管理的重要组成部分，通过对护理人员的合理安排和有效使用，最大程度地调动护理人员的工作积极性，发挥其聪明才智，提过护理工作效率，为患者提供高效优质的护理服务。同时，可以发现和培养优秀的人才，提供人才资源储备，保证各项工作顺利完成。

 直通护考在线答题

（王红力）

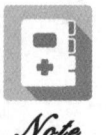

第五章　领 导 职 能

学习目标

1. **掌握**：掌握领导的概念及领导者的素质要求。
2. **熟悉**：领导者影响力的构成及其特征；管理者的领导艺术。
3. **了解**：各领导理论的主要观点及其在管理中的指导作用。
4. **能力**：在护理管理活动中正确应用管理者的领导艺术。

领导工作是管理学的基本职能之一，是管理活动过程中不可缺失的环节。一个组织如果没有坚强有力或管理有方的领导，组织中的成员即使很能干但大家的能量可能会被互相抵消，最终也无法实现其目标。只有通过有效的领导工作，才能使组织中成员的努力指向同一方向，表现出一种巨大的合力来。同样，对于护理组织来讲，护理组织绩效的高低，与护理领导工作有很大的关系，因此，护理领导职能是护理管理的重要职能。

护理管理工作千头万绪，如质量控制、科研带教、人力资源管理、设备管理、工作协调等。作为护理管理者，面临这些工作，怎样才能忙而不乱、有条不紊地把护理工作的整体效能提高到最佳状态是一门艺术。

案例导入

在优质护理服务开展以来，某医院护理部为了全面提高护理服务质量，经过考核选拔了一批个人素质高、业务能力好和个人影响力强的护士上任护理管理岗位。这批新上任的护理管理者，积极组织护理人员学习业务知识，改善服务理念，进行人性化管理，公平、公正地对待科室每一位护理人员，一丝不苟地对待每一项护理工作，使大家生活、工作在一个团结协作、积极向上的和谐组织氛围中。经过一年的实践，全院护理工作质量得到了大幅度的提高。

思考：

1. 新上任的护士长是如何发挥其领导作用的？
2. 护士长怎样才能巩固其领导者的影响力？

第一节　领 导 概 述

领导工作是管理的职能之一，是组织内各级管理人员在管理过程中的行为活动。领导的功效是对组织内成员的个人行为和集体行为进行引导、沟通与协调，增强组织凝聚力，挖掘个人潜力，从而保证组织目标的顺利实现。

一、领导的概念和作用

(一) 领导的概念

1. 领导（leadership） 在一定的环境条件下指引和影响所属的组织、个人或群体以实现组织或群体预定目标的一种活动。它包括三层含义：①领导是由领导者、被领导者和所处环境之间相互作用构成的；②领导本身是一个动态的活动；③领导通过指引和影响个体、群体或组织来实现所预期的目标。如护理领导是护理管理者通过引导和影响护理人员，使护理人员能够及时、高效地完成护理目标的活动。

领导者是经上级任命或由群体内部自然产生的，是组织活动的率领者、引导者，是在领导活动中具有一定职位、掌握一定职权、担负一定职责的个人或群体。

领导与管理的联系及区别见表5-1。

表 5-1 领导与管理的联系及区别

项目	领导	管理
对象	人	人、财、物、时间、信息
性质	在正式组织和非正式组织中均存在	与一定的组织相联系，没有组织管理活动就不存在
范畴	是管理中的一个重要职能	是决策、计划、组织、指挥、协调和控制的全过程

2. 领导者与被领导者的关系 领导是必须有领导者与被领导者参与的一项活动。领导是领导者向被领导者施加影响力的行为。领导者与被领导者双方是相互依赖、相辅相成的，双方共同协作来完成组织的既定目标。

(二) 领导的权力和作用

1. 领导的权力 一种控制力或影响力。权力是"制度化"的一种特殊形式的职位影响力，具有单向支配性。领导权力本身并不一定必然给领导者带来所规定的实际影响力，领导权力主要表现在以下几个方面。

（1）用人权：根据工作需要领导者可以聘任或免去被领导者担任一定职务。选拔合适的人担任最合适的工作是一件困难而复杂的事情，领导者要善于发现、培养和使用人才，做到不论亲疏、学派、观点、见解是否一致，广纳贤才，将有才识者委以重任。领导者在行使用人权时要有战略眼光，才能获得最大的效能。

（2）决策权：现代管理学的重要职能。决策是管理者根据各种比较、考虑、分析、计算和判断，选出最佳方案并付诸实施的整个过程。

（3）指挥权：指挥系统的主要职能。在正常情况下保持工作的惯性运行，在特殊情况下进行指挥，使工作处于调度运行状态。

（4）经济权：行使经济权就是要按照客观规律的要求，运用经济手段对工作进行调节和监督，以求更合理地使用人力、物力和财力，以尽可能小的经济消耗，取得尽可能大的技术和经济效果。

2. 领导的作用 领导就是指挥、带领、引导和鼓励被领导者为实现目标而努力的过程，是任何组织不可缺少的职能。作为领导者要发挥指导、协调和激励的作用。

（1）指导作用：领导者在组织中的一个基本作用。领导者有责任指导、组织各项活动的开展，指导被领导者制定具体的目标、计划及明确职责、规章、政策；开展调查研究，引导被领导者认识和适应组织以及所处环境正在发生和可能要发生的变化。因此，组织需要由头脑清晰、胸怀大局、高瞻远瞩的领导者来帮助人们认清所处的环境，明确活动目标，找到实现目标的途径。

（2）协调作用：在集体活动中，即使有了明确的目标，由于每一位被领导者的能力、态度、性格、地位等条件不同，加上各种外部因素的干扰，人们在思想上发生各种分歧以及行动上出现偏离目标的情况是不可避免的。因此，需要领导者来协调被领导者之间的关系，将被领导者团结起来，朝着共同的目标前进。

（3）激励作用：领导者要充分了解被领导者的工作、学习、生活中的困难，当某种精神的或物质的需

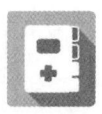

求得不到满足时,必然影响其工作热情,这时,领导者要以高超的领导艺术诱发被领导者的事业心、忠诚度和献身精神,增强他们积极进取的动力,最大限度地发挥每个被领导者的工作潜能,共同实现组织目标。

二、领导者的影响力

在人与人的交往中,通过言论、行为等必然会发生相互的影响作用。个体的行为与其所受到的外界刺激有关。在交往中的甲乙双方,对甲来说,乙是客体,乙的言行便是作用于甲的一种外界刺激。双方的言行都在影响着对方的心理与行为。但是,由于双方各自具有的刺激量不同,给对方造成的心理与行为的影响也各异。刺激量小的服从刺激量大的,其行为就明显地表现为接受了对方的影响。刺激量大的一方,虽然也受到对方的影响,但作用较小,在行为表现方面的反应便不显著。决定一个人在与他人交往中的影响力大小,有很多因素,诸如他的品格、素养、知识、能力、地位、权力等。例如,一位护士长在与一位护士的交往中,一般总是表现为护士长影响护士,而护士对护士长的影响比较微弱。

知识链接

> 汉高祖刘邦在打败楚霸王项羽的庆功宴上,向群臣提出了一个问题:我为什么能得天下?群臣纷纷进言,各抒己见,但刘邦均不满意。后来,刘邦自己说:运筹于帷幄,我不如张良;决战于千里之外,我不如韩信;筹集粮草辎重,我不如萧何,而他们却都为我所用,这才是成功的原因。不管刘邦这番话的用意何在、正确与否,他的成功确实可归功于他能吸引一大批有胆识、骁勇善战的将领。那么,刘邦又是凭什么来吸引他的部下的呢?除了他的事业顺应了历史发展的客观要求这个本质因素之外,用管理心理学的观点来看,无疑与他自身有很大的影响力有关。

管理心理学认为,一个领导者要实现领导职能,关键在于影响力。

所谓影响力,就是指一个人在与他人的交往过程中,影响与改变他人心理与行为的能力。这种影响力人皆有之,但强弱不同罢了。随着交往对象的变化、环境的变化,影响力所起的作用也会随之发生相应的变化。

根据影响力的性质,将影响力分为权力性影响力和非权力性影响力,这两种影响力的作用对于领导者来说都是非常重要的。

(一)权力性影响力及其构成因素

权力性影响力也可称其为强制性影响力。它是由组织赋予个人的职务、地位、权力等所构成的影响力,这种影响力并不是人人都有的。它是由外界赋予领导者的影响力,对被领导者具有强制性和不可抗拒性,其特点是随着权力和地位的存在而产生,随着权力和地位的失去而消失,具有不稳定性。在它的作用下被影响者的心理与行为表现为被动、服从。因此,它对人的心理和行为的影响是很有限的,其影响力的核心是权力的拥有。如护士长安排护士甲在别人生病时临时顶替夜班,尽管护士甲心理上不太情愿,但碍于护士长的权力,在行动上也只能被动服从。

构成权力影响力的主要因素是传统因素、职位因素、资历因素。

1. 传统因素 这里所说的传统是指人们对领导者的一种传统观念。几千年的社会生活,使人们对领导者(即在正式组织中处于指挥地位的个人)形成了这样一种观念:领导者不同于普通人,他们或者有权,或者有才干,或者兼而有之,总之要比普通人强一些。这些观念逐步成为某种组织观念、某种表现形式的社会规范,从而产生了对领导者的服从感。服从领导作为一种传统观点,从小就影响着每个人的思想,从而使领导者的言行增加了影响力。这种由传统观念产生的影响力普遍存在于领导者的言行之前,可以说它是由传统观念附加给领导者的力量。只要是领导者,自然就获得了这种力量。所以,护士长要积极利用这种由传统因素所赋予的影响力,严于律己,处处在行动上做好表率,从而促进护理组织工作的顺利开展。

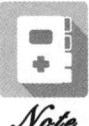

2. 职位因素　个人在组织中的职务与地位。居于领导职位的人,组织授予他一定的权力。权力使领导者具有强制下级的力量,凭借权力可以左右被领导者的行为、处境、甚至前途、命运,并使被领导者产生敬畏感。领导的职位越高,权力越大,别人对他的敬畏也越甚,他的影响力也就越强。例如,在通常的情况下,护理部主任的影响力要比科护士长的影响力大,科护士长的影响力要比护士长的影响力大,就是这个道理。由职位因素形成的影响力,是以法定为基础的,它与领导者本人的素质没有直接关系,是由社会组织赋予领导者的力量,所以,其影响力难以久远。它同样也存在于领导者的言行之前。

3. 资历因素　领导者的资格和经历也是造成影响力的一种因素。资历是一种历史性的东西,它和一个人的过去有着内在的联系,但毕竟不是现实。然而,人们对于一位资历较深的领导者是比较敬重的。譬如,某科室老护士长退休,医院为科室新派来了一位护士长,人们很自然地打听这位新上任护士长过去的经历。当听说她是硕士学历,曾经在省、市护理品管圈比赛中获得过名次,负责过两项省级科研项目,并且获得了奖项时,人们对她的敬重感就会油然而生,她的言行就会在人们的心目中占据重要的位置。这就是资历因素能构成影响力的原因。由于资历主要与过去所任职务有关,所以它产生的影响力的性质主要也属于强制性影响力范围,也存在于领导者实现行为之前。

总之,由传统因素、职务因素、资历因素所构成的影响力,都不是领导者自身行为造就的,而是外界赋予的。这类影响力使人们产生服从感、敬畏感、敬重感的核心是权力。

(二)非权力性影响力及其构成因素

非权力性影响力也称其为自然影响力,它产生于个人的自身因素。生活中常有这样的现象:某人知识很渊博,对于他的讲话,或者他提出的意见,别人(比较熟悉的人)是愿意接受的。这说明,他的影响力比较大。有时候在我们身边会出现这样的现象:一位已离开管理岗位的护士长再次回到医院办事时,曾在一起工作过的医生、护士们对她的爱戴和敬重感仍然不减当年,原因就是这位护士长具备了由自身因素造就的非权力性影响力。

构成非权力性影响力的要素是品格因素、能力因素、知识因素、感情因素。

1. 品格因素　领导者的品格主要包括道德、品行、人格、作风等,它反映在领导者的一切言行之中。优秀的品格会给领导者带来良好的影响力。因为,品格是一个人的本质表现。好的品格会让别人产生敬重感,而且非常能吸引人,诱使他人去模仿。我们常说:"榜样的力量是无穷的",道理就在于此。胸怀大度,以身作则、甘于奉献等,这些优秀领导者所具备的优良品格,实际上时时都在起着榜样的作用。否则,无论领导者的职位有多高,倘若在品格上出了问题,那他的影响力就会大打折扣。因此,领导者要十分注意自己的品格培养,优良的品格不仅是担任领导职务的素质要求,也是领导影响力的重要组成部分。

2. 能力因素　领导者的能力、才干是其影响力大小的主要因素。能力不单单反映在领导者能否胜任自己的工作上,更重要的是反映在工作的结果是否成功上。它是通过实践来表现的。一个有才能的领导会给护理工作带来成功,使人们对她产生敬佩感。敬佩感是一种心理滋力,它会吸引人们自觉地去接受影响。护理管理者的能力是多方面的,她的任何能力都会带来影响力。譬如:在抢救危急重症病人时,她能够指挥若定,使纷乱的抢救场面变得井然有序,并且,在关键、高难度的操作技能方面更胜一筹;能够带领大家开展新技术、新项目,使自己团队的技术水平在本专业内处于领先地位。所以,由能力构成的影响力比之其他的影响力更加有力量。

3. 知识因素　知识是一个人最宝贵的财富。它本身就是一种力量,而且是科学赋予的力量。一个人的知识和能力是紧密联系在一起的。知识丰富的领导者容易取得人们的信任,并由此产生信赖感,其影响力必然升高。譬如,当护士对品管圈成果汇报制作 PPT 感到棘手时,作为领导者的护士长就 PPT 制作的要领做了详细的解说与现场指导,这让护士们感觉到,她们的领导不仅在专业知识和技能上胜她们一筹,在其他方面也不逊色于她们。通过这件事,这位护士长的影响力又有所增加。试想,如果领导者的知识面有限,对许多新事物知之甚少,除了工作,很少能够为护士提供帮助,那么,他的影响力就不会很高。从这个意义上讲,领导者知识的掌握多多益善。这就要求领导者要勤于学习,不断提升,尽可能掌握各种知识以提高自身的影响力。

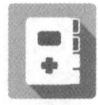

4. 感情因素 人与人在一起相处,就会产生一定的感情关系,或者亲密,或者疏远;或者好,或者恶。感情是人的一种心理现象,人与人之间建立了良好的感情关系,便能产生亲切感。在有了亲切感的关系中相互的吸引力就大,彼此的影响力就高。一个犯了错误的人,当领导者对他进行批评时,他不一定听得进去(可能与领导的方式方法有关),如果是他的好朋友去批评他,他就比较容易接受。这就是说,此时,领导者的影响力不如好朋友的影响力大,其原因就在于好朋友与他有良好的感情关系,而领导者却缺乏这种关系。如果一个领导者平时待人和蔼可亲,能时时体谅关怀被领导者,与被领导者关系融洽,那么,这位领导者的影响力往往就会比较高。相反,倘若领导者与被领导者的关系比较紧张,就会造成双方的心理距离。心理距离是一种心理排斥力、对抗力,会产生负面的影响力。因此,领导者要十分注意与被领导者的感情关系。

以上四个非权力性影响力,都是由领导者自身的素质与行为造就的,它的核心是"威",是无形影响力,比权力性影响力更加广泛、持久。它具有以下几个特征:①对他人的影响不带有强制性,无约束力;②这种影响力以内在的感染形式潜在地发挥作用;③被影响者的心理和行为表现为主动随从和自觉服从。

在领导者的影响力构成中,占主导地位、起决定性作用的是非权力性影响力,它制约着权力性影响力的发挥。作为领导者,如果他的非权力性影响力较大,其权力性影响力也会随之增强。因此,要提高领导者的影响力,加强有效领导,关键在于不断提高自身的非权力性影响力。

三、领导者的素质要求

领导者是实现领导过程的一个基本要素,领导者管理水平如何,是能否实现有效领导的前提条件。领导者的素质要求除具备先天的身体素质外,还要具有通过后天学习、锻炼逐步形成的基础条件和内在要素。如品德、能力、智力、性格、风度、气质、心理等。领导者的素质归纳起来主要包括以下几个方面。

1. 政治思想素质 领导者在政治品德和思想作风方面应具备的基本条件。主要包括认真学习掌握马克思主义的基本理论以及中国共产党在新时期的基本路线及方针政策,具有坚定正确的政治方向和一定的政治理论基础,树立科学的人生观和世界观;具有自觉的纪律性,严守政纪国法,实行民主管理。

2. 业务知识素质 领导者的业务素质一般包括社会科学、自然科学的基础知识和本专业的专业知识。这些构成了领导者应具备的"T"形知识结构。这种知识结构是指领导者在纵向上要具备较精深的专业知识,在横向上要具有广博的相关学科知识。如护理管理者不仅要具备与护理专业有关的医学和护理学的基础知识和护理专业知识,还要具备与管理工作相关的社会科学、人文科学、行为科学的知识。

3. 管理能力素质 领导者运用自己已有的知识、经验,分析和解决问题的本领,是领导者素质的综合体现。领导者工作能力的高低,在很大程度上决定着领导者工作的有效性。如护理管理者的工作能力素质主要体现在预测决策能力、组织指挥能力、协调控制能力、梯队建设能力、人际交往能力、沟通表达能力、改革创新能力、应变适应能力等。

4. 身体心理素质 身体是一个人做任何事情成功的物质基础。护理管理工作既是一项高强度的脑力劳动,也是一项高强度的体力劳动。没有健康的体魄,是难以承受繁重的护理领导工作的。因此,护理管理者要具有良好的身体素质和充沛的精力。

临床工作中,护理管理者往往面临着复杂的管理对象和环境,有许多突发状况和事件。这就要求护理管理者应具有良好的心理素质,既要经受住荣誉、利益等的诱惑,更要经受住各种挫折、打击的考验。

第二节 领 导 理 论

领导有效性的问题是领导科学研究的重点。从 20 世纪 40 年代起,西方行为科学家和心理学家从

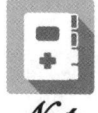

领导的特征入手,对领导的本质和功能、领导者的行为和情景因素等方面进行了大量的研究,试图通过研究找到有效领导的途径。随着研究的不断深入,西方国家的学者们按领导理论提出时间的先后顺序,将有关领导理论分为三大类:特征理论(trait theory)、行为方式理论(behavioral pattern theory)、权变(或情境)理论(contingency(situation)theory)。

一、特征领导理论

特征领导理论是从领导个人品质上找出有效领导的特征,希望通过对领导者个人特征的分析,来寻找如何才能取得最佳的领导效果。研究的方法是通过测定好的领导者与差的领导者的品质,然后进行分析比较,分析这两类人有什么不同,从而找出造成某些人是出色的领导者和另一些人是较差的领导者的根本原因所在。这种研究方法称为特征法研究,由这种研究方法产生的理论称为特征领导理论。

美国心理学家吉塞利认为,有如下八种个性特征与能否成为一个有效的领导者有关。①才智:口头表达和文字方面的天资。②主动:愿意开拓新的方向。③督查能力:指挥别人的能力。④自信:有利的自我评价。⑤能被下属所亲近。⑥决断能力。⑦性别。⑧成熟程度。

吉塞利认为,以上举例的特征对领导成功的重要性是不一样的,其中督查能力、才智、自信、决断能力要比其他的四种重要得多。

斯托格笛尔认为,与领导有效性有关的特征有如下几种。①身体特征:身高、外貌、经历等。②智能特征。③个性特征:适应性、进取心、热心、自信等。④工作特征:追求成就的干劲、毅力、创造性等。⑤社会特征:愿意与人合作、领导艺术、管理能力等。⑥社交特征。

由于特征领导理论更多的是从领导者先天的因素中去寻找领导成功的答案,忽视了领导者与环境的相互作用,所以,特征理论有其局限性。客观地讲,领导者个人的品质是影响领导者成效性的一个因素,但并不是唯一决定性的因素。当然,如果护理管理者能具备以上特征,无疑有利于更好地做好护理领导工作。

二、行为领导理论

由于特征理论不能解释说明领导人与一般人的根本区别,研究者从 20 世纪 50 年代前后开始,转向了对领导者个人行为的研究,即从领导者的个人行为方式来探索有效的领导模式。他们认为,领导的有效性主要取决于领导行为方式或领导行为作风。他们注重考察那些成功的领导者会做什么、怎么做;优秀的领导者的行为和较差的领导者的行为有无区别等,以试图找出能获得有效的领导行为模式。

知识链接

> 管理方格图将领导分为五种类型:①贫乏的领导者;②俱乐部式的领导者;③小市民式的领导者;④专制式领导者;⑤理想式领导者。

具有代表意义的行为领导理论有如下三种。①领导作风论:领导作风分为独裁型、民主型和放任型。②领导行为四分图:将领导者的大部分行为归纳成两个方面,关心人的行为,关心任务的行为。着重于关心人的领导,重视人与人的关系,重视被领导者的需要,承认组织中各成员之间的个体差异;着重于关心任务的领导者主要关心的是工作的进程、效率及任务完成的情况,组织中的成员则被看成是完成任务、达到目标的工具。根据这两类行为所占比例的多少,构成了领导行为的四种情况:低关心人高任务型的领导者、高关心人低任务型的领导者、低关心人低任务型的领导者、高关心人高任务型的领导者。③管理方格图:其基本思想与领导行为四分图相似。

(一) 勒温理论

最早对领导作风进行研究的是美国社会心理学家勒温,他通过研究不同的领导风格对被领导者及群体行为的影响,从而认为领导的工作方式有三种,即独裁型领导、民主型领导和放任型领导。

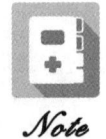

1. 独裁型领导　领导者喜欢把权力全部集中在自己的手中,所有决策均由领导者自己做出,被领导者根本没有决策权,只能完全接受领导者的指令,并且领导者也很少与被领导者接触。此种类型的领导者具有以下几个特点:①独断专行,从不考虑他人意见,所有决策都由领导者自己决定;②基本上不会透露给被领导者任何消息,被领导者也没有参与任何决策的机会,只能唯命是从、奉命行事;③此类型领导主要靠行政命令、纪律约束、惩罚和训斥进行管理,而很少进行奖励;④领导者事先安排一切工作的程序和方法,被领导者只能完全服从;⑤领导者很少参与集体的社会活动,一直与被领导者保持一定的心理距离。

2. 民主型领导　领导者实行参与领导,把权力交给群体,喜欢组织群体成员共同讨论工作计划和目标,鼓励他们积极表达自己的意见,在工作过程中关心他人,把自己看作群体的一员。其特点是:①所有的决策都是在领导者的鼓励和协作下由群体讨论生成的,并不是由领导者单独决定的,因而所做出的决策是领导者及其被领导者共同智慧的结晶;②分配工作时尽量照顾到被领导者每个人的能力、兴趣和爱好;③对被领导者的工作不安排得特别具体,使个人有相当大的工作自由、较多的选择性和灵活性;④此类领导者主要应用个人魅力和威信,而不是靠职位权力和命令使人服从,譬如:谈话时一般会使用商量、建议和征求意见的口吻,下命令式的谈话仅占 5%;⑤领导者会积极参加团体活动,与被领导者基本没有心理上的距离。

3. 放任型领导　领导者放手不管,被领导者有完全的决策权。此类型的领导实行的是无政府式的管理方式,其权力下放至组织中的每个成员。在组织中,领导者只是机械地去布置任务,之后完全由组织中的成员自己制定决策并组织实施,领导者既很少运用权力,又很少对组织活动进行监督、评价和管理。此类型领导者的优点是能很快地培养出具有独立性的组织成员,缺点是工作效率低、意见分歧大、决策难以统一等。

根据研究结果,勒温认为放任型领导方式效率最低,因为该领导方式表面看好像是组织中的成员得到了重用,但是由于组织没有统一的管理,各自为政,对组织目标的实现难以达成;独裁型领导方式产生的不满情绪最严重,因为该领导方式虽然通过严格的或近乎苛刻的管理达到组织目标,但组织中成员缺乏主人翁意识,消极、抵触情绪高涨,领导者与组织成员之间关系不融洽;民主型领导方式是最佳的领导方式,不仅工作效率高,而且,组织中成员与领导之间的关系融洽、工作积极主动、勇于承担、勇于创新。总的来说,在实际管理工作中,三种极端的领导工作方式并不多见,管理者大多是将三种领导方式互相渗透、互相交叉而形成各自独特的领导方式,只是在不同时间、不同事件中采用三种领导方式的力度不同而已。

（二）领导行为四分图理论

领导行为四分图理论是由美国俄亥俄州立大学的领导行为研究者们在 1945 年提出的,他们列出了一千多种刻画领导行为的因素,通过高度概括归纳为两个方面:着手组织和体贴精神。研究结果认为,领导者的行为是着手组织与体贴精神两个方面的任意组合,即可以用两个坐标的平面组合来表示。用四个象限来表示四种类型的领导行为,他们是:高组织与高体贴;低组织与低体贴;高组织与低体贴;低组织与高体贴。

1. 着手组织　领导者规定他与工作群体的关系,建立明确的组织模式、意见交流渠道和工作程序的行为,具体包括设计组织机构,明确职责、权力、相互关系和沟通方法,确定工作目标和要求,制定工作流程、工作方法和制度。

2. 体贴精神　建立领导者与被领导者之间的友谊、尊重、信任关系等方面的行为,具体包括尊重被领导者的意见,给被领导者以较多的工作主动权,体贴被领导者的思想情感,注意满足被领导者的需求,平易近人,平等待人,关心被领导者,作风民主。

在四种领导行为中,究竟哪种最好呢?结论是不肯定的,要视具体情况而定。一般认为在生产部门中效率与“组织”之间的关系成正比,而效率“体贴”关系成反比,而在非生产部门中恰恰相反。一般情况下,高组织与低关心带来更多的旷工、不满和抱怨,并且许多研究也证实了上述结论,但也有许多人提供了相反的证据。出现这种情况的原因是他们只考虑了“组织”和“体贴”两个方面,而没有考虑领导所面

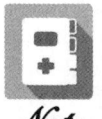

Note

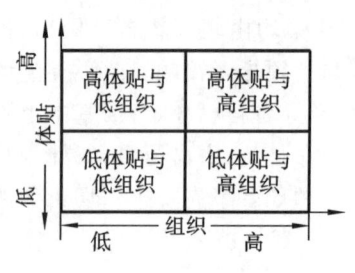

图 5-1 领导行为四分图理论

临的环境(图 5-1)。

(三) 管理方格图理论

管理方格图理论又称管理方格,是由美国得克萨斯大学的应用心理学家罗伯特·布莱克和简·莫顿在 1964 年出版的《管理方格》一书中提出的。该书提出了管理方格图理论和管理方格图,令人醒目地表示主管人员对生产关心程度和对人的关心程度。管理方格图理论认为,在企业领导工作中往往出现一些极端的方式,或者以生产为中心,或者以人为中心,或者以 X 理论为依据而强调监督,或者以 Y 理论为依据而相信人。管理方格图为避免趋于极端,提出改变以往各种理论中"非此即彼"式的绝对化观点,指出在对生产关心和对人关心的两种领导方式之间,可以使二者进行不同程度的相互结合的多种领导方式。为此,管理方格图理论使用一张纵轴和横轴各 9 等分的方格图,纵轴和横轴分别表示领导者对人和对生产的关心程度。第 1 格表示关心程度最低,第 9 格表示关心程度最高。全图总共 81 个小方格(图 5-2),分别表示"对人的关心"和"对生产的关心"这两个基本因素以不同比例结合的领导方式。根据该理论,布莱克和莫顿在管理方格图理论中列出了五种典型的领导行为。

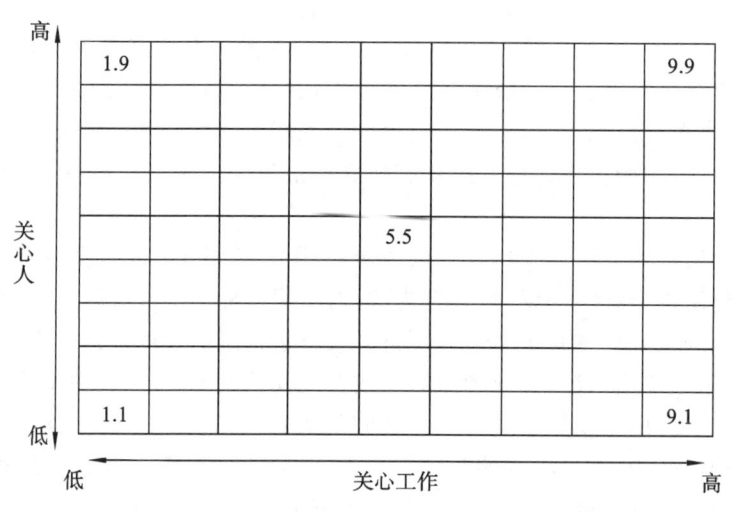

图 5-2 管理方格图

1. 贫乏型管理(1.1) 这是一种既不关心人,也不关心工作的管理方式。这种方式的领导会用漠不关心的态度,最低限度地完成必要的工作并维持人际关系。他们只是按符合规定的标准去做事,满足于只要工作不出差错就可以。他们心理是抓住现状,而不是抓住未来。

2. 权威型管理(9.1) 这是一种非常独裁的管理方式。这种方式的领导集中于对工作任务和作业效率的要求,但不大关心人。他们主要借助权力等组织人们去完成任务,独断专行,压制不同意见。这种领导者在短期内可能会提高工作效率,但由于不关心人,不注意提高被领导者的士气,因而工作效率不能持久。

3. 乡村俱乐部型管理(1.9) 这种管理方式只关心人,很少关心工作。他们过度重视友好人际关系的建立,以多方面满足人们的需求来换取支持和拥护,却没有把注意力放在协同努力去实现组织目标上。这种领导方式在激烈的社会竞争中不利于生产效率的提高。

4. 中庸型管理(5.5) 这种管理方式对人的关心度和对工作的关心度都不是很高,但能保持相对平衡。他们即对工作质量和效率一定的要求,同时又强调通过引导和激励被领导者去完成任务。他们往往没有强烈的进取心,只满足于现状而已。

5. 团队型管理(9.9) 这种管理方式对人和对工作都极为关心。他们努力使工作目标和个人需求有效地结合起来,既高度重视组织工作,又能激励被领导者共同参与管理,使组织工作成为被领导者的自觉行为,从而获得较高的工作效率。

管理方格图理论使管理者较为清楚地认识到:作为管理者,既要发扬民主,又要善于集中,既要重视

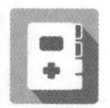

组织任务的完成,又要关心组织成员的需求,只有这样才能使管理工作卓有成效。

三、权变领导理论

权变领导理论是 20 世纪 70 年代在美国形成的一种管理理论。它认为,领导工作是一种动态的过程,领导的有效性应是领导行为与领导情境的协调一致。研究表明,影响领导有效性的情境因素包括工作结构性、上下级关系、领导者的职权、被领导者角色的明确性、团体规范、组织内上下沟通、被领导者的成熟度等。

1. 费德勒的权变领导理论 为了确定领导方式与情境因素的适应程度,美国著名心理学家和管理学家费德勒提出了权变领导理论。他认为,任何领导方式可能都有效,关键是要与环境条件相适应。影响领导效果的情境因素主要有以下三个方面。

(1)领导者与被领导者关系:被领导者对领导者的信任、尊重、喜爱和愿意追随的程度,如:双方高度信任和相互支持,属于相互关系好;否则,属于相互关系差。

(2)工作任务结构:被领导者承担的工作任务明确性程度。当任务是常规化、具体化,而且容易理解、有章可循时,则任务结构属于明确性高;如任务结构复杂、无先例、无固定的程序和标准,则属于明确性低。

(3)领导者的职权:与领导者职位相关的正式权力,以及领导者在整个组织中从上到下所取得的支持程度。如果领导者对被领导者的工作分配、职务升降、奖励处罚等具有决定权,则属于职位权力强;否则,属于职位权力弱。

根据以上主要因素,费德勒分析了对领导效果最有利和最不利的环境因素,三个条件都符合是最有利的环境,三个条件都不符合是最不利的环境,并把它分成了八种环境类型(表5-2)。

表 5-2　领导方式与情境权变关系

领导方式	指令型			宽容型				指令型
领导者与被领导者关系	好	好	好	好	差	差	差	差
工作任务结构	明确	明确	不明确	不明确	明确	明确	不明确	不明确
领导者地位权利	强	弱	强	弱	强	弱	强	弱
对领导的有利性	有利			中间状态				不利

费德勒认为,领导者所采取的方式,应该与环境类型相适应,才能获得有效的领导。如果领导与被领导者之间关系好,工作结构明确度高,领导职权也强大,则采用以任务为目标的领导方式,可获得高管理效率;当领导者与被领导者之间关系好,而工作结构明确度低,领导职权弱时,则以人际关系为目标的领导方式工作效率高;当环境因素处于最好或最坏两个极端时,以任务为目标的领导方式效率较高。

2. 领导生命周期理论 又称情境领导理论,是由赫尔塞和布兰查德提出的。该理论的特点是把研究重点放在被领导者与领导方式之间的关系上。因此,领导行为的有效性不能离开被领导者,领导方式的选择,应视被领导者的成熟度而定。

(1)成熟度:个体对自己行为负责的能力和意愿。包括工作成熟度和心理成熟度。①工作成熟度是指一个人从事工作所具备的知识和技术水平,工作成熟度越高,在组织中完成任务的能力越强,越不需要他人指导。②心理成熟度是指从事工作的动机和意愿,人的心理成熟度越高,工作自觉性越强,越不需要外力作用。

(2)成熟度类型:工作成熟度和心理成熟度高低的相结合,而形成了四种成熟度的类型。①M1型:能力低,动机水平低。②M2型:能力低,但有工作愿望。③M3型:能力高,动机水平低。④M4型:能力高,动机水平高。

(3)领导方式:根据不同成熟度的被领导者,情境理论确定了四种相对应的领导方式。①命令型:当下级的平均成熟度(M1型)处于低水平时,不能自觉承担工作责任,领导者采用高工作、低关系的命令型领导方式最有效,即向下级确定工作任务,提出工作规范要求,以指导、督促、检查为主。②说服型:

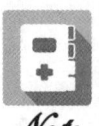

当下级的成熟度(M2型)有一定的发展,即初知业务,工作信心和自尊渐增,但缺乏工作技巧时,领导者宜采用高工作、高关系的说服型方式。工作环境中不仅布置任务,还要说明任务的意义,并给予信任和尊重及提供必要的指导和帮助。③参与型:当被领导者比较成熟(M3型),工作经验逐渐丰富,情绪稳定,自觉积极工作,可独当一面时,领导者采用低工作、高关系的参与型方式最有效。适用于有一定工作经验的被领导者,领导者可以适当授权,让其参与管理。领导不需要经常指导被领导者的具体工作,否则,被视为不信任,将影响被领导者的积极性。④授权型:当被领导者发展到成熟阶段(M4型),业务修养、专业技术、自律性和独立性较强时,领导者宜采用低工作、低关系和充分授权,让下级承担适当的责任,授予下级相应的权力,领导者进行宏观控制。

第三节　管理者的领导艺术

管理工作是一门使他人行动并实现目标的艺术与科学。领导艺术是管理工作的技巧与技能,是管理者领导方法的个性化与艺术化的体现,具有灵活机动、随机应变的特点。作为管理者要在管理工作中应对纷繁复杂的事物,要协调好组织内部各种人际关系,要取得事半功倍的效果,就必须掌握和运用管理者的领导艺术。

一、领导者威信与形象塑造

威信是人们在生活、工作和学习中形成的威望和信誉。领导者的威信是被领导者对领导者所持有的一种信赖而又尊重的反应态度,实际反映了领导者与被领导者之间积极肯定的关系,成为领导者有效影响被领导者的基础。领导者想要树立威信可以从以下几方面入手,如以德立威、以功立威、以才立威、以权立威。

形象包括仪表、仪态、举止以及通过这些外在状态表现出来的个人气质、修养和风度。美国总统林肯曾说:四十岁以前长得丑陋那是上帝的问题,四十岁以后还没有改变就是自身的问题了。这说明形象是可以改变的,也是可以塑造的。

树立威信和良好的形象不是一个硬币的两面,它们是相辅相成、缺一不可的。没有威信只有形象的领导者是一个摆设,没有形象只有威信只是一个机器。因此作为一个领导者要从立德、立威、立功、立言、立权,外塑仪表、内修气质等方面严格要求自己,以树立威信培养形象。威信和形象的培养是一个漫长的过程,看似无形却无坚不摧,能够产生持久而巨大的影响力。

二、领导者的授权艺术

领导者的授权艺术是指领导者根据工作需要,将自己所拥有的一部分权力委托给被领导者去行使,使被领导者在一定机制的约束下,能有相当的自主权大胆独立地开展工作。授权的意义在于使组织发挥其最佳功能,具体表现如下:①领导者可以摆脱日常忙碌的事务,集中精力解决重要问题;②调动被领导者的工作积极性,发挥其创造力,增强其责任心、成就感;③发挥被领导者的专长提高工作能力,培养和锻炼工作能力;④简化工作路线,提高工作效率。

在授权中要注意掌握一定的授权艺术。如:①视能授权,授权有度;②权责明确,责权同授;③适度监控,可控授权;④以级授权,逐级而授。

总之,领导的授权艺术是在长期的领导工作实践中积累并总结发展起来的,之所以用"艺术"的字眼加以诠释,关键在于授权艺术的灵活性,即领导者在运用相关授权艺术时,应根据特定的环境和条件,灵活运用各种方法和技巧,最终实现科学有效的授权。

三、领导者的创新管理

创新管理以组织结构和体制上的创新,确保整个组织采用新技术、新设备、新物质、新方法成为可

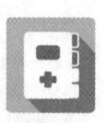

能,通过决策、计划、指挥、组织、激励、控制等管理职能活动和组合,为社会提供新产品和新服务。管理的创新是社会组织达到科技进步的目的,适应外部环境和内部条件的发展变化而实施的管理活动。它要求管理者首先应有创新思维。①统摄思维:用一个概念取代若干个概念的过程。管理者要纵观全局,把握发展时机和发展方向,发现主要矛盾,拟定创造性的行动方案,并有效地组织实施。②灵感:一种最佳的创造力。灵感是思想高度集中、情绪高涨时忽然表现出来的创造能力。③侧向思维:"他山之石,可以攻玉",为了进行创新必须广泛吸纳其他学科、其他业务领域及其他单位之长,从不同角度启发自己的思维,从而提高创新的艺术。

四、创建高效能团队的艺术

俗话说"三个臭皮匠,赛过诸葛亮"。可见团队的力量远远超过个人,加强团队管理的最终目的是为了实现团队整体绩效的提升。分工是科学,协作是管理,整合是艺术。一支稳定高效的团队的形成需要在分工和整合上形成一个有机的整体。

高效能团队的核心管理,往往通过以下方法进行:①管理创新,去除不必要的忙碌,提高做事的效率,提高工作的衔接效率。②机制创新,通过奖惩提高被领导者的积极性,以制度来约束违纪和懈怠,激励被领导者多劳多得。③技术创新,通过升级或改变以往低效率的工作方法和工作环境来达到工作效率的提高。④去形式主义,形式主义使被领导者的积极性受到打击。⑤明确目的,目的不明确,被领导者不理解,其积极性受到打击。

知识链接

《三国志》中,蜀、魏长坂坡一战,刘备被曹操打得一败涂地,丢盔卸甲,仓皇逃命。连爱子阿斗也陷落敌阵。当赵云浴血奋战、冒死救起阿斗,杀出重围,来到刘备面前,将阿斗交还时,刘备却将爱子丢在一旁,说道:你这小子,差点损了我一员大将!刘备这一领导行为,无疑对赵云产生了极大的心理影响,更加激发了赵云为刘备打天下的热情。刘备这一领导行为,使赵云感受到,在刘备的心目中,他的位置比阿斗更高,事业比个人得失更加重要,从而满足了赵云的心理需要,并强化了赵云以事业为重的价值观,也提高了刘备的领导影响能力。

五、激励艺术

(一) 激励的概念

所谓激励,顾名思义是激发和鼓励,是指激发人的行为动机的心理过程,即调动人的积极性,唤起人的内在动力,努力朝着组织所期望的目标前进。激励是现代管理的核心问题。如何激发人的工作积极性,是领导科学的关键问题。管理大师艾克卡认为一个管理者能够激励他人是最大的成绩,经过激励的被领导者的积极性、智慧、创造力是组织活动的源泉,是组织实现目标和竞争力的关键。那么,人的一切行动都是由某种动机引起的,动机是一种精神状态,它是引起、维持以及指引某种行为,去实现一定目标的主观原因,是决定人的工作行为表现的首要因素,它对人的行为起激发、推动、加强的作用。领导者要想激励被领导者,首先要了解被领导者的需求和动机,例如,对医院某些年资高的护士来说,职称晋升对她们最迫切;其次,设置目标的目的,不仅是满足组织成员个人的需求,最终还是为了有利于完成组织目标。例如,可以将医院科研创新的目标和护士晋升职称的个人目标结合起来,在晋升职称考核时对科研基金和科研论文给予倾斜,使护士可以通过努力而满足个人的需求,同时也达到组织目标;最后,目标的设置要适当,要能真正激发被领导者的工作动机,目标既不能轻而易举地获得,又不能高不可攀,应是通过努力可以达到的,例如,如果医院规定只有拿到诺贝尔奖的护士才能晋升高级职称,那就没有什么吸引力了,因为获得诺贝尔奖这种目标是常人不可能达到的。从护理管理的角度理解,激励就是调动护理人员的工作积极性,以提高其工作绩效。

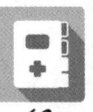

（二）激励的原则

（1）合理设置目标原则：目标设置必须满足被领导者个人的需要，否则不能激起被领导者的工作动力和热情，达不到满意的激励强度。

（2）引导性原则：外在的激励措施能否达到预期效果，不仅取决于激励措施本身，还取决于被激励者对激励措施的认识和接受程度。对于被激励者，激励应该是自觉接受而非领导者强加的，否则，无法实现个体目标与组织目标的协调发展。

（3）物质激励和精神激励相结合原则：物质激励是基础，它可以满足人们低层次的需要，所产生的激励效果是有限的。随着人们物质生活的满足以及个人素质的提高，大家对归属和爱、自尊和自我实现等高层次需要的要求越来越强烈，这就需要精神激励发挥作用。

（4）正激励和负激励相结合原则：通过树立正面的榜样和反面的典型，可以给被领导者传递明确的信息，即组织所期望和不期望的行为是哪些，从而形成积极向上的良好风气，杜绝不良事件的发生。

（5）合理性原则：包括两层含义。其一，激励措施要适度，过大或过小都会影响激励的效果；其二，激励程度要公平，否则会影响被领导者的工作效率和工作情绪，导致激励效果受到影响。

（6）明确性原则：包括三层含义。其一，明确激励的目的是做什么和怎样做；其二，公开奖金分配原则及结果；其三，直观表达物质奖励和精神奖励的指标。

（7）时效性原则：人的情绪无论是肯定和否定，都有一个发生、发展的过程，激励越及时，越有利于将人们的激励推向高潮，使其创造力连续有效地发挥出来。

（8）按需激励原则：了解被领导者的需要层次和需要结构的变化，有针对性地采取激励措施，才能真正收到其实际效果。

（三）激励的艺术

激励艺术是领导艺术的重点，是激励的执行者在实施奖励和惩罚的过程中，创造性地运用激励理论和方法，为最优化、最经济、最迅速地实现激励目标所提供的各种技巧和能力。激励艺术主要包括以下内容。

（1）物质激励：马斯洛认为生理需要是所有需要的基础。管理学者认为物质激励是所有激励的基础，它能通过满足员工物质利益的需要，来调动其完成任务的积极性。

（2）信任关怀激励：俗话说"信任就是力量"。领导的关怀和信任可以让下属对组织有极大的认同感和归属感，使他们树立主人翁意识，从而激发他们的工作热情和干劲，为完成组织的任务和目标竭尽全力。

（3）情感激励：人非草木，孰能无情。情感需要是人的基本需要之一。情感激励是指领导者和被领导者之间，以感情为手段的激励方式。积极的情感可以焕发出惊人的力量去克服困难；消极的情感会大大妨碍工作的积极性。

（4）榜样激励：人们常说"榜样的力量是无穷的"。榜样是人行动的参照物。榜样激励的方法就是树立行业内的模范人物形象，号召和引导员工学习。这样不仅先进者本人受到鼓舞，会再接再厉，并且使更多的员工也受到激励，努力进取。

（5）荣誉激励：荣誉是组织对个体或群体的崇高评价，是满足人们自尊需要、激发人们奋力进取的重要手段，在实际工作中，可以灵活运用荣誉激励的手段激励更多有进取心的员工积极进取，获得荣誉。

（6）兴趣激励：兴趣是指人们对事物的特殊的认识倾向。孔子曰：知之者不如好之者，好之者不如乐之者。可见兴趣是最好的老师，培养兴趣乃是学习和事业成功的一个重要因素。

（7）信息与知识激励：这里的信息与知识是指人所具备的信息、知识、技能和能力的总和。信息与知识激励能够存在的条件是信息与知识能够成为人们非常渴望的一种需求，在目前的知识经济时代，人们越来越意识到只有不断更新自己的知识和技能，才能使自己在今后的职业生涯中保持持续的竞争力。

（8）竞赛评比激励：通过组织、开展竞赛与评比活动，以增加员工不甘落后的压力感和奋发向上的进取心的激励方法。通过多种形式的竞赛评比活动，可以使员工施展自己的本领、发挥自己的才能，从而获得领导及同行的认可及赞誉。因此，激发了员工的工作积极性，提高了工作效率及工作兴趣。

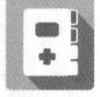

（9）支持激励：指员工在工作中，能够得到领导的大力支持与帮助，从而激发员工更大的热情去工作。领导者对员工提出的合理化建议要给予积极的支持和鼓励，并创造条件帮助其实现愿望。当员工在工作中出现问题或差错时，领导者要勇于为其承担责任。

激励技巧，不拘一格；百花齐放，百家争鸣。在工作中，领导者在遵循激励原则的前提下，合理使用激励技巧，建立有效的激励机制，将获得良好的工作绩效，形成轻松的工作氛围及和谐的人际关系，从而达到管理的最佳效能。

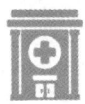 小　　结

领导是组织中的一个特定职位，负责组织中的行政、业务、质量管理和信息沟通等，协调组织和其他人员之间的关系，具有纽带和桥梁的作用。领导在组织内常有多重角色，但以管理角色为主。所以，要成为一名合格的领导者不仅需具备扎实的专业知识，还应具备科学的管理方法及娴熟的管理技巧。

 直通护考在线答题

（成育玲）

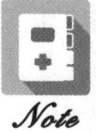

第六章　控制职能

扫码看课件

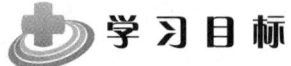

学习目标

1. **掌握**：控制职能的概念，基本原则。
2. **熟悉**：控制过程和方法。
3. **了解**：控制在护理管理中的应用。

控制（control）是一项重要的管理职能，作为管理的基本职能之一，也是管理过程的最后一个环节。控制具有不同于其他管理职能的性质、内容和方法，对计划进行监测并及时发现偏差，立即采取相应纠正措施，保障整个管理过程得以正常运转，从而实现组织预定的目标，是每一位护理管理者都要执行的重要工作内容。如提高护理服务水平、降低服务成本、保证护理服务质量、合理分配组织资源、改进服务流程、提高护理人员素质、时间管理、提高管理效率等所有的管理活动都与控制职能有关。

第一节　概　　述

案例导入

新入职护士实习生宁婷婷轮转重症监护病房，她发现这里的病人大多存在意识障碍，身上连接着各种管道和仪器，部分病人还有保护性约束。第一天，带教老师向婷婷详细介绍了工作环境、工作程序和特点。在接下来的轮转过程中，带教老师指导婷婷结合临床病例掌握了危重病人的病情观察、专业的护理技术操作、重症病人并发症防治等内容。有一天，护士长查房后提出了几个问题与大家一同讨论：重症监护病房病人存在哪些安全问题？如何进行管理？

提问：如果你是宁婷婷的带教老师，你会如何引导宁婷婷回答呢？

一、控制的基本概念

控制是"控制论"中的术语，在控制论中，控制（control）是指管理者按照既定的目标和标准，对组织活动进行监督，及时采取措施纠正偏差，使工作按原定的计划进行，或适当地调整计划，使组织目标得以实现的活动过程。

控制包括了三个方面的含义。

第一，控制是一个过程。

第二，控制是通过"衡量、监督、检查和评价"和"纠正偏差"来实现的。

第三，控制的目的性是确保预期目标和计划得以实现。一个有效的控制系统可以保证各项计划的落实，保证各项工作朝着既定的目标前进。

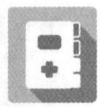

二、控制的类型

扁鹊的医术

　　扁鹊三兄弟从医,魏文侯问扁鹊:"你们家兄弟三人,都精于医术,到底哪一位最好呢?"扁鹊答:"长兄最好,中兄次之,我最差。"魏文侯说:"为什么这么说?"扁鹊说:"我长兄是治病于病情发作之前。一般人不知道他事先能铲除病因,所以名气无法传出去,只有我们家的人才知道。我中兄是治病于病情初起之时。一般人以为他只能治轻微的小病,所以他的名气只及于本乡里。而我治病于病情严重之时,一般人都看到我在经脉上穿针管来放血、在皮肤上敷药等大手术,所以都以为我的医术最高明。"从医术上来说,事后控制不如过程控制,过程控制不如预防控制。在护理管理过程中,发现小的隐患及时排除,发现小的偏差迅速纠正,认真做好前馈控制,把风险和事故消灭在萌芽状态是最高明的管理策略。

　　按照控制点位置,控制可分为前馈控制、过程控制和反馈控制。

　　按照控制活动的性质,控制可分为预防性控制和更正性控制。

　　按照控制手段,控制可分为直接控制和间接控制。

　　按照控制的方式,控制可分为正式组织控制、群体控制和自我控制。

　　按照实施控制的来源,控制可分为内部控制和外部控制。

　　上述分类方法也不是绝对的,有时一个控制活动可能同时属于几种类型。例如,新护士长选拔过程中的考核和群众评议等工作,既属于预防性控制,也属于前馈控制。护理管理工作中,制定各种规章制度、护理常规、护理技术操作规范、工作流程、各班职责等来约束护士的行为,属于间接控制;这些制度、常规、流程、规范和职责等能发挥预防性控制的作用;护士具有良好的职业道德和慎独精神,认真执行和遵守这些制度、常规、流程、规范和职责等,这就是有意识的个人自我控制;护士长对照这些制度、常规、流程、规范和职责等,检查护士的工作,既属于直接控制,也属于过程控制。

　　下面重点介绍按控制点位置的不同而划分的前馈控制、过程控制和反馈控制,这三者的关系如图6-1所示。

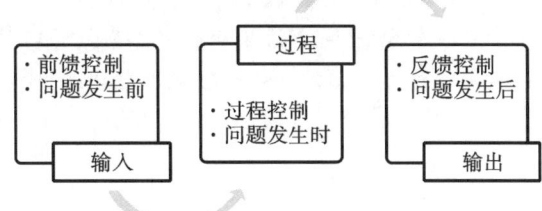

图 6-1　控制的类型

(一) 前馈控制

　　前馈控制(feedforward control)又称预防控制或预先控制,是在实际工作开始之前,对输入环节所实施的控制。前馈控制面向未来,其重点是预先对组织的人、财、物、信息等进行合理配置,使他们符合预期标准,强调"防患于未然",将偏差消灭在萌芽状态。前馈控制,由于其不针对具体的工作人员,一般不会造成对立面的冲突,是一种理想、有效和经济的控制方法。

　　在护理管理中,前馈控制的实例很多,如:为保证护理服务的基础质量,对急救物品、医疗器械、环境、护士素质的要求、规章制度、服务流程护理计划等所进行的控制;为保证护士选拔录用的效果,对应聘者进行的材料审核、面试、体检、试用期考察等,都属于前馈控制。

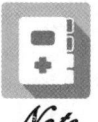

（二）过程控制

过程控制（process control）又称同步控制或环节质量控制，是在计划执行的过程中对过程环节所实施的控制。过程控制具有指导和监督两种职能。指导是指针对工作中出现的问题，管理者根据自己的知识和经验，对下属所进行的技术性指导，或与下属共商纠偏措施，帮助下属正确地完成任务。监督是指对照标准检查正在进行的工作，以确保工作任务的完成。

在护理管理中，过程控制的实例很多，例如护理部主任查房时，发现治疗室内清洁区和污染区划分不清；护士长巡视病房时，发现护士违反操作规程，都有责任立即予以纠正，并提出改进措施。例如，对护士不良行为的纠正效果就与护士长的行为和态度密切相关。因此，要做好"言传身教"，确保控制的有效性，管理人员必须加强自身学习，努力提高自身素质，不断提升管理艺术。

（三）反馈控制

反馈控制（feedback control）又称事后控制或结果控制，是在行动结束之后，对输出环节所进行的控制。这类控制是历史最悠久的控制类型，主要通过对行动结果进行测量、分析、比较和评价，对已经发生的偏差采取相应的措施，其目的不是要改进本次行动，而是纠正下一次的行动，防止偏差再次发生或继续发展，力求做到"吃一堑，长一智"。尽管反馈控制对于已经发生的偏差、已经造成的损失几乎于事无补，但"亡羊补牢，犹未为晚"。反馈控制，不仅能够达到"惩前毖后"的目的，还能帮助我们更好地把握行动规律，为更好地实现组织目标创造条件。

在护理质量控制中，"住院病人跌倒发生率""院内压疮发生率""插管病人非计划拔管发生率""住院病人身体约束率"等护理敏感质量指标都属于反馈控制指标。这些指标的分析能够为护理管理者提升各项护理质量以及做好各级人员绩效考评提供科学的依据。

知识链接

蝴蝶效应

蝴蝶效应是美国麻省理工学院气象学家爱德华·洛伦兹在1963年提出来的。为了预报天气，他用计算机求解仿真地球大气方程式，意在利用计算机的高速运算来提高长期天气预报的准确性。一次试验中，他把一个中间解取出，提高精度再送回。而当他喝了一杯咖啡以后，回来再看时竟大吃一惊：本来很小的差异，结果却偏离了十万八千里！洛伦兹发现，误差会以指数形式增长，在这种情况下，一个微小的误差随着不断推移可造成巨大的后果。此后，他在一次讲演中提出：一只蝴蝶在巴西扇动翅膀，有可能会在美国的得克萨斯州引起一场龙卷风。

蝴蝶效应说明，在混沌系统中，初始条件的极小偏差，将会引起结果的巨大差异。它告诉我们初始条件十分微小的变化经过不断放大，对其未来状态会造成极其巨大的差别。

三、控制的功能

（一）限制偏差积累

一般来说，小的偏差和失误并不会立即给组织带来严重的损害，但如果长此以往，不予纠正，小的偏差就会积累和放大，变得十分严重。护理工作中出现偏差在很大程度上是不可避免的，但如果管理者不能及时地获取偏差信息，及时地采取有效的纠偏措施，减少偏差的积累，就会带来严重的后果。

例如，我们在护理安全管理过程中，如果忽视护士的培训和一些关键环节的控制，就会给病人生命造成不可挽回的损失。只有关注细节，防微杜渐，注重关联，控制全局，才能确保病人安全。

（二）适应环境变化

任何一个组织都不是静止的，其内部条件和外部环境都在随时随地变化着。如果建立目标和实现目标是同时的，就不需要进行控制。但现实工作中，这两者之间总是有一段时间。在这段时间中，组织内外部环境都会发生许多变化：政府可能会制定新的政策和法规或对原有的进行修订，突发性公共卫生事件的发生,疾病谱的变化,服务对象新的需要,组织机构的重新调整,组织内部人员的变动等,这些都会对组织的目标实现产生影响。因此,需要建立有效的控制系统帮助管理者预测和识别这些变化,并对由此带来的机会和威胁做出反应。这种监测越有效,持续时间越长,组织对环境变化的适应能力就越强,组织在激烈变化的环境中生存和发展的可能性就越大。

四、控制基本原则

(一)计划性原则

计划是实现控制工作的依据,控制的任务是保证组织按预期的计划进行,取得预期成果,并使组织的每一次活动都有所创新,上升到一个新的高度。因此,控制工作应围绕计划进行,计划越明确、越完整,控制就越有效。管理者会更有效地采取各种手段和措施,实现预期的目标。

(二)客观性原则

控制是通过人来实现的,再好的管理者也会受到主观或客观因素的影响,因此,有效的控制要求用客观、准确的标准去评价工作成果,其标准可以是定量或定性的考核方法。

(三)关键性原则

关键性原则是一种管理艺术,管理者在控制工作中面面俱到是不可能的,因为各部分、各环节、各种因素在实现计划目标中所起的作用和地位是不同的,如果管理者关注计划执行中的每一个细节,既浪费时间也没有必要。因此,管理者应将控制重点放在对完成工作目标有重要意义的关键环节、重点部分和重点因素上。

(四)灵活性原则

控制是通过纠正活动中出现的偏差,使被控制系统按原计划执行,以实现计划目标的过程。但在现实管理活动中,可能会出现原计划是错误的,或因突发事件改变了原来的条件,使下属无法执行原计划,这就要求管理者灵活地控制,立即修改计划,采取特殊措施避免造成更大的损失和严重的后果。

(五)及时性原则

及时性控制主要是及时发现偏差并及时纠正偏差,保证控制活动取得良好的成果。其目的是避免事态进一步恶化,造成更大的失误。由于组织活动是复杂的,受多种因素制约,许多潜在因素尚未显露,其发展态势难以预测。因此,管理者需要及时收集和传递信息,在多种方案、手段、途径中进行比较,反复权衡调整计划,选择快捷的方式对组织活动进行有效控制,实现组织目标。

五、有效控制系统的特征

一个有效的控制系统可以改进工作成效和提高工作效率。它具有以下特征。

(一)适时控制

使得控制系统能及时发现偏差信息,并迅速做出反应,防止偏差的积累。

(二)适度控制

能防止控制过多(允许一些随机误差存在)或控制不足,能处理全面控制与重点控制的关系,能使花费一定费用的控制得到足够的收益。

(三)客观控制

有效的控制必须是客观的,符合实际的。一是控制过程中采用的检查、测量的技术手段必须能正确地反映组织在时空上的变化程度与分布状况,准确地判断和评价组织各部门的实际状况;二是组织还必须定期检查过去规定的标准和计量规范,使之符合现时的要求,标准和规范不应自相矛盾。

(四)自我控制

有效的控制系统应允许员工进行自我反馈和自我控制,这样可以节省时间,提高组织的有效性。

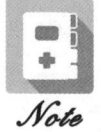

（五）员工认同

员工对控制系统的认同感越高，控制系统发挥推动和激励作用就越明显。否则，控制系统会影响员工士气，甚至使员工产生抵触、破坏控制系统的行为。

第二节　控制过程和方法

一、控制过程

控制过程（control processes）包括建立控制标准、衡量偏差信息和采取矫正措施三个关键步骤，它们相互关联，缺一不可。其中：建立控制标准是控制工作的前提；衡量偏差信息是控制工作的重要环节，不掌握偏差信息，控制就无法继续开展；采取矫正措施是控制工作的关键，矫正措施是根据偏差信息，做出调整决策，并付诸实施。

（一）确立标准

标准是人们检查工作及其结果的尺度。标准是控制的基础，是衡量实际工作绩效的依据和准则。标准的类型很多，它的建立取决于所需要衡量的绩效和成果领域。管理控制的首要环节是拟定具体的标准。制定标准不仅要抓住关键点，还要使标准便于考核，具有可操作性，将计划中的目标分解为一系列可操作的控制标准。在实际工作中也尽量采用可度量的方式对标准加以量化处理，不宜量化的，提出易操作的定性标准。

护理系统常用的控制标准有以下几种。

1. 时间标准

完成一定数量的护理操作或做好某项护理服务工作所限定的时间，如为新入院病人铺床应在 7 分钟内完成。

2. 质量标准

保证护理符合各种质量因素的要求，或服务方面需要达到的工作标准，如护理文书书写规范。

3. 程序标准　根据操作过程所制定的流程标准，如口腔护理、静脉输液等各项护理操作流程。

4. 行为标准　如医德医风、行为规范、服务用语、仪态仪表要求等。

（二）衡量绩效

对照标准衡量工作绩效，是了解下属的执行是否与上级指令、计划相一致的过程。通过评估、考核、检查等活动，发现计划、方案与实际工作之间的偏差，认真分析和研究造成偏差的原因，采取有效的纠偏措施，保证组织目标的实现。衡量绩效的过程是在信息收集的基础上，建立有效的信息反馈系统。因此，管理者必须做到以下几点。

1. 选择合适的衡量方法　管理者对衡量绩效应做出具体合理的安排。选择好衡量项目，对决定实际工作好坏的重要特征进行衡量；选择好衡量对象，包括自己、上级、同事、下级等人员选择好衡量次数，衡量次数过多，会增加控制成本形成浪费，衡量次数过少，不能及时发生偏差易造成过多损失；选择好衡量方法，可通过个人观察、书面报告、抽样调查、召开会议等方法获取真实全面的信息。

2. 建立有效的信息反馈系统　控制的目的不是单纯为了衡量绩效，而是为了达到预定的目的。对实际工作情况进行衡量是为了提供有用的信息，为纠正偏差提供依据，因此，要建立有效的信息反馈系统。衡量绩效的主要问题是如何及时收集适用、可靠的信息，并将其传递到对某项工作负责而且有权采取纠偏措施的主管人员手中，并能够将纠偏措施的指令迅速传到相关操作人员，以便对出现的问题及时处理。

（1）获得信息的根本途径是通过反馈。实现有效反馈的措施如下。

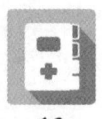

①建立工作汇报制度，要求下属及时准确地将执行上级指令的情况及遇到的问题反映上来，使上级部门及时了解下属的执行情况。

②建立监督检查机构，进行检查监督。因为受下属的素质及其自身利益的限制，有时不能及时、全面、如实地反映情况，因此必须有专门的监督检查机构了解情况，及时向管理者提供信息。

③管理者要亲自监督检查某些重要决策的执行，如果执行中发生了一些重大事件，管理者就要亲临现场指挥以及时发现偏差，解决问题。

（2）在控制过程中要预测可能出现的偏差。有些活动出现一些偏差是难免的，但要确定可以接受的偏差范围，如基础护理合格率控制范围是90%以上，低于90%则不能接受，这样可以避免出现大的偏差，以减少不必要的损失。

（3）收集、整理信息时，管理者应注意以下几点。

①信息的时效性。要及时收集、加工、传递信息，否则信息就降低了使用的价值。

②信息的准确性。要准确、真实、可靠地收集信息，以便做出正确的决策。

③信息的实用性。要对信息进行整理分析，提供合适的、有用的信息，以免加重管理者的负担。

（三）纠正偏差

偏差是控制系统中绩效标准与实际结果的差异。在衡量绩效后，如果发现了偏差，管理者就需要立即采取纠偏行动，尽量使绩效与标准相符。在控制过程中，出现偏差的原因可能是复杂的，这就需要管理者分析造成偏差的真正原因，偏差原因产生的不同，所采取的纠偏措施也不同。无论采用什么措施，管理者都要注意以下几点。

（1）要找出偏差产生的主要原因，做到有的放矢地采取具体的纠偏措施。

（2）要确定被纠正的对象。

（3）要选择正确的纠偏措施，使纠偏方案达到最佳，实现目标。

知识链接

袋鼠与笼子的启示

一天动物园的管理员发现袋鼠从笼子里跑出来了，于是开会讨论，一致认为是笼子的高度过低。他们决定将笼子的高度由原来的10 m加高到20 m。结果第二天他们发现袋鼠还是从笼子里跑到了外面。他们又决定再将高度加高到50 m。没想到隔天居然又看到袋鼠全跑到外面，于是管理员们大为紧张，决定一不做二不休，将笼子的高度加高到100米。一天长颈鹿和几只袋鼠们在闲聊，"你看，这些人会不会再继续加高你们的笼子?"长颈鹿问。"很难说。"袋鼠说:"如果他们再继续忘记关门的话!"袋鼠从笼子里跑出来，应该到现场去看一看，采用观察法掌握实际情况，而不是在会议室里主观推断。数据收集错误，问题诊断不对，纠偏措施也就不会有任何效果。

控制是一个连续的过程，它使管理工作成为一个闭路系统。在多数情况下，实施控制既是一个管理过程的终结，又是一个新的管理过程的开始。控制绝不是仅限于衡量计划执行中出现的偏差。控制的目的在于通过采取纠正措施，把那些不符合要求的管理活动引回到正常的轨道上来，使管理系统稳步地实现预定目标。因此，控制不仅是实现计划的保证，而且可以积极地影响计划的制定。正是由于这个原因，控制活动成为一条贯穿于整个管理活动始终的主线。只要有管理，就必然要有控制。随着管理活动的发生、管理系统的运行，控制过程也不断地、周而复始地连续展开。

二、控制的对象

（一）人员的控制

组织目标是通过管理者对他人的有效控制来实现的。对人员控制最常用的方法是直接巡视，在巡视过程中发现问题，马上给予纠正。如护士长发现一位护士在给病人进行静脉输液时，没有认真核查病

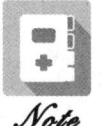

人的个人信息,就应该指明正确的操作方法,并告诉护士在今后工作中按正确的流程操作。另一种方法是对员工进行系统化评估。通过评估,对绩效好的员工给予奖励,如提升工资或奖金,使其维持和加强良好的表现;对绩效差的员工,管理者应采取相应措施,如进行业务培训或根据偏差的程度给予不同处分。

(二)作业的控制

所谓作业,是指从劳动力、原材料等物资到最终产品和服务的转化过程。对护理工作而言,作业是指护士为病人提供各项护理服务的过程。护理工作中常用的作业控制有护理技术、护理质量、医疗护理所用材料及药品购买和库存控制等。

(三)信息的控制

信息的控制需建立一个良好的信息管理系统,对信息的数量、质量、来源和时效性进行有效控制。护理信息系统包括护理业务管理、行政管理、科研教学三个信息系统。护理业务管理系统又分为病人信息系统、医嘱管理系统和护理病例管理系统等。

(四)财务的控制

要保证医院各项工作的正常运作,必须进行财务控制。主要包括审核各期的财务报表、财务指标计算、降低成本和保证各项资产得到有效利用。这部分职能主要由财务部门完成,对护理管理者来说,主要的工作是进行护理预算和护理成本控制。

(五)组织绩效的控制

组织绩效是指组织在某一时期内任务的完成数量、质量、效率及盈利情况。一个组织的整体绩效很难用一个指标来衡量,关键看组织的目标取向及所设定的衡量标准。医疗卫生服务行业的绩效评价,不仅要看经济效益,更要考虑其社会效益。组织绩效实现的过程中,需重视个人绩效的实现,争取使个人绩效的实现在最大程度上与组织绩效一致。

知识链接

二八原理

"二八原理"是意大利经济学家帕累托(Pareto)在 19 世纪末提出来的。他在从事经济学研究时,偶然注意到 19 世纪英国人财富和收益模式的调查取样中,大部分财富流向了少数人手里。他发现这种不平衡的模式会重复出现,而且有数学上的准确度,大体是 2:8。由此他提出了所谓"二八原理",即"重要的少数与琐碎的多数原理",大意是,在任何特定的群体中,重要的因子通常只占少数,而不重要的因子则占多数。

"二八原理"指出我们的世界上充满了不平衡关系,如 20% 的人口拥有 80% 的财富,20% 的员工创造了 80% 的价值,80% 的收入来自 20% 的商品,80% 的利润来自 20% 的顾客等。因此,在工作中要学会抓住关键的 20% 的问题,只要控制重要的少数,即能控制全局。

三、控制技术与方法

控制技术可分为控制硬技术和控制软技术。控制硬技术是指实施控制所采用的技术设备装置和仪器等。控制软技术是指控制方法。两者要相互适应,才能更加科学、有效。

管理实践中采用的控制方法比较多。一般是将控制方法分为预算控制技术和非预算控制技术。预算是组织对未来一定时期内预期取得的收入和计划花费的支出所列的清单。预算控制是指根据预算规定的收入和支出标准来检查和监督各部门的经营活动,保证各部门、各项活动在实现利润的过程中对资源的利用。如企业用金额和生产数量反映企业的各项计划,医院用金额反映病房财政收支计划等。非预算控制技术又分为质量控制技术和数量控制技术。质量控制技术通常用语言评价人的成效,包括管理审核、内部审核、外部审核、个人观察、成效评估等技术。数量控制技术通常用数字评价人的成效,通

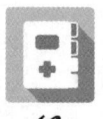

常采用甘特图、盈亏平衡分析、基于活动的成本管理分析、偏差分析、决策树等。护理管理中常用的控制方法如下。

（一）行为控制法

管理控制中最主要的控制就是对人员的行为进行控制，这是因为在任何组织中最重要的资源是人，任何高效的组织都配备着有能力高效完成指派任务的优秀人才，这可以从周围许多组织的情况得到证明。怎样选择人员、怎样使员工的行为更有效地趋向组织目标，这就涉及人员行为的控制问题。行为控制包括直接监督、目标管理和行政控制。

1. 直接监督 行为控制最直接、最有效的方式。通过这种方式，管理者可以根据需要监督下属的行为，告诉他们哪些是合适的行为或不合适的行为，并采取纠正措施进行干预。护士长或带教老师对新上岗的护士、实习生、进修生的控制多采用此种方式。通过个人监督进行控制所获得的信息具有较高的准确性，是一种有效的激励员工和提高效率的方法。当然，此种方法管理成本高，不利于下属创造性的发挥，且对监督者的知识、经验和沟通能力有较高要求。

2. 目标管理 把总目标分解成不同层次的子目标，并确定各自的考核标准，输入被控系统，然后将被控系统的执行结果与预期的目标及考核标准进行对照检查，以发现问题、实行目标管理是一种为提高效率而进行的系统化目标设定过程，也是对下属实现特定组织目标或业绩标准、执行运营预算的能力进行评估的系统。目标管理作为一种控制方法的特点是清晰、明确，各级管理者容易做出判断。整个组织或系统的目标分解成为各个子系统的目标，如果各个子系统能达成目标，就能够确保整个组织达成目标，这就在某种程度上提高了控制的可靠程度。

3. 行政控制 一种由规则和标准操作程序组成的综合系统进行的控制，其目的是塑造和规范组织和员工个人行为。规则和标准操作程序指导行为，并对员工在碰到需要解决的问题时应该做什么作了详细的说明。制定规则和操作程序是管理者的职责。当员工遵守管理者制定的规则时，他们的行为是标准化的，即行为是以相同的方式一遍遍重复进行，而且可以对工作结果进行预测。培训员工遵守已经证实在特定场合最有效的规则行为，是使员工行为标准化的有效方式。行政控制也有不利的方面：首先，可能使组织变得官僚主义，对环境变化反应迟钝；其次，可能使员工变得墨守成规。因此，管理者必须对自己使用行政控制的方式始终保持一种敏锐的洞察力。当组织行为是程序化的且容易理解时，行政控制非常有用；当管理者必须对环境变化做出快速反应或做出非程序化决策时，不宜用行政控制。

（二）组织文化与团体控制法

组织文化是组织在长期生存和发展过程中所形成的价值观、群体意识、工作作风和行为准则的总和。团体控制是通过分享价值观、规范、行为标准和共同愿望，对组织内个人和群体施加控制。组织文化不是通过外部强制发挥作用的约束系统，而是通过员工内部价值观和规范，进而由这些价值观和规范约束指导他们行为。组织文化是通过创始人价值观、社会化过程、仪式和典礼，以及故事和语言等形式传递给组织成员的。例如对新护士进行授帽、宣誓等仪式均属于此种控制。

管理者的一项最重要的工作就是选用最合适的控制方法。在护理管理过程中，哪种控制方法最有效，需具体问题具体分析，不能生搬硬套。

第三节 控制在护理中的应用

控制是管理的重要职能之一，控制职能是质量管理的基础。控制贯穿于护理工作的全过程，护理质量关系到病人生命安全和身体健康，同时，护理质量的提高也离不开护理成本的控制。因此，在护理管理中，应重视护理成本的控制、护理安全和护理风险的管理。

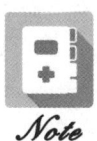

一、护理成本控制

护理成本控制(nursing cost control)是预先制定合理的成本目标,对构成成本的一切耗费进行严格的计算、考核和监督,及时揭示偏差,并采取有效措施,纠正不利差异,发展有利差异,使成本被限制在预定的目标范围之内的管理方法。成本控制是现代成本管理工作的重要环节,是落实成本目标、实现成本计划的有力保证。其意义在于减少不必要的花费,尽量从制度上着手改进工作方法与流程,减少人为的浪费,鼓励员工更加爱护医院财物,以达到医院资源的最佳使用效益。护理成本控制的步骤如下。

(一)根据定额制定成本控制标准

成本标准是对各项费用开支和资源消耗规定的数量界限,是成本控制和成本考核的依据。没有这个标准,也就无法进行成本控制。成本标准也是制定各项降低成本的技术措施的依据。

(二)执行成本控制标准

对成本的形成过程计算和监督。根据成本指标,审核各项费用开支和各种资源的消耗,实施降低成本的技术措施,保证实现成本计划。

(三)明确成本差异

核算实际消耗脱离成本指标的差异,分析成本发生差异的程度和性质,确定造成差异的原因和责任归属。

(四)消除成本差异

组织护理人员挖掘增产节约的潜力,提出降低成本的新措施或修订成本标准的建议。

知识链接

护理成本核算具体方法

护理服务总成本=直接成本+间接成本。其中,直接成本与护理时间和工资有关,间接成本包括:管理成本、作业成本,如暖气、电、房屋费用等,为了公平起见,将间接成本平均分摊给每个病人。

护理单项成本核算公式:

护理人力成本 $A=$(月平均工资/每月工时)×耗用工时(小时)

护理设备折旧金额 $B=$(月折旧金额/月使用时间)×使用时间(小时)

护理用材料 $C=$ 材料含税单价×用量

作业费用 $D=(A+B+C)/(1-G)×G$(其中 $G=15\%\sim25\%$)

行政管理费 $E=(A+B+C+D)×(3\%\sim5\%)$

教学研究及社会费用 $F=(A+B+C+D)×5\%$

成本总计 $=A+B+C+D+E+F$

合理收费标准 = 成本合计×1.25

二、护理安全管理

(一)护理安全

护理安全(nursing safety)是指在实施护理服务全过程中,病人不发生法律和法定的规章制度允许范围以外的心理、人体结构或功能上的损害、障碍、缺陷或死亡,它包括一切护理缺陷和一切不安全的隐患,包括护理主体的安全和护理对象的安全。前者是指护理活动过程中护士的安全,后者是指护理活动过程中病人的安全。

(二)护理安全与护理风险的关系

护理风险是指可能会发生的护理危险,是一种职业风险。有学者认为,护理安全与护理风险有因果

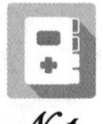

关系:风险意识低,安全系数就低。因此,护理管理者要确保护理安全必须首先提高护理人员的风险意识。

(三)护理安全管理

护理安全管理(nursing safety management)是指以创建安全的工作场所为目的,主动实施一系列与安全相关以及职业健康的各种行动措施与工作程序。它包括病人安全管理和护理人员职业防护,是护理质量管理的重要内容,也是医院安全管理的一部分。

1. 病人安全 在医疗过程中采取必要的措施,避免或预防病人遭受事故性损伤,规避、预防和改善健康服务导致病人不良结果或损伤的过程。

2. 病人安全管理 目的在于使病人在医疗照护过程中避免意外和不必要的伤害。提高病人安全管理的重点在于降低系统中不安全的设计、操作及行为。发达国家医院的做法如下。

(1)建立国家病人安全管理中心,其任务是制定病人安全目标并追踪其进展情况、制定研究计划、定义典型的安全系统,开发、宣传并评价医疗错误的识别和分析工具,开发教育公众有关病人安全的办法,并提出相关建议等。

(2)健全医疗错误的报告系统。为了识别医疗错误并从中吸取教训,设立全国性强制性报告系统,同时鼓励医疗从业人员发展并参与资源报告系统。对于强制报告,政府应当收集导致病人死亡或严重伤害的不良事件的有关信息,并及时作出反应。自愿报告系统是强制报告系统的补充,关注更为广泛的医疗错误,主要是那些没有造成病人伤害或只造成很小伤害的事件,对通过自愿报告系统收集的信息加以保密,不得作为病人在法庭上抗辩的依据。

(3)制定保证病人安全的操作规范。通过管理机制(如注册、认证和鉴定),制定并执行保证病人安全的操作规范。

(4)实施安全计划,执行操作规范,以保证病人安全。医疗机构应当发展"安全文化",工作重点是提高医疗行为的可靠性,以保证病人安全。医务人员应当树立"安全第一"的观念,医疗机构必须建立连续监测病人安全的系统。

3. 护理人员的职业防护措施

(1)针刺伤预防 全面处理针头,禁止双手回套针帽、处理针头时勿匆忙。不将手指伸入容器内。手持针头和锐器时不要将锐利面对着他人,以免刺伤他人。为不配合的病人注射时,应取得他人协助。将用过的针头丢入合适的防刺穿的容器内。针头用过后及时处理,勿刺伤自己及他人。不徒手处理破碎的玻璃。

(2)噪音预防 对新建工作间应从声学设计角度考虑采用隔音设施。对仪器、设备定期普查、检修、上润滑剂,尽量减少其推、拉次数,减少异常噪音。

(3)麻醉废气的管理 包括降低麻醉剂污染,加强麻醉废气排污设备及工作人员自身防护。加强麻醉废气排污设备管理。改善手术室通风条件。加强工作人员自身防护,特别是孕期或哺乳期的妇女。

(4)消毒灭菌剂预防 甲醛消毒灭菌,在无菌箱中进行,消毒后开窗通风,去除残留的甲醛气体。戊二醛应存放于有盖的容器内,且室内通风好,以减少与有害气体的接触,接触戊二醛应戴橡胶手套,防止溅入眼内或吸入。

(5)化疗药物预防 医疗机构制定严格的防护方案并提供安全的防护用品和设备。遵守抗癌药物操作规程。配药前洗手,穿隔离衣,戴一次性口罩和帽子、双副手套。操作台面铺一次性防护垫。割安瓿前应轻弹其颈部,使附着的药物降至瓶底,打开安瓿时应用无菌纱布围绕其颈部,以防划破手套。溶解药物时,溶液沿管壁缓慢注入瓶底。瓶装药物稀释及抽取药液时,应插入双针头以排除瓶内压力,防止针栓脱出造成污染。抽取药液后,在瓶内进行排气后再拔针,以免药液排到空气中。污染废弃物处理:用过的废安瓿、小瓶、一次性注射器、输液器要放入有特别标记的密封的厚塑料袋或防漏容器,防上

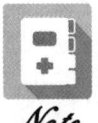

蒸发污染空气并及时焚烧。对污染的分泌物、排泄物如尿液、粪便等处理时,须戴口罩、帽子、手套,为防止呕吐物污染病室,给病人专用容器与塑料袋,用后严格消毒处理。

(6) 精神缓解　管理者引导护士善于保持积极向上的愉悦心境。注重培养护士对挫折的承受能力,鼓励其学习心理学知识,摆脱心理困扰,以更大的热情投入工作。为护理人员创造一个舒心的工作环境。

护理安全管理是护理质量管理的重要组成部分,加强安全管理是保证病人生命安全的必备条件,是切实维护护患双方正当权益的前提。目前,护理安全管理还没有形成一套完整的系统评价指标体系。今后,护理安全管理应重点探讨护理风险对医疗护理风险的认识与不安全事件发生概率的关系,构建一套系统、有效的并具有科学性、实用性、可操作性的护理安全质量评估体系,形成标准化的护理安全质量管理,提高临床护理人员风险意识,更新护理管理人员安全质量管理观念等。

三、护理风险管理

(一) 护理风险识别

护理风险识别是护理风险管理的基础,其主要任务是对护理服务过程中客观存在的及潜在的各种风险进行系统识别和归类,并分析产生护理风险事故原因。由于护理服务过程中病人的流动、设备运转、疾病的护理都是动态过程,所以风险的识别,实际上也是一个动态监测过程。

常用的护理风险识别技术有三种。

(1) 结合临床资料,分析和明确各类风险事件的易发环节和人员等。

(2) 科学分析护理工作流程,全面分析各个环节可能发生的风险事件,预测护理风险及制定防范措施。

(3) 设计专门调查表,调查关键人员,掌握可能发生风险事件的信息。

(二) 护理风险评估

护理风险评估是在风险识别的基础上进行定量分析和描述,通过对这些资料和数据的处理,发现可能存在的风险因素,确认风险的性质、损失程度和发生概率,为选择正确的处理方法和风险管理决策提供依据。风险管理重在预防,而预防工作则重在风险评估,因此风险评估是风险管理程序中的重要一环。风险评估一般运用概率论和数理统计方法来完成。护理风险定量分析,常采用风险量化分析来评价,如风险的危险性＝风险严重程度×风险频率。

(三) 护理风险控制

护理风险控制是护理风险管理的核心内容,是针对识别、评估之后的风险问题采取措施。主要风险控制措施包括以下几种。

1. 风险预防(risk prevention)　采取积极的措施防止风险事件的发生,如增强护理人员的法律意识,提高护患沟通能力等。

2. 风险回避(risk avoidance)　停止提供可能产生某种风险的医疗项目。如未获得经外周静脉置入中心静脉导管(PICC)专业技术培训合格证书的护士不得从事该项治疗。

3. 风险转移(risk transfer)　将风险责任转给其他机构,如向保险公司投保、向上级医院转诊等。

4. 风险承担(risk acceptance)　将风险损失的承担责任保留在医院内部,由医院自身承担。

5. 风险取消(risk cancel)　取消风险发生率太高、对医院工作影响大、购买保险费用过高,或疗效不确切的项目,从而完全避免此类风险事件的发生。

6. 风险教育(risk education)　将已经发生的风险事件作为风险教育素材,进行风险教育,以提高风险意识。

(四) 护理风险管理效果评价

对风险管理手段的效益性和适用性进行分析、检查、评估和修正,为下一个周期提供更好的决策。

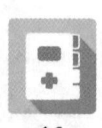

护理风险管理效果评价就是信息反馈，如护理文书合格率是否提高、护士的法律意识和防范风险意识是否增强等，为今后的管理提供依据。

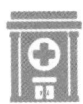 小　　结

　　控制职能是护理管理的重要职能，也是护理工作中质量管理的基础，贯穿于护理工作的始终。护理管理者要掌握控制的原则，熟练运用各种控制方法，灵活运用控制的各种功能。

 直通护考在线答题

（李　慧）

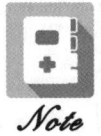

第七章　护理质量管理

学习目标

1. **掌握**：掌握常见的护理质量管理方法，能结合医院实际，运用护理质量管理方法制定质量控制方案和质量检查标准。

2. **熟悉**：护理质量管理的概念，复述护理质量管理的基本原则，熟悉护理质量管理基本标准和管理过程。

3. **了解**：质量管理的相关概念；护理质量管理的意义。

护理质量是指护理工作为病人提供护理技术和生活服务效果的优劣程度，即护理效果的高低。护理质量管理就是要求医院护理系统中各级护理人员层层负责，用现代科学管理方法，建立完整的质量管理体系，满足以病人为中心的护理要求，一切从实际出发，保证质量的服务过程和工作过程。

第一节　护理质量管理概述

 **案例导入**

　　某医院心内科常见疾病为冠心病、高血压等，口服药物是该类病人的主要治疗手段之一。近一个月来，病区护士长向护理部报告了多起口服药物相关的护理不良事件，如病人忘记服用口服药、服错药、药品遗失、未按规定时间服用等。经护理部了解，该科收治病人中 60 岁以上老年人占 50% 以上，常有老年病人出现口服药物相关的不良问题，且该类现象在内分泌、神经内科等老年病人较多、口服药物治疗多的科室普遍存在。60 岁以上的老年病人口服药物是最常规的治疗方法之一。当所患疾病种类多、病情复杂时，使用药物相应增多，但老年人听力、视力、记忆力、理解力均有不同程度的下降，知识缺乏，出现错服、漏服、擅自乱服药物等问题。因此，针对规范住院老年病人的口服用药是护理质量管理的重要内容之一。

　　思考：

　　1. 针对此问题，如何使用检查表、统计表和排列图找到病人口服药的主要不良问题为漏服药和未按时服药。

　　2. 以漏服药为例，从病人、护士、药物递交过程、药房、药物五个角度，绘制了因果分析图进行原因解析，找出主要原因。

　　3. 针对漏服药问题，提出了改进措施。

护理质量管理是护理管理的核心，也是护理管理的重要职能，直接反映护理工作的内涵和特点。护理质量不仅取决于护士的综合素质和技术水平，而且与护理管理方法和管理水平密切相关。科学、有

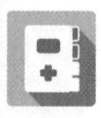

效、严谨、完善的管理不仅是促进护理质量不断提高的重要保证,更是为病人提供安全护理的重要保障,因此,如何为病人提供全面、系统、高质量的护理服务,满足他们的需求,是护理管理者面临的主要任务。

一、质量管理的相关概念

(一)质量

质量(quality)又称为"品质"。国际标准化组织对质量的定义是,质量是反映实体满足明确和隐含需要的能力的特性总和。

质量一般包含三层含义:规定质量、要求质量和魅力质量。规定质量是指产品或服务达到了预定的标准;要求质量是指产品或服务的特性满足了顾客的要求;魅力质量是指产品或服务的特性超出了顾客的期望。

(二)质量管理

质量管理(quality control)是组织为使产品、过程或服务满足质量要求,达到顾客满意而开展的策划、组织、实施、控制、检查、审核及改进等有关活动的总和。质量管理的核心是制定、实施和实现质量方针与目标,质量管理的主要形式是质量策划、质量控制、质量保证和质量改进。它是全面质量管理的一个中心环节。

(三)质量体系

质量体系(quality system)是指为保证产品、过程或服务质量满足规定(或潜在)的要求,由组织机构、职责、程序、活动、能力和资源等构成的有机整体。

(四)质量控制

质量控制(quality control)是为了通过监视质量形成过程,消除质量环上所有阶段引起不合格或不满意效果的因素,以达到质量要求,获取经济效益而采用的各种质量作业技术和活动,是为使产品或服务达到质量要求而采取的技术措施和管理措施方面的活动。质量控制的目标在于确保产品或服务质量能满足要求。

(五)质量改进

质量改进(quality improvement)是为了向本组织及其顾客提供增值效益,在组织范围内提出质量要求,着眼消除偶发性问题,使服务体系保持在既定的质量水平,是采取措施提高质量和效率的活动。质量改进的目的是对某一特定的质量水平进行变革,使其在更高水平上处于相对平衡的状态。如护理质量持续改进,其目的就是使护理质量不断提高和改进。

二、护理质量和护理质量管理的概念

(一)护理质量的概念

完整的护理质量定义包含两层含义:一是护理服务活动要符合规定要求;二是质量与服务对象的关系。所谓符合规定是指护理人员的工作行为符合职业道德规范、操作规程,护理管理符合国家、地区和行业相关法律法规。质量与服务对象的关系,是指护理服务应满足病人明确的和隐含的合理需要。明确的需要是指病人明确提出的需要护理人员解决的问题,如一个长期卧床的病人,希望能坐轮椅到户外晒晒太阳等;隐含的需要是指存在但病人未明确提出寻求帮助的需要,如正在输液的病人希望上卫生间,但家属不在,而病人又不好意思请医护人员协助等。

(二)护理质量管理的概念

护理质量管理(management of nursing quality)是指按照护理质量形成的过程和规律,对构成护理质量的各要素进行计划、组织、协调和控制,以保证护理工作达到规定的标准和满足服务对象需要的活动过程。开展护理质量管理,应注意以下要点:第一,必须建立完善的护理质量管理体系,并使之有效运行;第二,制定合理的护理质量标准,使得管理有据可循;第三,要对护理过程中构成护理质量的各要素,

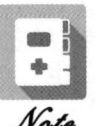

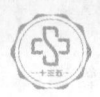

按标准进行质量控制;第四,在护理质量管理过程中,各个环节相互制约、相互促进、不断循环、周而复始,使质量逐步提高,形成一套质量管理体系和技术方法。

三、护理质量管理的意义

护理工作是为保持和促进人的健康服务的职业,对病人的生命健康负有重大责任,护理工作必须体现以健康为中心的服务思想,对人民大众的健康负责,不断提高技术水平和服务质量。护理质量是医院综合质量的重要组成部分,护理质量管理的意义特殊。首先,护理服务的主要对象是病人,护理服务活动同人的健康甚至生命息息相关,护理质量的好坏直接关系到病人的生死安危。在一切质量中,生命质量第一,人的安危第一,护理质量管理负有重大的社会责任。其次,护理质量管理涉及医院的各个部门和医疗工作的各个环节,与医院的发展息息相关,随着我国改革开放的不断深入,医疗市场竞争日趋激烈,高品质的服务质量成为医院赖以生存的基础,不断完善护理质量管理,使护理质量管理有条件和能力实现规范化、现代化和国际化,在医院的全面建设和发展中必将起到积极作用。

四、护理质量管理基本原则

(一)以病人为中心原则

病人是医疗护理服务的中心,是医院赖以存在和发展的基础,以病人为中心的原则强调:无论是临床护理工作流程设计、优化,护理标准制定,还是日常服务活动的评价等管理活动都必须打破以工作为中心的模式,建立以尊重病人人格,满足病人需求,提供专业化服务,保障病人安全为核心的文化与制度。

(二)预防为主原则

在护理质量管理中树立"第一次把事情做对(do things right at the first time)"的观念,对形成护理质量的要素、过程和结果的风险进行识别,建立应急预案,采取预防措施,降低护理质量缺陷的发生。应尽量采用事前控制的方式,防微杜渐,要知道质量是做出来的而不是检查出来的。

(三)全员参与原则

护理服务的每个环节和每个过程都是护士辛勤劳动的结果,各级护理管理者和临床一线护士的态度和行为直接影响着护理质量。因此,护理管理者必须重视人的作用,对护士进行培训和引导,增强护士的质量意识,使每一位护士能自觉参与护理质量管理工作。充分发挥全体护士的主观能动性和创造性,不断提高护理质量。如品管圈管理,就是发挥团队护士,特别是临床一线护士的积极性,进行质量管理的方法。

(四)基于事实的决策方法原则

有效的决策必须以充分的数据和真实的信息为基础。护理管理者要运用统计技术,对护理质量要素、过程及结果进行测量和监控,分析各种数据和信息之间的逻辑关系,寻找内在规律,比较不同质量控制方案优劣,结合过去的经验和直觉判断,做出质量管理决策并采取行动,这是避免决策失误的重要原则。近年来,护理管理者通过不良事件的采集分析,获得护理质量管理的基本数据,并针对性地提出解决方案。就是基于事实的决策方法。

(五)持续改进原则

持续改进是指在现有服务水平上不断提高服务质量及管理体系有效性和效率的循环活动。护理质量没有最好,只有更好,要强化各层次护士,特别是管理层护士追求卓越的质量意识,主动寻求改进机会,确定改进项目,而不是等出现了问题再考虑改进。

五、护理质量管理基本标准

(一)标准及标准化的概念

1. 标准(standard) 为在一定范围内获得最佳秩序,对活动或其结果规定共同的和能重复使用的

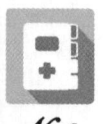

规则。它以科学技术和实践经验为基础,经有关方面协商同意,由公认的机构批准,以特定的形式发布,具有一定的权威性。我国的标准分国家标准、行业标准、地方标准和企业标准。

2. 标准化(standardization) 为在一定范围内获得最佳秩序,对实际的或潜在的问题制定共同的和能重复使用的规则的活动,包括制定、发布、实施和改进标准的过程。标准化过程不是一次完结,而是不断循环螺旋式上升的;每完成一次循环,标准水平就提高一步。标准化的基本形式包括简化、统一化、系列化、通用化和组合化。

(二)护理质量标准的概念及分类

1. 护理质量标准(nursing quality standard) 依据护理工作内容、特点、流程、管理要求、护士及服务对象的需求和特点制定的护士应遵守的准则、规定、程序和方法。护理质量标准由一系列具体标准组成,如在医院工作中,各种条例、制度、岗位职责、医疗护理技术操作常规属于广义的标准,《中华人民共和国护士条例》《病历书写规范》《综合医院分级护理指导原则》《常用临床护理技术服务规范》等为正式颁布的国家标准。

2. 护理质量标准分类 护理质量标准目前没有固定的分类方法。根据使用范围分为护理业务质量标准、护理管理质量标准;根据使用目的分为方法性标准和衡量性标准,其中方法性标准包括质量计划标准(如工作计划、技术发展规划)、质量控制标准(如病人满意率、不良事件上报率)、工作实施标准(如护士工作职责、技术操作规范),衡量性标准即质量检查评价标准(如病区管理标准、基础护理合格标准);根据管理过程结构分为要素质量标准、过程质量标准和结果质量标准。要素质量、过程质量和结果质量标准是不可分割的标准体系,下面具体阐述。

(1)要素质量标准 要素质量是指构成护理工作质量的基本元素。要素质量标准既可以是护理技术操作的要素质量标准,也可以是管理的要素质量标准,每一项要素质量标准都应有具体的要求。如三级综合医院评审标准中对临床护理质量管理与改进的具体要求是:根据分级护理的原则和要求建立分级护理制度质量控制流程,落实岗位责任制,明确临床护理内涵及工作规范;有护理质量评价标准和考核指标,建立质量可追溯机制等。

(2)过程质量标准 过程质量是各种要素通过组织管理所形成的各项工作能力、服务项目及其工作程序或工序质量,它们是一环套一环的,所以又称为环节质量。在过程质量中强调协调的护理服务体系能保障提供高效、连贯的护理服务。在临床护理工作中,入院和出院流程、检查流程、手术病人交接、诊断与治疗的衔接,甚至是某项具体的护理技术操作,都涉及过程质量标准的建立。

(3)结果质量标准 护理工作的结果质量是指病人所得到护理效果的综合质量。它是通过某种质量评价方法形成的质量指标体系。例如住院病人是以重返率(再住院与再手术)、死亡率(住院死亡与术后死亡)、安全指标(并发症与病人安全)三个结果质量为重点。这类指标还包括病人及社会对医疗护理工作满意率等。

(三)标准化过程

护理质量标准化管理、护理质量标准化管理,就是制定护理质量标准,执行护理质量标准,并不断进行护理标准化建设的工作过程。

1. 制定护理质量标准的原则

(1)客观性原则 在制定护理质量标准时要用数据来表达,一些定性标准也尽量将其转化为可计量的指标。

(2)科学性原则 制定护理质量标准既要符合法律法规和现行制度要求,又要满足病人的要求;护理工作的对象是人,任何疏忽、失误或处理不当,都会给病人造成不良影响,造成严重后果。要以科学证据为准绳,在循证的基础上按照质量标准形成的规律结合护理工作特点制定。

(3)可行性原则 从临床护理实践出发,掌握医院目前护理质量水平与国内外护理质量水平的差距,根据现有的护士、技术、设备、物资、时间、任务等条件,制定切实可行的护理质量标准和具体指标。制定标准值时应基于事实又略高于事实,即标准应是经过努力才能达到的。

(4)严肃性和相对稳定性原则 在制定各项护理质量标准时要有科学的依据和群众基础,一经审

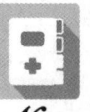

定，必须严肃认真地执行。凡强制性、指令性标准应真正成为质量管理的法规；其他规范性标准，也应发挥其规范指导作用。因此，需要保持各项标准的相对稳定性，不可朝令夕改。

2．制定护理质量标准的方法和过程 制定护理标准的方法和过程可以分为如下四个步骤。

（1）调查研究，收集资料 调查内容包括国内外有关护理质量标准资料、相关科研成果、实践经验、技术数据的统计资料及有关方面的意见和要求等。调查方法要实行收集资料与现场考察相结合，典型调查与普查相结合，本单位与外单位相结合。

（2）拟定标准，进行验证 在调查研究的基础上，对各类资料、数据进行深入分析、归纳和总结，然后初步形成护理质量管理标准。初稿完成后应与护理质量管理专家及临床一线护士进行讨论，征求意见、建议，论证其科学性及可行性等，形成试行稿。然后在小范围内进行试验，进行护理质量标准的可操作性测试，测试后根据结果再次修订，形成最终的质量标准。

（3）审定、公布、实行 根据不同质量标准的类别，对拟定的护理质量标准报相关卫生行政主管部门或医院进行审批，公布后在一定范围内实行。

（4）标准的修订 随着护理质量管理实践的不断发展，原有的标准不能适应新形势的要求，此时就应该对原有质量标准进行修订或废止，制定新的标准，以保证护理质量的不断提升。护理管理人员应定期开展对标准的复审及修订工作。

总之，护理质量标准是护理管理的重要依据，它不仅是衡量护理工作优劣的准则，也是护士工作的指南。建立系统、科学和先进的护理质量标准与评价体系，有利于提高临床护理质量，保证病人安全。

六、护理质量管理过程

（一）建立质量管理体系

健全的质量管理体系是保证护理质量持续改进的前提和关键。护理质量管理体系是医院质量管理体系的一部分，应与医院质量管理体系同步建立。一般来说，根据医院规模和护理部的管理模式，应建立护理部、科护士长、护士长三级护理质量管理体系，或护理部、护士长两级护理质量管理体系，并根据需求设立护理质量管理办公室负责日常工作，明确规定每一位护士在质量工作中的具体任务、职责和权限，充分发挥各级护理管理人员的职能。只有这样，才能有效地实施护理管理活动，保证服务质量的不断提高。

（二）制定质量标准

护理质量标准是规范护士行为和评价护理质量的依据。护理管理者的一个重要任务是建立质量标准，并根据实际情况的变化不断更新护理质量标准。应以病人需求为导向，以科学发展观为指导，依据国家、部门、行业标准，结合各医院的实际情况制定一系列护理质量标准。制定标准应注意：单位、地区标准要服从国家和行业标准，可以高于但不能低于国家和行业标准。

（三）进行质量教育

护士的质量意识和观念将直接影响护理行为活动及结果，因此，要做好护理质量管理工作，关键在于提高护士的质量意识。护理管理人员要在各个层面加强质量教育：一方面，要不断增强全体护士的质量意识，使护士的质量观念与医学模式的发展相适应，认识到自己在提高质量中的责任，明确提高质量对整个社会和医院的重要作用；另一方面，要有步骤地开展护理质量标准和质量管理方法的教育，提升护士对质量标准的执行能力，促使护士掌握和运用质量管理的方法和技术，并帮助她们应用于临床实践，不断地提高护理工作质量。

（四）实施全面质量管理

各级护理管理者和护士已经认真学习并充分了解了质量标准的内容，掌握了质量标准的要求，就应实施全面质量管理。首先，要促使大家自觉执行标准，保证质量标准的落实；其次，建立质量可追溯机制，利用标签、标识、记录等对服务进行唯一标识，以防物质误用和出现问题时能追查原因，如灭菌物品的追溯系统；再次，建立监督检查机制，各级护理管理者应按质量标准要求进行监控，随时纠正偏差，可采用定期与不定期检查相结合的方式进行;最后,对于质量管理的方法和技术难题、临床突发事件等,开展质量管理的指导工作。

（五）评价与持续改进

评价一般指衡量所定标准或目标是否实现或实现的程度如何,即对一项工作成效大小、工作好坏、进度快慢、对策正确与否等方面做出判断的过程。评价贯穿工作的全过程,不应仅在工作结束之后。质量评价结果要通过向上反馈、平行反馈、向下反馈等形式告知相关的单位、部门和个人,有利于质量工作的改进,也为护理质量持续改进奠定基础。

七、护理服务与质量管理

服务质量比产品质量与消费者的联系更紧密,服务质量管理也尤为重要。

（一）护理服务概述

护理服务(nursing service)是指护士借助各种资源向护理服务对象提供的各种服务。其目标是在确保病人安全的前提下,提供及时、有效、让病人满意的服务。根据护理工作范围,护理服务可分为门诊护理服务和住院护理服务;根据服务的迫切程度,护理服务可分为维护生命的护理服务、一般性护理服务、预防和保健性护理服务。随着护理服务理念从"以疾病为中心"转变为"以病人为中心",护理服务意识不断增强,护理服务呈现出以下发展趋势:①从生理服务转向综合服务;②从被动服务转向主动服务;③从粗放式服务转向精细化服务;④从普遍化服务转向个性化服务等。护士在临床实践中不断创新服务理念和服务方式,为病人提供人性化服务、温馨服务、便捷服务等。

护理质量是在护理服务活动过程中逐步形成的,要使护理服务过程中影响质量的因素都处于受控状态,必须进行护理质量管理;要使护理服务对象的需求得到满足,提供优质护理服务,也必须进行护理质量管理,并针对性地开展满意度测评、投诉处理等。

（二）护理服务对象分析

"病人"是对医疗护理服务对象的传统称谓,就医人群不仅指病人,还包括健康人群。因此,"就诊者""就医顾客"的概念正在逐渐取代传统概念。这些转变也带来了护士角色心理服务职能的转变,如护士由心理上位转变为心理等位,以更加尊敬和平等的心态对待病人。护理服务对象的心理特点及需求一般包括如下几种。

1. 求愈心理 对恢复健康的心理渴求。因此预防和治疗疾病的良好效果是病人对医疗护理质量的核心需求。

2. 求快心理 时间意味着痛苦和成本,希望药到病除是就诊者的普遍心理特点,其需求延伸为检查、治疗、护理服务的便利、快捷。

3. 求廉心理 所有就诊者都希望物美价廉,即享受优质护理服务的同时支付的费用低、透明度高。

4. 求名、求新心理 是追求名院、名医及新业务、新技术的心理,因此就诊者在医疗护理服务中有对知名医院、优势学科等的品牌需求。

除此之外,就诊者还具有熟人心理、求优心理、求安全心理等特点,深入地分析和了解其心理特点和相应的服务需求,有助于针对性地制定改进护理服务的措施,提供就诊者满意的护理服务。

（三）满意度测评

1. 满意度的概念 满意是一种心理状态。是否满意取决于地点、时间、事件、个人价值观和期望值等。顾客在接受服务的过程中,其满意心理见图 7-1。当现实情况与期望一致时,顾客产生满意的心理反应,表现为忠诚于该组织和服务;当现实情况小于期望值时,则产生不满意心理,表现为抱怨甚至投诉。如果抱怨没有得到及时、有效的处理,顾客就会放弃该组织和服务,组织也就失掉了顾客;如果大部分顾客产生不满意心理,则组织就会失掉市场。

满意度是服务达到顾客期望值的程度。医疗服务的满意度包括就诊者满意度、员工满意度和社会满意度三个方面,三者互相联系、互相影响。通常情况下,护理服务满意度主要指就诊者对护理服务的

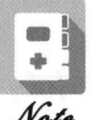
Note

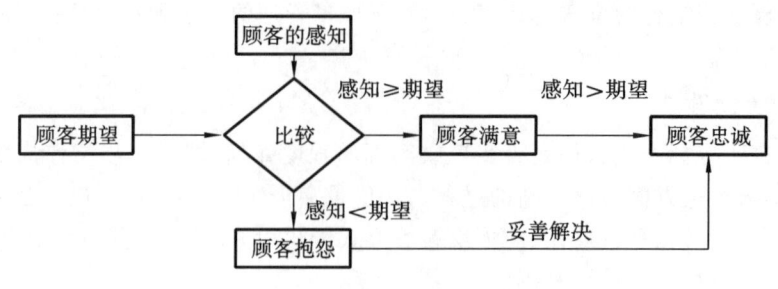

图 7-1　顾客满意心理示意图

满意度,即护理服务对象满意度。

2. 护理服务对象满意度测评　护理服务对象满意度测评主要分满意度调查、满意度分析、改进服务三部分进行。

满意度调查包括确定调查内容,选择调查指标,设计调查表,运用适当的调查方法,实施调查。满意度调查可采用定期调查与不定期抽查的形式,一般医疗机构都是按月进行调查的。

根据满意度调查对象的范围,一般分为住院病人、门诊病人、社区满意度调查等。针对不同的调查对象,应设计相应的调查表。调查表的形式、内容繁多,各类满意度调查表从不同程度满足调查内容的要求,但设计时应注意以下几点:①引言要充分表达对护理服务质量改进的愿望,取得填写者的配合;②就诊者群体文化参差不齐,文字描述要简单明了,不宜有专业术语;③条目应有针对性,不宜过多;④预留就诊者表达主观意愿的空间,便于填写条目中未提及内容;⑤一般情况下,满意度应进行匿名调查。表 7-1 是某三级甲等综合医院的住院病人满意度调查表。

如表 7-1 所示,满意度测量的等级可以直接用文字描述,也可以采用 11 级等级评分表(图 7-2)。

表 7-1　住院病人满意度调查表

调查内容	病人满意度				
	非常满意	满意	基本满意	不满意	非常不满意
入院后护士向您或您的家人介绍住院须知、主管医生、责任护士及病区环境等,您是否满意?					
您对护士的服务态度是否满意?					
您对护士的操作技术是否满意?					
护士主动向您介绍用药、输液、饮食、检查和疾病的相关知识方面,您是否满意?					
您对护士及时巡回病房,为您解决问题方面是否满意?					
……					

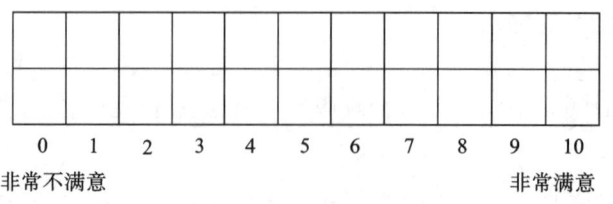

图 7-2　11 级等级评分表

(四)投诉处理

随着人们对医疗护理服务认识的深入,越来越多的病人开始注重保护自身权益,投诉也随之增多,有些医院甚至专门成立了投诉接待部门,处理病人及家属的投诉。事实上,正确对待、及时处理客户投诉,增加病人的客户价值,将不满意的病人变成忠诚的病人,也有助于提升护理服务水平,树立医院的良好形象。

处理投诉的具体步骤如下。

1. 用心倾听抱怨 用心倾听有助于了解投诉者的真正需求,获得处理投诉的重要信息。在倾听时应注意:保持足够的耐心,并对他们的感受表示理解,但不要急于辩解甚至反驳,否则只会让投诉者更加坚持自己的观点,使事情更加难以处理。

2. 允许投诉者发泄情绪 当投诉者发泄不满情绪时,不宜中途打断;只要没有过激行为,就应该让他们把要说的话以及要表达的情绪都充分地发泄出来。不良情绪发泄后,投诉者心情会逐渐平静,有利于事情的处理。

3. 确认问题 倾听过程中认真了解事情的所有细节,确认问题的症结所在,并做好记录。引导投诉者说出问题的关键点,但应注意不使对方产生被质问的感觉,而是以关心和解决角度请对方提供情况。

4. 真诚地道歉 如果发现护理服务存在问题,应真诚地向投诉者道歉。护理投诉多见于服务态度问题或者沟通问题,有些投诉没有得到良好的解决,主要在于护士漠不关心或者据理力争,从而导致矛盾愈演愈烈,适时的道歉往往能取得病人的谅解。

5. 切实解决问题 解决问题是最关键的一步。问题解决得好,病人感到满意,不仅为医院培养了忠诚的客户,还可以提升医院护理队伍的整体形象。一般来说,应主动了解投诉者的诉求,尽量提出让其满意的解决方案,并积极落实。解决问题时要注意把握尺度,不能超越基本原则,但应让投诉者感受到护理管理者一直在积极主动地解决问题。

6. 礼貌地结束 投诉的问题解决以后,还应询问投诉者是否满意,是否还有别的问题,然后应真诚地对投诉者表示感谢。

在投诉的处理过程中,还应注意以下几点:第一,护理管理者应积极地对待投诉,意识到投诉对提升护理服务的意义;第二,任何护士都有接待、处理投诉的义务,不应推诿病人,如自身不具备处理投诉的能力,也应在第一时间转至护士长或护理部;第三,及时发现服务缺陷和潜在问题,注意加强沟通、避免投诉的发生;第四,应建立投诉处理制度,强化投诉处理的科学管理。

(五)护理不良事件管理

1. 不良事件的定义 在护理过程中发生的跌倒、坠床、压疮、用药错误、走失、误吸或窒息、烫伤及其他与病人安全相关的非正常的护理意外事件。

2. 不良事件报告的意义 通过报告不良事件,及时发现潜在的不安全因素,可有效避免护理差错与纠纷的发生,保障病人安全。不良事件的全面报告,有利于发现医院安全系统存在的不足,提高医院系统安全水平,促进医院及时发现安全事故隐患,不断提高对错误的识别能力,不良事件报告后的信息共存,可以使相关人员从他人的过失中吸取经验教训,以免重蹈覆辙。

3. 护理不良事件的范围

(1) 病人在住院期间发生压疮、坠床、跌倒、导管滑脱、用药失误、走失、误吸或窒息、烫伤及其他与病人安全相关的护理意外。

(2) 护理操作失误导致病人出现严重并发症、住院时间延长或住院费用增加等。

(3) 严重药物不良反应或输血不良反应。

(4) 严重院内感染。

4. 不良事件报告原则 非惩罚性、主动性报告的原则:护理部鼓励护理人员主动、自愿报告不良事件,包括本人的或本科室的,也可报告其他人或其他科室的;可以实名报告,也可匿名报告,对主动报告的科室和个人的有关信息护理部将严格保密。

5. 上报内容 包括病人一般资料,不良事件发生的时间地点、不良事件项目分类、发生的主要原因、采取的措施、病人损害的严重程度及后果和改进措施。上报单位为个人或科室。

6. 上报形式

(1) 口头报告 发生严重不良事件时,护理人员应立即向护士长、科主任、总值班、护理部口头报告事件情况。

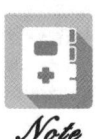

Note

（2）书面报告　护理人员书面填写"护理不良事件报告单"。

（3）网络报告　护理人员登录内网，填写"护理不良事件报告单"电子表格，网上直报。

第二节　护理质量管理方法

案例导入

　　有七个人住在一起，每天共喝一桶粥，显然粥每天都不够。一开始，他们抓阄决定谁来分粥，每天轮一个。于是每周下来，他们只有一天是饱的，就是自己分粥的那天。后来开始推选出一个道德高尚的人出来分粥。强权就会产生腐败，大家开始挖空心思去讨好他，贿赂他，搞得这个小团体乌烟瘴气。然后大家开始组成三人的分粥委员会及四人的评选委员会，互相攻击后，粥吃到嘴里全是凉的。最后想出来一个办法：轮流分粥，但分粥的人要等其他人都挑完后拿剩下的最后一碗。为了不让自己吃到最少的，每人都尽量分得平均，就算不平，也只能认了。大家快快乐乐，和和气气，日子越过越好。

　　管理启示：一套好的管理机制对领导者来说比自己事无巨细、事必躬亲要有效得多。就像分粥一样，很多事情不是没有办法，而是我们一时没有想到。

常用的护理质量管理方法有 PDCA 循环、追踪调查法、六西格玛、临床路径、品管圈（QCC）和根本原因分析（RCA）等。其中 PDCA 循环是护理质量管理最基本的方法之一。

一、PDCA 循环

（一）PDCA 循环的概念

PDCA 循环是美国质量管理专家休哈特博士首先提出的，由戴明采纳、宣传，获得普及，所以又称戴明循环。全面质量管理的思想基础和方法依据就是 PDCA 循环。PDCA 循环的含义是将质量管理分为四个阶段，即计划、执行、检查、调整。在质量管理活动中，要求把各项工作按照做出计划、计划实施、检查实施效果，然后将成功的纳入标准，不成功的留待下一循环解决。

（1）P（plan）　计划，包括方针和目标的确定，以及活动规划的制定。

（2）D（do）　执行，根据已知的信息，设计具体的方法、方案和计划布局；再根据设计和布局，进行具体运作，实现计划中的内容。

（3）C（check）　检查，总结执行计划的结果，分清哪些对了、哪些错了，明确效果，找出问题。

（4）A（action）　改进，对总结检查的结果进行处理：对成功的经验加以肯定，并予以标准化；对于失败的教训也要总结，引起重视。对于没有解决的问题，应提交给下一个 PDCA 循环中进行解决。

以上四个过程不是运行一次就结束，而是周而复始地进行，一个循环完了，解决一些问题，未解决的问题进入下一个循环，螺旋式上升。

（二）PDCA 循环的现代观点

每一次 PDCA 循环都要经过 4 个阶段，8 个步骤，如图 7-3 所示。

（三）PDCA 循环的应用

1. 计划阶段　要通过市场调查、用户访问等，摸清用户对产品质量的要求，确定质量政策、质量目标和质量计划等。计划阶段包括现状调查、分析、确定原因、制定计划。

2. 设计和执行阶段　实施上一阶段所规定的内容。根据质量标准进行产品设计、试制、试验及计划执行前的人员培训。

3. 检查阶段　主要是在计划执行过程之中或执行之后，检查执行情况，看是否符合计划的预期。

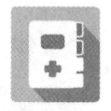

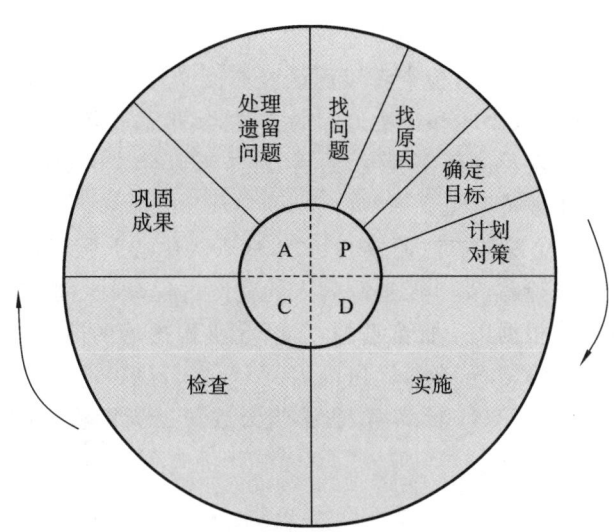

图 7-3 PDCA 循环的 8 个步骤

4. 处理阶段 主要是根据检查结果,采取相应的措施。巩固成绩,把成功的经验尽可能纳入标准,进行标准化,遗留问题则转入下一个 PDCA 循环进行解决。

（四）PDCA 循环的特点

PDCA 循环,可以使我们的思想方法和工作步骤更加条理化、系统化、图像化和科学化。它具有如下特点。

1. 大循环套小循环、小循环推动大循环 PDCA 循环作为质量管理的基本方法,不仅适用于整个工程项目,也适应于整个企业和企业内的科室、工段、班组甚至个人。

2. 不断前进、不断提高 PDCA 循环就像爬楼梯一样,一个循环运转结束,生产的质量就会提高一步,然后再制定下一个循环,再运转、再提高。

3. 循环式上升 PDCA 循环不是在同一水平上循环,每循环一次,就解决一部分问题,取得一部分成果,工作就前进一步,水平就进步一步。每通过一次 PDCA 循环,都要进行总结,提出新目标,进入下一次 PDCA 循环。

二、追踪调查法

（一）追踪调查法的概念

追踪调查法（tracer methodology）是美国医院认证联合委员会国际部（Joint Commission International,JCI）在医院质量论证中常用的一种方法。

追踪调查法是指对同一调查对象或同一专题,围绕同一内容,在不同时间连续多次开展调查。这种方法可以克服一般调查方法的静态性,可以验证以往调查的准确性,了解决策实施情况,提供反馈信息,修改和完善决策。采用这种调查方法可对一些延续时间较长的事件,分几次连续分析其发生、发展、结局,在掌握事实的演变过程之后及时上报。

（二）追踪调查法的分类

追踪调查法包括个案追踪和系统追踪两种类型。

1. 个案追踪 追踪病人的就医过程,通过评价各个环节医疗活动是否满足了解病人就医需要,各个环节服务质量及安全性是否为高标准,为病人提供最优质的医疗护理服务。

2. 系统追踪 建立在个案追踪基础之上的一种系统途径的评估方法,它通过整个医院的服务流程追踪一定数量的病人,来评估系统的完整性。系统追踪分为药品管理、感染控制、改进病人安全与医疗质量、设施管理和安全系统四类。

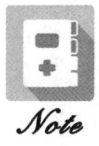

Note

（三）追踪调查法的实施

1. 追踪调查法的实施步骤　首先,检查者以面谈及查阅文件的方式,了解医院是否开展和如何进行系统性的风险管理;其次,以病人个体和个案追踪的方式,实地访查第一线工作人员以及医院各部门的医疗服务质量,了解医疗服务流程的落实程度;最后,检查者以会议形式讨论和交换检查结果,并根据发现的问题进行系统追踪,提出改进意见。

2. 追踪目标病人的选择　追踪调查法的核心是"以病人为中心",强调病人安全及医疗服务质量持续改进;无论个案追踪还是系统追踪,都涉及追踪病人的就医过程,因此,追踪目标病人的选择是实施追踪调查法的前提和基础,一般应根据以下标准选择:①医疗机构诊治的前五大类病人(如某三级甲等医院前五类病人为呼吸道感染、胆囊结石、老年性白内障、胆石症、胃癌);②跨越多个服务项目的病人(如转科病人、手术病人、需随访病人等);③转院病人;④当天或第二天即将出院的病人;⑤如进行系统追踪,则选择与该系统相关的病人。

3. 追踪调查的主要内容

（1）个案追踪　是观察病人的整个诊疗过程,按照事先设计的表格,认真记录每个环节的衔接和对病人的处置,然后评价各个工作环节及衔接是否规范合理,包括资料数据使用、病人移动、治疗护理过程及院内感染控制等。

个案追踪的主要内容包括但不限于:①病人相关记录,包括病历、护理记录、个人信息;②直按观察病人治疗计划的制定过程、治疗过程、用药过程;③观察感染预防和控制;④关联环境对安全的影响及员工在降低风险方面的作用;⑤观察急诊管理和病人流程问题,其他辅助科室的流程问题;⑥与病人或家属交谈,核实相关问题;⑦与员工面谈;⑧必要时审核会议纪要和程序。

（2）系统追踪　系统追踪集中考察医院的某个系统、功能模块甚至具体环节,其主要内容包括但不限于:①评价有关环节的表现,特别是相关环节的整合与协调;②评价各职能部门和科之间的沟通;③发现相关环节中潜在的问题;④与追踪环节相关人员的讨论,获取信息。例如检验标本分析前质量控制,包括医生开申请单、病人准备、护士采集标本、标本运送等多个环节。质量控制难度大可采用系统追踪调查法对分析前阶段的各个环节进行追踪调查,找出关键因素和合理环节,改进和优化流程,提升分析的质量控制水平。

三、六西格玛管理

（一）六西格玛的内涵及管理

1. 六西格玛的内涵　西格玛(σ)是希腊字母,在统计学中称为标准差,用来表示数据的分散程度,以此描述总体中的个体离均值的偏离程度。西格玛的取值越大,缺陷或错误就越少。以四西格玛而言,相当于每一百万个机会中有610次误差。而六西格玛是一个目标,这个质量水平意味着每做100万件事情,其中只有3、4件是有缺陷的,这几乎趋近到人类能够达到的最为完美的境界。

2. 六西格玛管理　六西格玛是帮助企业集中于开发和提供近乎完美产品和服务的一个高度规范化的过程,它通过"测量"一个过程有多少个缺陷,并系统地分析出怎样消除它们并尽可能地接近"零缺陷",进行质量管理。其核心是追求零缺陷生产、防范产品责任风险、降低成本、提高市场占有率、提高顾客满意度和忠诚度。六西格玛管理既着眼于产品和服务质量,又关注过程的改进,是获得和保持企业在经营上成功并将其经营业绩最大化的综合管理体系和发展战略,是使企业获得快速增长的经营方式。

（二）六西格玛管理的特征

1. 以顾客为关注焦点　六西格玛管理的出发点就是顾客最需要的是什么,最关心的是什么。根据顾客的需求来确定管理项目,将重点放在顾客最关心和对组织影响最大的方面。通过提高顾客满意度和降低资源成本,提升顾客满意度和服务水平,促使业绩提升。

2. 注重数据和事实　用数据说话是六西格玛的精髓。六西格玛管理广泛采用各种统计技术工具,使管理成为一种可测量、数字化的科学。

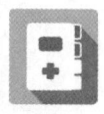

3. 重视产品和流程的突破性质量改进 六西格玛项目的改进都是突破性的。通过改进使产品质量得到显著提高，或者使流程得到改造，从而使组织获得显著的经济利益。

4. 有预见的积极主动管理 六西格玛包括一系列工具和实践经验，它用动态、即时反应、有预见、积极主动的管理方式取代被动的习惯，促使企业在追求几乎完美的质量水平而不容出错的竞争环境下快速向前发展。

5. 倡导无界限合作 六西格玛管理中通过确切地理解最终用户，以广泛沟通为基础，营造出一种真正支持团队合作的管理结构和环境。

（三）六西格玛管理的实施程序

1. 辨别核心流程和关键顾客 辨别核心流程；界定业务流程的关键输出物和顾客对象；绘制核心流程图。

2. 定义顾客需求 收集顾客数据，制定顾客反馈战略；制定绩效指标及需求说明；分析顾客各种不同的需求并对其进行排序。

3. 针对顾客需求评估当前行为绩效 ①选择评估指标；②对评估指标进行可操作性的界定，以避免产生误解；③确定评估指标的资料来源；④准备收集资料；⑤实施绩效评估，并检测评估结果的准确性和价值所在；⑥通过对评估结果所反映出来的误差进行数量和原因方面分析，识别可能的改进机会。

4. 辨别优先次序，实施流程改进 六西格玛管理模式是系统地解决问题的方法和工具。它主要包含一个流程改进模式，即 DMAIC 模式，该流程用于每一个环节的不断改善，使控制目标达到"零缺陷"水平。具体解释如下。

（1）界定（definition） 陈述问题，确定改进目标及其进度，制定进度计划，是六西格玛项目的起点，也是至关重要的第一步。

（2）测量（measure） 识别并量化顾客的关键要求，收集数据，了解现有质量水平。

（3）分析（analyse） 分析数据异常的根本原因，利用统计学工具对整个系统进行分析，找到影响质量的关键因素。

（4）改进（improve） 针对关键因素确立最佳改进方案，在分析的基础上提出并验证措施，并将措施标准化。这个步骤需不断测试以检验改善后的方案是否有效。

（5）控制（control） 确保所做的改善能够持续下去，避免错误再度发生，采取有效措施以维持改进的结果。控制六西格玛是能长期改善品质与成本的关键。

5. 扩展、整合西格玛管理系统 提供连续的评估以支持改进。定义流程负责人及其相应的管理责任。实施闭环管理，不断向六西格玛绩效水平推进。

（四）六西格玛管理的优点

1. 提升组织管理能力 六西格玛管理以数据和事实为驱动器，提升组织的管理能力。管理大师韦尔奇在通用电气公司 2000 年年报中指出：六西格玛管理所创造的高品质，已经奇迹般地降低了通用电气公司在过去复杂管理流程中的浪费，简化了管理流程，降低了材料成本。

2. 节约组织运营成本 对于企业而言，所有的残次品要么被废弃，要么需要重新返工，要么需要在客户现场维修、调换，这些都需要花费企业成本。质量缺陷的发生率下降将有效节省组织的运行成本。

3. 增加顾客价值 六西格玛管理促使组织从了解并满足顾客需求到实现最大利润之间的各个环节进而实现良性循环：首先了解和掌握顾客的需求，然后采用六西格玛管理减少随意性和降低差错率，从而提高了顾客满意度，增加了顾客价值。通用电气的医疗设备部门在导入六西格玛管理之后创造了一种新的技术，以往病人需要 3 分钟做一次全身检查，现在只需要 1 分钟，从而出现了令公司、医院、病人三方都满意的结果。

4. 改进服务水平 六西格玛管理不但可以用来改善产品质量，而且可以用来改善服务流程，因而对顾客服务的水平也得以提高。

5. 营造积极向上的组织文化 通过实施六西格玛管理，员工十分重视产品、服务质量以及顾客的要求，并力求做得最好，由此形成了一种每个人都努力保证质量、不断提高工作效率的积极向上的组织

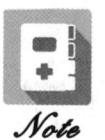

文化。

四、临床路径

(一)临床路径概念

临床路径(clinical pathway)是由临床医师、护士及支持临床医疗服务的各专业技术人员共同合作为服务对象制定的标准化诊疗护理工作模式,同时也是一种新的医疗护理质量管理方法。

(二)临床路径的发展

美国人均医疗费用由 20 世纪 60 年代的 80 美元上涨到 80 年代的 1710 美元,增加了 20 多倍。美国政府为了遏止医疗费用不断上涨的趋势和提高卫生资源的利用率,以法律的形式实行了以耶鲁大学研究者提出的诊断相关分类为付款基础的定额预付款制(DRGS-PPS)。这一改革给医院带来了经济风险,如果医院提供的实际服务费用低于 DRGS-PPS 的标准费用,医院才能盈利,否则医院就会出现亏损。在这种情况下,医院为了生存,开始探索和研究低于 DRGS-PPS 标准费用的服务方法与模式,以保证医疗质量的持续改进和成本的有效控制。1990 年,美国波士顿新英格兰医疗中心医院选择了 DRGS-PPS 中的某些病种,在住院期间按照预定的诊疗计划开展诊疗工作,既可缩短平均住院天数和节约费用,又可达到预期的治疗效果。此种模式提出后受到了美国医学界的高度重视,逐步得到应用和推广。后来人们将这种模式称为临床路径。

临床路径是相对于传统路径而实施的,传统路径即是每位医师的个人路径,不同地区、不同医院,不同的治疗组织或者不同医师针对某一疾病可能采用的治疗方案不同。采用临床路径后,可以避免传统路径使同一疾病在不同地区、不同医院,不同的治疗组织或者不同医师之间出现不同的治疗方案,避免了其随意性,提高了准确性、预后等的可评估性。临床路径通过设立并制定针对某个可预测治疗结果病人群体或某项临床症状的特殊的文件、教育方案、病人调查、焦点问题探讨、独立观察、标准化规范等,规范医疗行为,提高医疗执行效率,降低了成本,提高了质量。2009 年卫生部(现为国家卫生健康委员会)制定了《临床路径管理指导原则(试行)》,并在 50 家医院开展临床路径管理试点工作,目前已制定了呼吸内科、消化内科等 22 个专业 700 个病种的临床路径。

(三)临床路径的实施

临床路径的实施过程是按照 PDCA 循环模式进行的,包括以下几个阶段。

1. 前期准备 成立临床路径实施小组,收集基础信息,分析和确定实施临床路径的病种手术,选入原则为常见病、多发病和费用多、手术或处置方式差异小,诊断明确且需住院治疗的病种。

2. 制定临床路径 制定临床路径的方法主要为专家制定法、循证法和数据分析法。制定过程需要确定流程图、纳入标准、排除标准、临床监控指标与评估指标、变异分析等相关的标准,最终形成临床路径医生、护士和病人版本。各版本内容基本相同,但各有侧重,详略程度和使用范围有所不同,这也可以增进医护人员与病人的沟通,有利于病人参与监控,保证临床路径措施的落实。

3. 实施临床路径 按照既定路径在临床医疗护理实践中落实相关措施。

4. 测评与持续改进 评估指标可分为以下几种:年度评估指标(平均住院天数及费用等)、质量评估指标(合并症与并发症、死亡率等)、差异度评估指标(医疗资源运用情况等)、临床成果评估指标(降低平均住院天数,降低每人次的住院费用,降低资源利用率等)及病人满意度评估指标(对医生护士的诊疗技术、等待时间、诊疗环境等)。根据 PDCA 循环的原理,定期对实施过程中遇到的问题以及国内外最新进展,结合本医院的实际,及时对临床路径加以修改、补充和完善。

(四)临床路径的变异处理

临床路径的变异是指纳入标准进入路径的个别病人,偏离临床路径的情况或在沿着标准临床路径接受医疗护理的过程中,出现偏差的现象。根据不同标准可将变异分为不同类别。按照造成变异的原因,可以分为疾病转归造成的变异、医务人员造成的变异、医院系统造成的变异、病人需求造成的变异四种类型;按照变异管理的难易程度,可以分为可控变异与不可控变异。按照变异的性质,变异有正负之分。正变异是指计划好的活动或结果提前进行或完成;负变异是指计划好的活动或结果推迟进行或完成。

对变异的管理是临床路径管理的重点,对变异记录和分析的过程就是为临床管理、制定医疗护理计划以及改进路径表单等工作提供信息反馈的过程。通过对变异的分析有助于发现临床管理中存在的问题,也可以明确诊疗流程中瓶颈所在;反之,也只有对变异进行有效的管理,才能使临床路径真正起到缩短住院天数、降低医疗费用、提高医疗护理质量的作用。总之。临床路径变异是在某个范围内,对照医护流程加以标准化,一旦发现病人有个别的治疗护理需求,与预设的治疗护理项目有差异时,仍会提供适当、个别性的治疗及护理。

（五）临床路径与护理

临床路径是针对特定的病人群体,以时间为横轴,以各种护理措施为纵轴的日程计划表,是有预见性地进行工作的依据。

在执行临床路径过程中,护理活动可归纳为监测评估、检验、给药、治疗、活动、饮食、排危护理、健康教育、护理指导、出院计划、评价等项目。同时,在临床路径管理模式下,医护关系发生了根本性的变化,由从属配合关系变为平等合作关系,护士成为执行临床路径团队的核心成员之一。因此,护理在临床路径中的作用与地位是不容忽视的。

五、品管圈（QCC）

（一）品管圈定义

品管圈（quality control circle,QCC）就是由在相同、相近或有互补性质工作场所的人们自动自发组成数人一圈的活动团队,通过全体合作、集思广益,按照一定的活动程序,活用科学统计工具及品管手法,来解决工作现场、管理、文化等方面所发生的问题及课题。

（二）品管圈的活动目的

品管圈活动过程就是理性理解问题程序的引申,以往的管理方式大多由上而下、指示命令,而通过品管圈基层人员可共同拟定解决对策,达成共同解决组织问题的主要目标。因此,品管圈活动的推动,重要目的如下。

1. 增加发现问题的能力 通过品管圈,增加员工自主发现工作中大大小小问题的能力,能发现上级无法发现的需改善的问题。

2. 提升组织解决问题的能力 配合各种改善手法、专业知识训练,提升品管圈成员能力,进而累计组织内众多品管圈的能力,而组织解决问题的能力也将得以增强。

3. 使管理活动由"点"至"面" 通过品管圈活动,可让小改善累计成大改善,使组织获得许多有形的改善效益,且让单位与其他部门间有所联系、沟通、学习、合作,使管理活动由浅入深、由点至面,此亦有利于学习型组织的建设。

4. 使全体组织上下一体、团结和谐 参与品管圈的成员包括第一线员工、管理阶层等,通过各阶段活动的运作让全体员工紧密结合、团结合作,建立组织整体概念,并借以提高工作现场管理水平以及与员工团队士气。

5. 创建尊重人性的组织环境 著名管理学者马斯洛提出的需求层次理论（need-hierarchy theory）说明,通过品管圈活动的团队互动,可满足第三层次以上的社会需求。因此,组织在满足员工对生理及安全的需求下,品管圈活动将更有效推动、提高员工品质意识与解决问题的能力,进而改善工作质量、追求自我提升,且为组织节省和降低成本。

（三）组织品管圈

由一群工作性质相似的人组成,且要有适当的组圈人数,并有圈员、圈长、辅导员等分工,各司其职,共同参与。

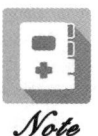

（四）掌握问题点及主题选定

题目可来源于身边的问题,如工作场所的问题等。

1. 如何发现主题 选题时先同圈员们讨论,并列出问题点,刚开始时圈员们可能没有问题意识,不容易找出现场的问题点,此时圈长可引导圈员们思考,问题点必将一一呈现出来。

当数个备选主题选出后,则进入主题确认的工作,确认前须对各个主题的内容进行检查,以确认是否列举明确。明确的主题应具体,一般而言,明确的主题应包含三项元素:①动词(正向或负向)＋②名词(改善的主体)＋③衡量指标。例如:"降低＋门诊病人＋等候领药时间";"提高＋住院病人＋满意率";"增加＋健康检查＋人数"。

2. 如何选定主题 圈员们列出了4～8个问题点后,即可通过讨论选出一个最适当的问题,作为本期活动题目。主题选定的方法大致可分成下列六种。

（1）实际状况的需求 根据目前的状况(数据)来选择最需改善的项目。

（2）文献查证 文献查证所得的结果或目前公共卫生、医院管理的重要议题。

（3）强制投票法 用赞成或反对的投票方式,以少数服从多数的原则决定活动主题,此法较为主观。

（4）记名式团体技巧法 用头脑风暴的延续,此法将每个团体成员提出的意见按重要程度排列优先级,使圈员很快地对比较重要的问题和解决方法取得共识。

（5）优先次序矩阵法 团体成员以系统的方式将所表达的意见予以浓缩,再通过选择、加权的程序,利用标准来进行方案的比较与选取。

（6）评价法 列出评价项目,所有成员依评价项目给予分数,经计算后将备选主题的分数予以加总,分数最高者则为本期品管圈的活动主题。此法较为实用。评价的角度:是否属于本身的问题? 病人是否常抱怨? 上级是否要求改善? 迫切性高吗? 达成可能性如何?

3. 说明衡量指标的定义及计算公式 主题选定后须对"衡量指标"进行具体的定义与说明。如选出的主题为"减少门诊病人领药等候时间",需针对衡量指标"领药等候时间"的计算方式加以说明。

（1）领药等候时间的定义 病人至药房窗口领药开始至结束时间。

（2）领药等候时间的计算公式 领药等候时间＝(当日病人领药总时间÷当日总处方数)。

4. 说明主题选定的理由 主题选定的理由可从五个角度进行说明:①强调主题对于本圈、医院的重要程度;②表达方式需力求具体且应为事实;③数据能够量化,并尽可能以数据表示;④全体圈员有兴趣参加;⑤全院具有共识且能通力合作。

5. 选题阶段应注意的事项

（1）一个圈在一期活动期间选下一个主题即可,不要想在同一期内同时解决数个题目。

（2）题目的选定最好是经过全体圈员讨论决定的,这样的题目圈员比较有乐趣、有干劲,如有困难,可请辅导员协助。

（3）选定题目时应了解上级方针,绝不可以违背。题目选定必须经主管同意后才可展开活动。

（4）如数个圈同属一个部门时,题目相同也无妨,因为探讨的方向可能不同,对策可能不同,此时联合讨论最适对策,也可达到品管圈有形无形的效果。

（五）制定活动计划

预估各步骤所需时间、决定活动日程及工作分配、拟定活动计划书,并取得上级核准,进行活动管控。

拟定活动计划书可以分为以下四个步骤。

（1）预估各步骤所需时间。

（2）决定活动日程及圈员的工作分配。

（3）制定活动计划书,并取得上级核准。

（4）进行活动进度管控。

以上步骤完成后可以绘制甘特图。一般用虚线表示计划线,用实线表示实施线。实施线若与计划

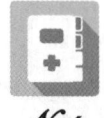

线不符,各步骤负责人应记录两者差异的原因,以便活动后检讨与改善。

(六) 现况把握

收集某一段时间的资料做分析,了解目前的现况(率或分布),文字说明或以流程图表示。

1. 如何绘制流程图

(1)针对特定的工作流程,定义其流程的结构(开始点和结束点)。

(2)描述该工作的所有步骤。

(3)将所有步骤按先后顺序进行排列。

(4)利用适当的符号绘制。

(5)检查是否完整。

2. 现状把握需要做以下工作

(1)将现行工作内容充分掌握　可通过各种形式的小组讨论,把现行工作进行归纳总结,绘制成流程图,以便查找原因和制定对策。

(2)到现场,针对现物,做现实观察(三现原则)　制定查检表,把现状与标准的差距、不对的地方及变化加以观察和记录。

3. 归纳出本次主题的特性(重点掌握)　当收集到一堆密密麻麻的数据之后怎么办呢?为了解数据的意义,必须将之加以整理,缩小范围,找到重点,此时最常见的手法就是用柏拉图分析。

(七) 目标设定

主题选定、现状了解后,接下来就是要拟定改善的目标。

(1)可以依下列公式或方式来制定,如目标值=现况值-(现况值×改善重点×圈能力)。

(2)目标设定可以通过查找文献、参考兄弟单位的标准或进行自我挑战。要检讨目标达成的可能性,是否为能力所及,是否能于活动期限内完成。

(3)目标需资料化及明确化,并考察活动结束后是否能进行评价或被肯定,以活用的统计方法来决定目标,要善用图表表达意义,如柏拉图、条形图、推移图等。

(4)目标值的计算公式:"目标值=现况值-改善值=现况值-(现况值×改善重点×圈员能力)"。其中:①改善重点是现状把握中需要改善的特性的累计影响度,数值可根据柏拉图得到。②目标需根据医院或单位的方针及计划并考虑目前圈能力,由全体圈员共同制定。

(八) 解析

以头脑风暴、名目团体法或问卷调查的方式找出原因。

某一项结果的形成,必有其原因的存在,应设法把原因找出来。此时可使用特性要因图法,即将造成某项结果的众多原因,用图来表达结果(特性)与原因(要因)之间的关系。因其形状像鱼骨,又称为"鱼骨图"。其解析的方法还有系统图和关联图等,可根据实际情况选用。

鱼骨图的绘制方法如下。①列出问题,即需要分析的原因或需要拟定的对策。②决定大要因:方法、人员、材料、设备或工具、环境,可根据流程中包含的项目选取相应的大要因(大骨)。③决定中小要因(中骨和小骨),可通过小组讨论来归纳。④选出重要的原因(要因)。⑤填写鱼骨图制作的目的、日期及制作者等基本资料。如时间允许,可把要因重新查检或分析可找出真正的原因。

(九) 对策拟定

前一步骤利用鱼骨图已将改善主题的主要原因找出来了,接着就是提出改善的对策。以系统图方法、80/20原则及头脑风暴等拟定对策,针对主要的要因拟定具体对策,一个原因可衍生多个对策,依效益性、可行性、经济性、预算等各种因素作综合评价,选择要实施的改善方案。改善实施前,先要获得上级的核准。

(1)针对要因或真因来思考改善对策,可用头脑风暴的方式进行讨论。

原因:所有可能造成问题的因素都可称之为"原因"。

要因:根据经验或投票所圈选出来的原因称为"要因",这些要因并没有经过现场数据收集的方式来

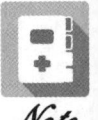

加以验证。

真因：到现场针对现物进行数据收集，所验证出来的真正原因，也就是用数据圈选出来的原因。

真因的确认对于品管圈活动极为重要，若真正原因没有被发掘出来，在以后进行的"对策拟定"中就无法针对影响最大的原因进行有效的分析，结果可能导致对策效果不佳，甚至是无效的对策。因此，在这一步骤，发现真正影响因素是非常重要的一件事。

（2）评价改善对策，全体圈员就每一评价项目，依可行性、经济性、圈能力等指标进行对策选定。

（3）对策内容应为永久有效对策，而不是应急临时对策。

（4）考虑对策相互关系，拟订实施顺序及时间并进行圈员的工作分配。

（5）对策拟定后，需获得上级核准方可执行。

（十）对策实施与检讨

将改善方案依 PDCA 循环彻底实施，有效运用统计方法，以数据表示实施的成果。发现方案无效时应立即停止，并重新拟定对策。

（1）实施前应召集相关人员进行说明及教育训练。取得相关人员的了解及正确教导的做法，是对策实施过程成功的关键。

（2）实施过程中，负责专项责任的圈员，应负起指导的责任，并控制过程中的正确做法。

（3）在这个过程中，应密切注意实施状况，对发生的任何状况，无论正面或反面的，都必须详加记录，作为检讨用。

（4）实施中，如发现效果不佳，可重新调整后实施。如发现有反效果或异常时，应立即停止，改用其他对策。

（十一）效果确认

对策试行后，到底有没有效果，应把实施结果与改善目标加以比较、注意衍生的效果，尤其负效果应采取对应措施，列举出直接、定量、经过确认的效果（经济效益），列举出间接、衍生的或无形的效果，必须一一确认。改善前后结果用柏拉图或其他图形进行比较。

（1）此阶段的效果确认是全部的对策实施完毕一段时间后所得到的效果，某些对策也许会有相辅相成的效果，所以在这一阶段是做总效果的确认。

（2）有形成果是直接的、可定量的、经过确认的效果。目的达成率与进步率的计算：①达成率＝[（改善后数据－改善前数据）÷（目标设定值－改善前数据）]×100％；②进步率＝[（改善后数据－改善前数据）÷改善前数据]×100％。目标达成率 100％±10％是不错的，目标达成率高于 150％或低于80％者应提出说明。有形成果的效果确认可用柱状图、推移图、柏拉图来表示。

（3）无形成果是间接、衍生、无形的效果。无形成果的确认可以用文字列出，也可用雷达图评价法表示。

（4）如果效果不佳，应重新探讨，也许是原因找错，也许是对策措施不对，此时应考虑是否重新回到原因解析，还是回到对策拟定，重新来一遍。如此的 PDCA 管理循环，有耐心地去做，终究可以达到预期的效果。

（十二）标准化

做好文书（标准书）上的手续、对新的标准实施教育训练、拟定预防再度发生的措施、水平展开、纳入日常管理体系，进行管理。

（1）效果确认后，若对策有效，应继续维持改善后的成效，此时就需将改善的操作方法加以标准化，或建立起作业标准书，标准书的书写不可长篇大论或模棱两可。

（2）需将标准化所规范的操作程序，通过持续的教育与训练方式，使部门内所有同事能够了解、遵守进而加以落实，使其转化成日常管理项目，以防范相同问题再度发生。

（十三）检讨及改进

以上各项步骤均须持续检讨及改进，将改善过程进行全盘性的反省及评价，明确残留的问题或新发

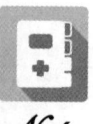

生的问题,把今后的计划具体整理出来,作为活动报告书,呈报上级主管承认、定期核查,追踪本次标准化的遵守状况,定期核查是否维持预计的效果。

由于品管圈的运作并非因一个圈完成而终止,而是持续不断地针对部门内的问题进行改善,因此活动结束后应列出下期活动主题,以贯彻品管圈的精神。就品管圈活动而言,此即为 PDCA 的"A"部分,通过此步骤让下一期 QCC 运作更流畅。

六、根本原因分析(RAC)

(一)定义

根本原因分析(RCA)是一项结构化的问题处理法,用以逐步找出问题的根本原因并加以解决,而不是仅仅关注问题的表征。根本原因分析是一个系统化的问题处理过程,包括确定和分析问题原因,找出问题解决办法,并制定问题预防措施。在组织管理领域内,根本原因分析能够帮助利益相关者发现组织问题的症结,并找出根本性的解决方案。

(二)根本原因分析法的目标搜寻

问题(发生了什么)。

原因(为什么发生)。

措施(什么办法能够阻止相同问题再次发生)。

所谓根本原因,就是导致我们所关注的问题发生的最基本的原因。引起问题的原因通常很多,如物理条件、人为因素、系统行为,或者流程因素等,通过科学分析,有可能发现不止一个根源性原因。

(三)根本原因分析法的步骤

根本原因分析法最常见的一项内容是,提问为什么会发生当前情况,并对可能的答案进行记录。然后,再逐一对每个答案问一个为什么,并记录下原因。根本原因分析法的目的就是要努力找出问题的作用因素,并对所有的原因进行分析。这种方法通过反复问一个为什么,能够把问题逐渐引向深层,直到发现根本原因。

找到根本原因后,就要进行下一个步骤,评估改变根本原因的最佳方法,从而从根本上解决问题,这是另一个独立的过程,一般被称为改正和预防。在寻找根本原因的时候,对每一个已找出的原因也要进行评估,给出改正的办法,因为这样做也将有助于整体改善和提高。

根本原因分析作为一个一般性的术语,存在着一系列不尽相同的结构化的具体方法,用于解决具体的组织问题。

第三节 护理业务技术管理

案例导入

病人,男,33 岁。于 2017 年 2 月 22 日以颅内占位性损害收住神经外科,于 2017 年 2 月 22 日行手术后转重症监护室(ICU)加强监护治疗,入院时 Braden 评分 23 分。病人术程 15 小时,于 2017 年 2 月 23 日 19:30 发现左足跟 4 cm×4 cm 血疱,基底紫红,左足外侧 2 cm×2 cm 水疱,基底发红,右足跟部出现 4 cm×4 cm 发红。主要问题:①翻身不到位;②缺乏压疮相关知识。经压疮小组专科护士会诊查看后拟定以下改进措施:①2 小时翻身一次。最大限度活动。不得按摩受压部位皮肤。使用防压疮气垫床。使用软垫垫于骨隆突处。②对 N0-N4 护士进行关于器械性压疮的培训,预防性使用敷料。③完善重症监护室压疮管理制度:增加护士对压疮高危病人管理内容。加强护士对压疮知识的认识。

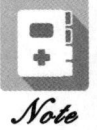

Note

109

问题：

　　1. 针对此事件如何进行原因分析？

　　2. 压疮小组专科护士在护理管理中的作用是什么？

　　护理业务技术管理是指对护理专业工作和护理技术运作的全过程，运用计划、组织、协调和控制等管理手段，使之达到合理、准确、及时、有序、安全、有效的目的。护士是护理业务技术工作的具体实施者，对运作过程负有管理责任，积极参与对业务技术的管理，认真贯彻各项管理指标，是履行护士职责的重要内容。

一、护理业务技术管理的内容与原则

（一）临床护理管理

　　临床护理的核心内容是指以病人为中心，满足其生理、心理需要的主动护理。包括：①巡视病人，进行临床病情观察，了解病人的需求及治疗效果；②进行情感交流，掌握病人的心理状态；③指导病人配合治疗护理，适应环境，进行功能锻炼；④对病人及时进行生理、心理的整体护理；⑤开展卫生、保健知识宣教等。临床护理的管理重点如下。

　　（1）护士应培养主动护理意识。由于病人的需求有潜在性、阶段性、情绪性、压抑性的特点。因此，只有主动关心病人，想病人所想，急病人所急，才能满足病人所需。提供主动的护理服务，是护士良好的职业素质、高尚的职业道德水准和丰富的护理学识水平的具体体现。

　　（2）给予足够的时间保证。通过周密的计划安排，除完成指定的技术工作外，应将主动护理列入自己的工作日程，用一定时间深入临床，结合病人的实际情况，主动地进行临床护理，才能使病人成为真正的护理受益者。

（二）特别护理管理

　　特别护理是指病情危重的一个或几个病人，由一位或几位护士负责全程护理。特别护理的管理原则如下。

　　（1）及时拟定护理计划，全力落实护理措施，及时评价护理效果，根据病情变化及治疗需要适时地补充、修改护理计划。

　　（2）严密观察病情变化，做到"五知道"（知道诊断、病情、治疗、检查结果及护理要求）。

　　（3）做好晨、晚间护理，保证病人舒适，头发、口腔、皮肤应清洁、无破溃、无压伤、指（趾）甲短而洁。

　　（4）各种引流管通畅，呈有效引流状态。

　　（5）抢救技术熟练，急救药品齐备，急救设备、器材完好率达100%。

　　（6）无并发症，无褥疮。

（三）护理技术管理

　　临床护理技术有三大类：①基本护理技术，如无菌技术、注射技术、导尿技术等；②专科护理技术，如外科的换药技术，内科的各种内窥镜检查的准备与配合，眼科的球结膜注射技术等；③特殊护理技术，如血液净化、透析疗法护理技术，高压氧治疗等。

　　护理技术的管理原则如下。

　　（1）学习《医疗护理技术操作常规》（以下简称《常规》），了解《常规》对各项技术操作的规范要求，切实按《常规》办事，做到技术操作正规，工作程序规范。

　　（2）熟悉各种技术操作的机制原理、方法及原则，了解其目的意义，避免盲目行事。

　　（3）熟知各种常见病、多发病的护理常规，了解疾病发生、发展及预后的一般规律，做到对病人心理、行为适应性护理，防止护理失误。

　　（4）在工作中既要运用《常规》指导实际工作又要注意发现问题，重视实践资料的积累，以便总结护理经验，进行护理学术研究。

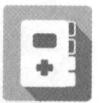

（四）护理质量管理制度

（1）成立护理质量监控组织。

（2）护理部不定期下病房检查护理质量,发现问题及时给予指正,对有全院共性的问题各质控小组及时向主任汇报,护理部讨论并制定整改措施在护士长会议上公布。

（3）护理部下设护理质控小组,质控小组制定考评制度和监控措施,对全院各病房的环境管理、技术操作、护理文书、消毒隔离、临床护理及护患沟通情况进行检查、记录,每月汇总护理部。

（4）检查每天出院病人护理文件书写内容,发现问题通知有关病房及时修改,每月将报表报护理部,与绩效挂钩。

（5）为保证夜间护理质量,护理部建立护士长夜间查房制度,不定时进行抽查,至少每周两次,并详细记录。护理部不定期下病区检查,以了解夜间护理质量的真实情况。

（6）定期召开全院护士长大会,及时传达和学习上级部门对护理质量的要求、标准,强化护士长的质量管理意识,同时对护理质量检查情况进行总结、分析和评价。

（7）定期进行病人满意度调查,征求病人对护理人员工作的意见或建议,以便及时改进工作,进一步提高护理质量。

（8）每季度护理部组织全院护理质量检查、"三基"(基本知识、基本技能、基本操作)训练抽考,年终进行全院"三基"训练考核。

二、基础护理管理

（一）基础护理管理的内容

（1）一般护理技术管理:包括病人出、入院处置;各种床单位的准备;病人的清洁与卫生护理;生命体征测量;各种注射方法的穿刺技术;无菌技术;给药法;护理文件书写等的管理。

（2）常用抢救技术管理:包括给氧、吸痰、洗胃、止血包扎法、骨折固定、心电监护、心内注射、胸外心脏按压、人工呼吸机的使用等的管理。

（二）基础护理管理的主要措施

1. 加强教育,提高认识 由于基础护理技术在护理工作中应用最多、最广泛,个别护理人员对此不够重视,要求不高,因此,应加强对护理人员的教育,不断提高对基础护理技术重要性的认识。

2. 规范基础护理工作

（1）制定基础护理操作规程:在制定操作规程时应遵循以下原则。①根据每项技术操作的目的、要求、性质和应该取得的效果来制定;②技术操作必须符合人体生理解剖特点,避免增加病人的痛苦;③严格遵守无菌原则;④必须有利于保证病人的安全;⑤必须有利于节省人力、物力、时间,使病人舒适,符合科学性原则;⑥文字应简单明了,便于护士掌握并在临床上推广。

（2）加强培训、考核:通过训练和考核使护士熟练掌握每项技术的操作规程,实现操作规范化,提高效率和质量。

（3）加强检查、监督:建立健全质量监控制度,认真落实。发现问题及时采取纠正措施,提高基础护理效果。

三、专科护理管理

（一）专科护理

专科护理是指临床各专科特有的基础护理知识和技术。专科护理包括各种专科疾病护理,如心肌梗死、脑血管疾病、糖尿病等,以及各种手术病人的护理技术等。专科一般诊疗技术包括各种功能试验、专项治疗护理技术,如机械通气气道护理技术、泪道冲洗技术等。

专科护理具有以下特点。①专业性强:专科护理技术使用范围窄,专业性强,往往仅限于本专科,有的甚至只限于某一种疾病。②操作复杂:专科护理多配有仪器设备,技术复杂,操作难度大,要求高,护

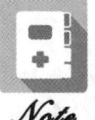

理人员除掌握专科基础知识和技术外,还要懂得仪器的基本原理和操作程序。③高新技术多:随着科学技术的发展,大量高新尖的技术被用于临床诊断、治疗和护理,这要求护理人员不断学习和掌握新的专科知识,这是专科护理技术的一个重要特点。

(二)专科护理管理

(1)所有临床专科护士,必须取得相关临床专科护士资格证书。

(2)临床专科护士每年从事本专科护理实践时间应达到个人临床护理工作总时间的三分之二以上。专科护士应主动、及时地掌握本专科领域护理新理论、新知识、新技术和新方法,每年至少1次参加本专科市级及以上护理继续教育项目的学习,获得规定的专业继续教育学分。

(3)临床专科护士应注重加强科学研究,每3年至少在护理专业期刊上发表本专科护理工作论文或综述1篇。

(4)临床专科护士应加强对其他护理人员的专业指导,并对专科护理有关工作提出完善和改进建议。

(5)临床专科护士精通本学科基本理论、专科理论和专业技能,掌握相关学科知识,掌握专科危重病人的救治原则与抢救技能,在突发事件及急重症病人救治中发挥重要作用。

(6)临床专科护士享受专科护士岗位津贴。经确定后的专科护士享受专科护士绩效工资,如任期不满调离专科护士岗位或不能履行专科护士职责者,不再享受此待遇。

四、新项目、新技术的护理管理

(1)拟开展的新技术、新项目应符合国家的相关法律法规和各项规章制度。

(2)拟开展的新技术、新项目应具有科学性、有效性、安全性、创新性和效益性。

(3)凡需开展护理新技术、新业务的护理人员应认真写出申请报告,经本科室核心小组讨论审核,护士长及科主任签署意见后报护理部审核。

(4)护理新技术新业务准入领导小组审核、评估,经充分论证并同意准入后,报请院领导审批。

(5)拟开展的护理新技术、新业务项目经院领导和有关部门审批后,再进行可行性论证,内容主要有新技术、新业务的来源,是否符合国家的法律法规,目前在国内外开展的现状及新项目方法、质量指标、保障条件、经费、预期结算、效益等。

(6)护理新技术、新业务经审批后必须按计划实施,凡增加或撤销项目必须经护理部准入管理小组同意并报主管院领导批准后方可进行。

(7)护理新技术、新业务开展前及准入实施后,临床应用要严格遵守病人知情同意原则并有记录。

(8)护理部应定期对护理新项目进行检查考核,新项目负责人应定期上交新项目实施情况的书面报告。

(9)对护理新技术、新业务的有关资料要妥善保管,作为科技资料存档。

(10)新项目验收后,项目总结、论文应上交护理部存档备案。

(11)护理新技术、新业务在临床应用后,护理部应及时制定操作规范及考核标准并列入质量考核范围内。

第四节　护理质量评价与持续改进

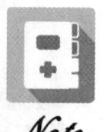 案例导入

　　李××,男,51岁,因"继发性癫痫、低血容量性休克"于2018年4月14日19:00收入院。病人浅昏迷,双侧瞳孔等大等圆3mm,对光反射迟钝。气管切开通畅、鼻饲流质。化验结果示

总蛋白56.4 g/L,CT示"脑积水、右肺感染伴右侧胸腔积液",入院时血压70/40 mmHg,病人家属一再强调只要病人不再抽搐、稳定了就出院。护士使用浅静脉留置持续泵入NS 50 ml＋多巴胺100 mg,10 ml/h。护士特别注意局部情况,防止外渗。2018年4月15日20:00夜班护士接班时,上班护士已特别交代观察留置针局部情况,当时回血良好,顺滴通畅。夜间也加强巡视,都正常。4月16日5:30时夜班护士发现针眼处有点红,但回血良好,两人商议后继续观察。于07:24护士发现局部出现水疱、皮肤发青,面积约5 cm×3 cm。立即给予拔除留置针、抽掉渗液,局部用酚妥拉明封闭,请门诊换药室会诊后给予愈邦换药,防止局部感染。

思考:

1. 针对多巴胺渗漏如何进行原因分析?

2. 如何拟定此事件的改进措施?

3. 如何对此类事件进行追踪和效果观察?

护理质量评价是护理质量管理的重要手段,贯穿于护理过程的始终,是一项系统工程。护理质量评价可以客观地反映护理质量和效果,分析发生问题的原因,寻找改进的机会,进行持续改进,不断提高护理质量。评价一般是指衡量所定标准或目标是否实现或实现的程度如何,即对一项工作成效大小、工作好坏、进展快慢、对策正确与否等方面做出判断。评价的主体是内部评价和外部评价,评价的客体是护理结构、过程和结果。根据评价时间分定期评价和不定期评价,前者按月、季度、半年或一年进行,后者根据需要进行。根据内容分为综合性和目标性专题评价;根据评价主体分为医院外部评价、上级评价、同级评价、自我评价和服务对象评价。

一、护理质量评价的内容

1. 要素质量评价 对构成护理服务要素质量各方面进行的评价。评价具体包括环境的安全、清洁、舒适、温度、湿度,护理人员的数量,业务和技术水平,器械盒设备是否齐全、功能是否完好,规章制度和标准是否齐全,病房结构是否合理,护理文件书写是否完整等。护理质量评价的方法包括现场调查、考核、问卷调查和查阅资料。

2. 过程质量评价 对护理过程的评价。护理管理方面:护理人员配置是否发挥最大价值的护理工作效益,排班是否满足病人的需求,护理操作流程是否简化且使得病人、护理人员、部门和医院均受益。服务方面:接待病人是否热情,病人安置是否得当及时,入院和出院介绍是否详细,住院过程中是否能做到主动沟通,有问必答等。技术方面:对急救流程、操作流程、药品配置流程、健康教育流程等进行评价。成本方面:病房固定物资耗损情况、水电消耗,一次性物品等护理耗材使用情况的评价。过程质量评价方法主要为现场检查、考核和资料分析。

3. 结果质量评价 对护理服务最终结果的评价。评价内容包括病人压疮发生率、事故发生次数、静脉穿刺成功率、病人对服务的满意度等。结果质量评价方法包括护理查访和问卷调查。

二、护理质量评价的方式

1. 根据评价时间分为定期评价和不定期评价。定期评价:一方面是综合性全面定期评价,按月、季度或半年、一年进行;另一方面还包括专题对口定期评价,对某个专题项目进行检查,时间根据任务而定。不定期评价是根据需要进行的检查评价。

2. 根据评价主体分为医院外部评价、上级评价、同事评价、服务对象评价和自我评价。

三、护理质量评价方法

(一)以要素质量为导向的评价

以要素质量为导向的评价是以构成护理服务要素质量基本内容的各个方面为导向所进行的评价。护理质量评价的基本内容包括与护理活动相关的组织结构、物质设施、资源和仪器设备及护士的素质等。具体表现为如下几点。

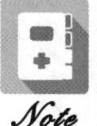

（1）环境、病房结构布局是否合理,病人所处环境的质量是否安全、清洁、舒适,温度、湿度等情况。

（2）护士的工作安排、人员素质和业务技术水平是否合乎标准,是否选择恰当的护理工作方法,管理者的组织协调是否合理等。

（3）与护理工作相关的器械、设备的使用和维护,器械、设备是否处于正常的工作状态,包括药品、物品基数及保持情况。

（4）病人情况,护士是否掌握病人的病情,制定的护理计划和采取的护理措施是否有效,病人的生理、心理、社会的健康是否得到照顾。

（5）护理文书是否完整,医院规章制度是否落实,后勤保障工作是否到位等。以要素质量为导向的评价方法有现场检查、考核、问卷调查、查阅资料等。

（二）以过程质量为导向的评价

以过程质量为导向的评价,本质就是以护理流程的设计、实施和改进为导向对护理质量进行评价。护理流程优化是对现有护理工作流程的梳理、完善和改进的一项策略,不仅要求护士做正确的事,还要求正确地做事。护理流程优化内容涉及管理优化、服务优化、成本优化、技术优化、质量优化、效率优化等优化指标。医院护理单元正是通过不断发展、完善、优化护理流程,最终提高护理质量的。具体表现为如下几点。

（1）护理管理方面:护士配置是否可以发挥最大价值的护理工作效益;排班是否既能满足病人的需求,又有利于护士的健康和护理工作的安全有效执行;护理操作流程是否简化且使得病人、护士、部门和医院均受益。

（2）护理服务方面:接待病人是否热情;病人安置是否妥当及时;入院和出院介绍是否详细;住院过程中是否能做到主动沟通。

（3）护理技术方面:急救流程、操作流程、药品配制流程、健康教育流程等是否合理。

（4）成本方面:病房固定物资耗损情况、水电消耗、一次性物品等护理耗材使用情况等。以过程质量为导向的评价方法主要是进行现场检查、考核和资料分析,包括定性的评价内容和各种用于定量分析的相关经济指标、护理管理过程评测指标。

（三）以结果质量为导向的评价

以结果质量为导向的评价是对病人最终的护理效果的评价,主要是从病人角度进行评价。以结果质量为导向的评价常采用以下指标:健康教育普及率、静脉输液穿刺成功率、护理不良事件发生数、抢救成功率、病人对护理工作满意度、病人投诉数、护患纠纷发生次数等。其中,绝大部分评价属于事后评价或后馈控制,由护理管理部门进行评价;而病人满意度指标,则是对护理质量最直接的评价,也是较为客观的评价。满意度评价的内容可以包括护士医德医风、工作态度、服务态度、技术水平、护患沟通、满足病人生活需要、健康教育（即入院宣教、检查和手术前后宣教、疾病知识、药物知识宣教、出院指导）、病区环境管理、护士长管理水平等。上文已经对满意度测评做了阐述,此处不再赘述。以结果质量为导向的评价方法主要为现场检查、考核、问卷调查和资料分析;也可以通过医院信息系统（hospital information system,HIS）、新媒体形式提取相关数据。

四、护理质量评价结果分析

护理质量评价结果的直接表现形式主要是各种数据,但这些数据必须经过统计分析后,才能用于护理质量评价结果的判断。护理质量评价结果分析方法较多,可根据收集数据的特性采用不同的方法进行分析。常用的方法有定性分析法和定量分析法两种。定性分析法包括调查表法、分层法、水平对比法、流程图法、头脑风暴法、因果图法、树图法和对策图法等,定量分析法包括排列图法、直方图法等,以下简要介绍其中的五种。

（一）调查表法

调查表法是用于系统收集、整理分析数据的统计表。通常有检查表、数据表和统计分析表等。

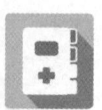

（二）因果图法

因果图法是分析和表示某一结果（或现象）与其原因之间关系的一种工具。通过分层次列出各种可能的原因，帮助人们识别与某种结果有关的真正原因，特别是关键原因，进而寻找解决问题的措施。因果图因其形状像鱼刺，故又称鱼骨图，包括"原因"和"结果"两个部分，原因部分又根据对质量问题造成影响的大小分大原因、中原因、小原因。其制作步骤：①明确要解决的质量问题；②召开专家及有关人员的质量分析会，针对要解决的问题找出各种影响因素；③管理人员将影响质量的因素按大、中、小分类，依次用大小箭头标出；④判断真正影响质量的主要原因。

（三）排列图法

排列图法又称主次因素分析法、帕洛特图法。它是找出影响产品质量主要因素的一种简单而有效的图表方法。排列图是根据"关键的少数和次要的多数"的原理而制作的，也就是将影响产品质量的众多影响因素按其对质量影响程度的大小，用直方图等形式排列，从而找出主要因素。

排列图的作用：①确定影响质量的主要因素。通常按累计百分比将影响因素分为三类：累计百分比在80%以内的为A类因素，即主要因素；累计百分比在80%～90%之间的为B类因素，即次要因素；累计百分比在90%～100%之间的为C类因素，即一般因素。由于A类因素已包含8%存在的问题，此问题解决了，大部分质量问题就得到了解决。②确定采取措施的顺序。③排列图可评价采取措施的效果。

（四）直方图法

直方图法又称频数直方图法，是用来整理数据，将质量管理中收集的一大部分数据，按照要求进行处理，逐一构成一个直方图，然后对其进行排列，从中找出质量变化规律的方法。直方图法是预测质量好坏的一种常用的质量统计方法。

绘图步骤：①先画纵坐标，表示频率；②横坐标表示质量特性；③以组距为底，画出各组的直方图；④标上图名及必要数据。

（五）控制图法

控制图法又称管理图法，是用一种带有控制界限的图表区分质量波动是偶然因素还是系统因素的统计分析方法。

控制图的结构，纵坐标表示目标值，横坐标表示时间，画出三至五条线，即中心线、上下控制线，上下警戒线。当质量数据呈正态分布时，统计量中心线（以均值 M 表示）、上下控制线（$M \pm 2S$，S 表示标准差），上下警戒线（$M \pm S$）。

应用控制图法的注意事项：用于治愈率、合格率时，指标在 $M+S$ 以上说明计划完成良好，但在床位使用率超过上控制线时，说明工作负荷过重，应查找原因予以控制。当用于护理缺陷发生率时，指标在 $M-S$ 以下表明控制良好，当靠近警戒线时应引起高度重视。

五、护理质量持续改进

护理质量评价的目的是确定问题发生的原因，寻找改进的机会，不断提高护理质量。护理质量改进包括寻找机会和对象，确定质量改进项目和方法，制定改进目标、质量计划、质量改进措施，实施改进活动，检查改进效果和不断总结提高。

护理质量改进机会，主要包含两个层面：一是出现护理质量问题后的改进，也就是及时针对护理服务过程进行检查，体系审核，收集顾客投诉中呈现出来的问题，组织力量分析原因予以改进；二是没有发现质量问题时的改进，主要是主动寻求改进的机会，主动识别顾客新的期望和要求，在与国内外同行进行比较时明确方向和目标，寻求改进措施并予以落实。

小 结

1. 护理质量管理是指按照护理质量形成的过程和规律，对构成护理质量的各要素进行计划、组织、

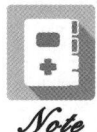

协调和控制,以保证护理工作达到规定的标准和满足服务对象需要的活动过程。护理质量管理是护理管理的核心,也是护理管理的重要职能,直接反映护理工作的内涵和特点。护理质量管理基本原则是以病人为中心原则、预防为主原则、全员参与原则、基于事实的决策方法原则、持续改进原则。

2. 护理质量标准化管理就是制定护理质量标准,执行护理质量标准,并不断进行护理标准化建设的工作过程。护理质量标准(nursing quality standards)是依据护理工作内容、特点、流程、管理要求、护士及服务对象的需求和特点制定的护士应遵守的准则、规定、程序和方法。护理质量标准由一系列具体标准组成;护理质量管理过程是建立质量管理体系、制定质量标准、进行质量教育、实施全面质量管理通过质量教育环节、评价与持续改进评价是不断改进护理质量管理,增强管理效果的重要途径。

3. 常用的护理质量管理方法有 PDCA 循环、追踪调查法、六西格玛、临床路径、品管圈(QCC)和根本原因分析(RCA)等。其中 PDCA 循环是护理质量管理最基本的方法之一。

4. 护理业务技术管理是指对护理专业工作和护理技术运作的全过程,运用计划、组织、协调和控制等管理手段,使之达到合理、准确、及时、有序、安全、有效的目的。护士是护理业务技术工作的具体实施者,对运作过程负有管理责任,积极参与对业务技术的管理,认真贯彻各项管理指标,是履行护士职责的重要内容。

5. 运用先进的护理质量管理方法和护理业务技术管理,科学、有效、严谨地进行护理质量评价与改进,不断提高护理质量,有助于为病人提供更好的护理服务,在医院的全面建设和发展中将起到积极作用。

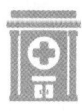直通护考在线答题

(王雪菲)

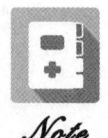

第八章 护理临床教学管理

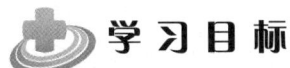
学习目标

1. **掌握**:掌握护理临床教学的概念及原则。
2. **熟悉**:护理临床教学的形式和方法。
3. **了解**:护理临床教学的管理内容。

扫码看课件

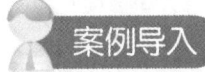
案例导入

  某教学医院护理部为了全面提升护理人员的带教水平,制定了较周密的带教计划。固定每周二科室带教老师为实习生进行本科常见疾病小讲座,分配每科室一项基础护理操作教学辅导,并进行本科理论与操作考核;每周四下午带教老师为全院实习生进行集中培训并考核。经过近2年的带教实践,实习生的理论及操作考核水平有了明显的提高,带教老师的教学水平也有了很大的提升,实习生及其所在院校对该医院的带教评价也越来越高。

  思考:

  1. 教学医院是如何提高护理临床带教质量的?

  2. 根据医院护理临床教学计划,制定一份科室护理临床教学计划。

第一节 概　　述

  护理临床教学是帮助护生将既往学到的基础知识与有关诊断、治疗及护理病人的操作技能相结合,为护生提供把基础理论知识转移到以病人为中心的高质量护理中的媒介,并获得进入健康保健系统和继续教育所必需的专业和个人技能、态度和行为。护理临床教学重点强调的是理论与实践相结合。

一、护理临床教学管理的目的

(一) 建立正常、相对稳定的教学程序

  建立正常、相对稳定的教学程序,使教学过程中的人、财、物、时间、信息得到优化配置,以保持教学过程通畅。

(二) 确保教学工作高效率、高质量,实现教学活动的目的

  护理临床教学是护理教学的重要组成部分,是学校教学工作的延伸,是专业理论和实践结合的重要环节。加强培训提高临床教师质量意识;针对全员、全过程、全范围质量管理等要素,对临床护理教育质量进行持续改进,可以提高临床护理教育质量,使临床护理教学管理更加合理有效,保证了实习效果,提

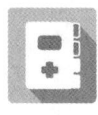

高了教学质量。

护生在学校学到了一定的护理理论知识,但要真正成为合格的护理工作人员,还必须经过理论与实践相结合的实际训练,临床教学则是实现这一目标的重要途径。周密的带教计划和安排,配备高素质的带教老师和根据护生各个时期的心态进行因人、因时的正确引导,只有这样才能圆满地完成实习任务,才能为护理队伍培养出合格的人才。比如,医院安排护生早期接触临床,采取多种有效途径,提高培养人才质量,逐渐完善了临床教学管理并达到预期效果。

二、护理临床教学管理的原则

护理临床教学管理原则是在总结教学实践经验的基础上,根据一定的教育目的和对教学过程客观规律的认识而制定教学工作中必须遵循的基本要求。

教学原则与教学规律,二者既有联系又有区别。科学的教学原则是教学规律的具体体现和直接反映。教学规律是制定教学原则的重要依据和根本,而教学原则是由教学规律派生的。教学规律是不以人的意志为转移的客观存在,是教学过程中内在、本质、必然的联系。

（一）护理临床教学管理原则的内容

1. 理论与实践相结合的原则 护理教学中贯彻理论和实际相结合的原则,要求做到:①以理论为主导,联系实际进行教学;②通过实践性教学环节,加强基础知识教学和基本技能训练;③根据学科特点和护生特点,确定理论联系实际的度与量。

2. 道德行为导向性原则 护理教学贯彻道德行为导向性原则,应注意做到:①激发护生求知欲,求知欲是护生学习的内在动力;②引导护生进行积极正确的思维;③培养护生独立解决问题的能力;④发扬民主教学,形成良好的师生关系。

3. 教学形式生动、具体、直观原则 在护理教学中贯彻教学形式生动、具体、直观的原则,要求做到:①教学富于直观性,可以解决抽象概念脱离具体形象的矛盾;②鲜明、生动的教学形象,容易引起护生的注意力,激发护生的学习兴趣和热情;③具体的教学形式,可以促进知识的理解和巩固,发挥护生的观察能力和形象思维能力。

4. 教学过程综合性原则 在护理教学中贯彻专业性与综合性相结合的原则,要求做到:①建立合理的知识结构和能力结构;②以整体化观点指导各种教学活动;③进行专业方向性教育与职业道德教育。

（二）护理临床教学管理原则的作用

护理临床教学管理原则是卫生院校组织教学、制定教学计划、编写教学大纲、教科书的准则,是教师合理组织教学,运用教学方法与教学手段,完成教学任务,提高教学质量的指南,也是教育部门各级管理者指导教学、检查评估教学质量的依据。

第二节 护理临床教学管理内容

一、护理临床教学服务对象

（一）护理临床见习生

医学院校护理专业的学生,在开始临床实习之前,要提前接触临床,即在入学第一学期就开始临床见习,一般为2~6周时间。根据学历分为本科、专科、中专。

（二）护理临床实习生

护理临床实习生是院校课堂教学的延续,针对医学院校护理专业的学生,在理论课程学习全部结束

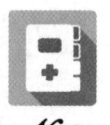

后,开始进入临床实习阶段,一般时间为 44～48 周。根据学制分别为全日制 4 年、3 年。

(三) 新入职护士

新入职护士是指参加临床护理工作 1～2 年内的护士。新入职护士的培训作为培养合格临床护士的重要途径,是提高临床护理质量、保障医疗安全的有力措施,由临床教师负责教授临床护理的基础理论、基本知识和基本技能,并进行临床实践带教。一般为 1～2 年,同时进行科室轮转。

(四) 各层级护士

医院根据护士的临床工作能力将其由低到高分为不同的 5 个层级,即 N_0、N_1、N_2、N_3、N_4,并制定不同层级的培训内容及考核标准,使合适的人承担合适的岗位,以保障病人安全,同时,为护士提供良好的发展空间。

(五) 进修护士

进修护士一般是指医院临床科室对下级医院从事临床工作的护理专业人员,进行的临床护理带教学习,一般为 1 个月、3 个月、半年及半年以上。

二、建立健全护理临床教学的管理队伍

(一) 多途径加强临床护理教师的培养

完善的培训体系,可以保证临床教师队伍整体素质的提高。方法如下:①护理部对全院护士展开分层级规范化培训,如轮转 ICU、急诊科制度,专科护士培养制度等,都保证了临床护理教师业务能力的提高;②护理部每年年终可以根据医院的总体培训经费预算,制定次年护士的在职培训计划并落实,及时了解本专业的新动态,尽快掌握先进的专业理论知识及操作技能;③护理部定期举办临床护理经验交流会,组织带教教师进行教学经验交流,以提高教师的教学水平。

(二) 实行临床护理教师资格准入制度

临床带教老师的工作,在临床实习教学中发挥着主导作用。选好带教老师是实现培养目标、落实教学计划、提高临床教学质量的根本保证。因此要严格审核实习带教老师的师资,规定老师任职的条件:

(1) 大专毕业三年或任护师五年以上,具有较为丰富的专业理论知识和一定带教能力的护理人员;

(2) 热爱护理教学,作风严谨,工作认真负责;

(3) 具有良好的职业道德、较强表达能力及交流沟通能力,熟悉和掌握实习大纲、实习目标、实习计划、护生量化指标及考评标准、适合各层次护生实习的带教方法;

(4) 通过学习护理学、教育学相关的理论,更新教育理念,能用现代护理观指导临床教学。

带教老师应选择思想和业务素质都比较好的护理人员担任。技术素质方面,有较丰富的专业知识和临床实践经验,有较高的护理理论水平、护理操作技术水平和临床应变能力,以及一定的语言表达能力。思想素质方面,带教老师的思想品质对护生有着潜移默化的影响,因此带教老师应具备热爱护理专业、对病人有高度责任心和同情心、有良好的医德医风等素养,并能以身作则,率先示范,事事起到带头表率作用,时刻注意自己的举止、神情、仪表、情绪、性格、语言等,以自己的形象和行动去影响和教育护生。

(三) 制定临床科室的带教管理制度

(1) 带教老师的师资符合标准要求。

(2) 实行一对一的带教。

(3) 结合护理部带教目标制定本科室带教计划。

(4) 带教老师有个体化的带教计划。

(5) 科室有培训计划,每周培训不少于一次。

(6) 按时完成培训计划。

(7) 随机抽查实习护生是否掌握培训内容。

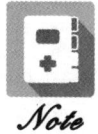

（8）每组实习护生完成一次护理教学查房。

（9）每名实习生出科前完成一次护理病历。

（10）实习生出科前各完成一次理论和技能考核。

（11）实习生着装符合规范要求。

（12）科内带教每月有记录、分析、改进。

（13）护士长对教学计划及时进行修订。

（14）每名实习生在带教老师的指导下分管2～3名病人。

三、护理临床教学服务对象的职责和义务

（一）护理临床教学服务对象的职责

（1）严格遵守医院及科室的各项规章制度和护理操作规程，保证护理安全。

（2）尊敬带教老师，不擅自动手，任何治疗护理操作必须在带教老师的指导下进行。

（3）在带教老师的指导下，完成所分管病人的入院指导、出院指导、护理评估、治疗及护理工作、健康宣教等，并观察病情，了解病人的心理需求。

（4）参加科室晨会及业务学习、护理查房，将书本知识与临床实际相结合，实行工作与学习一体化。

（5）在带教老师指导下进行医疗文件和物品管理，做好物品清点交接。

（6）每班工作结束后，做好清洁卫生及下一班工作的准备，保持工作环境的整洁、美观。

（7）按时完成实习手册的填写，实习结束时由本人做出自我总结。

（二）护理临床教学服务对象的义务

（1）护生在临床学习期间，应当遵守法律、法规、规章和诊疗技术规范的规定。

（2）发现病人病情危急，应当立即通知带教教师或其他医务人员；在紧急情况下抢救垂危病人生命，应当配合医务人员实施必要的紧急救护。

（3）应当尊重、关心、爱护病人，保护病人的隐私。

四、护理临床教学形式和方法

（一）护理临床教学形式

护理临床教学是护理教育的重要阶段，护理临床教学形式的采纳是培养护生综合能力的关键环节，是实现知识向能力转化必不可少的过程。为了激发护生的学习兴趣，更好地发挥护生的主观能动性，提高护生分析问题和解决问题的能力，临床带教老师常常采用以下几种形式的教学。

1. 护理教学讲课　带教老师根据科室疾病谱设计讲课内容，使理论与实践相结合，教与学同步进行。此种形式的教学可以使护生明白临床护理工作做什么、怎么做、为什么做的原因。

2. 护理操作示教　带教老师结合基础护理技能操作标准和临床操作规范要求，进一步规范技能操作，实现护理临床教学目的，并满足临床工作要求，达到临床护理教学与质量整体提升之目的。

3. 护理现场督导　指导老师围绕病人的身份识别、查对落实、病人交接、跌倒、压疮、药品管理等护理安全管理方面内容，进行现场示范演练、指导。通过"手把手"现场帮带指导，让护生掌握实用的经验和方法，为提高护理临床教学水平发挥积极的作用。

4. 护理业务查房　护理业务查房是针对某一病例，检查护理质量、落实规章制度、提高护理质量及护理人员业务水平的重要举措，其内容包括基础护理的落实情况、专科疾病护理内容、心理护理、技术操作、护理制度的落实等。此种形式的教学可以使护生清晰地掌握整体护理的精髓。

5. 护理业务学习　护理业务学习主要针对本专业范围内疾病的相关知识进行深入的学习，达到提高业务技术水平的目的。此种形式的教学可以有效地拓展护生的知识面，并能及时掌握前沿知识。

6. 护理病例讨论　凡遇疑难重危病例、新开展项目、新技术、死亡病例时，要进行病例讨论。护理病例讨论由高级职称的护理人员主持，要专人负责做好书面记录，应由责任护士汇报病情，各有关人员

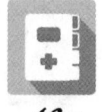

提前做好准备,认真进行讨论,发挥集体智慧,尽早明确护理问题,提出最佳的解决方案及措施。此种形式的教学可以培养护生评判性思维的模式。

（二）护理临床教学方法

1. 传统法 每一位护生固定一位带教老师,该护生在科室实习期间均由这位老师负责,除去听课及考试的时间外,其他上班时间均与带教老师相同。

2. 反思日记法 通过让护生在临床实践中以记录日记的方式将所学知识和所获得的经验进行反思的一种教学方法。

3. 情景模拟教学法 又称模拟教学,是通过设置具体生动的模拟情景,以激发护生主动学习的兴趣,帮助护生巩固知识,学习特定专业场景中所需的技能技巧的教学方法。创设教学内容接近实际工作或生活场景,由护生在这种场景中分别担任不同角色,教师在一旁进行指导、分析,并做出最后的总结的一种虚拟实践性的培训方法。

4. PBL 以问题为导向的教学方法,是基于现实世界的以学生为中心的教育方式,是指个体在复杂的情境中,能灵活运用已有的知识和经验,对出现的问题及解决方法进行选择,识别假设,在反思的基础上进行分析、推理,做出合理判断和正确取舍的高级思维方法及形式。

5. 案例教学法 是指教育者本着理论与实际结合的宗旨,根据教学目的和教学目标,以案例为基本教学素材,将学生引入一个特定的真实情境中,通过师生之间、护生之间的多向互动,积极参与、平等对话和研讨,来重点培养学生的逻辑思维、推理判断能力,以达到高层次认知学习目标的教学方法。

6. 双导师制个体化教学法 是为护生指定一名跟班带教老师和一名全程导师,以促进和帮助护生进行临床实践。临床带教老师对护生进行跟班带教,对其临床工作进行指导;全程带教老师主要在思想、工作、学习等诸方面对其进行指导。临床带教老师定期对护生的工作、学习情况与全程导师进行沟通。

总之,在护生的临床学习与实践期间,我们要因人、因地、因时采取适宜的带教方法,提高工作技能,落实护理人员的岗位职责,引导他们从心理学、伦理学的角度去观察、护理、体谅、理解病人,以适应当今"社会-心理-生物"新的医学模式的需要。

五、护理临床教学效果评价原则、方法及责任

护理临床教学效果评价:以临床护理教学目标为依据,运用可操作的科学手段,系统、全面地收集、整理、处理和分析有关教学信息,对教学活动的过程和结果做出价值判断的过程。

（一）护理临床教学效果评价原则

1. 客观性原则 在进行教学评价时,从测量的标准和方法到评价者所持有的态度,特别是最终的评价结果,都应符合客观实际,不能主观臆断或参入个人情感。因为教学评价的目的在于给护生的学和教师的教以客观的价值判断,如果缺乏客观性就失去了评价的意义,因而会导致教学决策的失误。

2. 整体性原则 在进行教学评价时,要对组成教学活动的各方面做多角度、全方位的评价,而不能以点代面、一概而论。由于教学系统的复杂性和教学任务的多样化,使得教学质量可以从不同的侧面反映出来,表现为一个由多因素组成的综合体。因此,为了反映真实的教学效果,必须把定性评价和定量评价综合起来,使其相互参照,以求全面准确地判断评价客体的实际效果,但同时要把握主次,区分轻重,抓住主要的矛盾,再决定教学质量的主导因素。

3. 指导性原则 在进行教学评价时,不能就事论事,而是要把评价和指导结合起来,并对评价的结果进行认真分析,从不同的角度找出因果关系,确认产生的原因,并通过及时、具体、启发性的信息反馈,使被评价者明确今后的努力方向。

4. 科学性原则 在进行教学评价时,要从教与学相统一的角度出发,以教学目标体系为依据,确定合理的统一的评价标准,认真编制、预试、修订评价工具,在此基础上,使用先进的测量手段和统计方法,依据科学的评价程序和方法,对获得的各种数据进行严格的处理,而不是依靠经验和直觉进行主观判断。

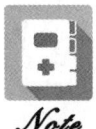

5. 发展性原则 鼓励师生、促进教学的手段,因此教学评价应着眼于护生的学习进步和动态发展,着眼于教师的教学改进和能力提高,以调动师生的积极性,进一步提高教学质量。

(二)护理临床教学效果评价方法

护理临床教学效果评价是对临床带教工作质量所做的测量、分析和评定。评价方法主要包括诊断性评价、形成性评价、总结性评价。

诊断性评价是指在教学活动开始前,对评价对象的学习准备程度做出鉴定,以便采取相应措施使教学计划顺利、有效实施而进行的测定性评价。

形成性评价是在教学过程中,为调节和完善教学活动,保证教学目标得以实现而进行的确定护生学习成果的评价。形成性评价的主要目的是改进、完善教学过程。

总结性评价是以预先设定的教学目标为基准,对评价对象达成目标的程度即教学效果做出评价。

传统的护理临床教学效果评价方式多采取的是总结性评价。总结性评价是在相对完整的教学阶段结束后,对护理教学目标实现的程度做出结论性评价,如护生出科时的理论及操作考核等。其客观性较强,简单、直接、易操作,常在学期中或学期末进行。

护理临床教学评价是检验护理临床教学效果的重要环节,是对临床带教老师教学及护生学习效果做出客观价值的判断过程。及时、客观的教学效果评价,可以准确地提供教学的反馈信息,以便及时调整和改进教学方案,对临床带教老师实施临床教学计划具有重要的作用。

(三)护理临床教学效果评价责任

护理临床教学是护理教育一个极其重要的组成部分,也是护生将书本知识与临床实际相结合的关键环节。这一时期护生除了要学习相关理论与技术外,还要经历角色社会化的过程。医院是护理临床实习基地,因此,护理临床教学是医院护理临床工作的一个重要组成部分,是培养高素质、实用型护理人才的重要途径,其质量控制主要通过教学效果进行评价。

护理临床教学效果评价应遵循其客观性、整体性、指导性、科学性、发展性的原则,构建多层次、多环节、多方位的评价体系,制定与完善评价标准,实现公平公正、可信度高、具有导向作用的效果评价责任。

1. 构建护理临床带教质量管理体系 教学医院应成立由护理部副主任,护理教学干事,各教学病区护士长、带教老师组成的护理临床带教质量管理体系。下设学生出科考核组,各病区设考核小组,负责学生出科操作考核、理论考试和护生实习综合质量测评;教学质量评价组,负责带教老师综合测评、讲课质量评价和科室带教质量测评,实习结束时组织评比优秀带教科室、优秀带教老师、优秀实习生。

2. 制定、完善各种评价标准 评价标准包括护生的实习综合质量评价表(包括护生实习态度、能力、纪律、学习等方面),带教老师综合测评表(包括带教态度、带教内容、带教方法、带教效果等方面),讲课质量评价表(包括课程设计、授课内容、授课方式、授课效果等方面),科室带教质量评价表(包括教学计划、教学组织、教学质量、教学效果等内容),以及优秀带教科室、优秀带教老师、优秀实习生的评比。

(1)对护生的评价 包括护理部评价和科室评价两部分。护理部评价包括理论考试和操作考核两部分,于护生实习前、实习中、实习后进行三次理论考试,护生实习结束时进行操作考核。科室评价包括操作考核、理论考试、实习表现综合评价等,在科室每轮实习结束时,由科室考核小组对学生进行出科操作考核和理论考试,由带教老师对所带的护生进行出科综合质量测评,成绩上报护理部。

(2)对带教老师评价 带教老师评价包括综合测评和讲课质量评价两部分。在每月护生上大课后,由护理部分发带教老师综合测评和讲课质量评价表,护生当场填好上交。科室小讲课由护士长负责测评讲课质量。

(3)对科室评价 每季度由教学质量评价组对科室带教质量进行测评,实习结束时评选优秀带教老师、优秀带教科室、优秀实习生。

在每次测评后及时整理、总结,在护士长、带教老师会议上及学生会议上反馈,并提出整改措施,促使临床教学质量不断完善及提高。

3. 护理临床带教效果评价责任

(1)公平、公正、公开的教学效果评价能增强竞争意识 在教学效果评价中所有的评价标准均采用

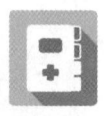

量化指标,增强评价方法的操作性,使评价效果具有客观性、可比性、竞争性。由于评价结果公平、公正、公开,任何人都能明确区分护生实习质量的优劣和教学水平的高低,同时将评价结果作为评比优秀带教科室、优秀带教老师、优秀实习生的条件列入科室护理质量管理,增强带教老师及护生的危机意识、竞争意识,在实践中带教老师主动学习先进的教学理论,改进教学方法,以得到护生的尊重和认可,护生在实习中积极发挥主观能动性,以求自我价值的体现和满足。

(2)效果评价在临床教学中起到反馈和调节作用 教学过程是一个信息输入、转换、输出、反馈和调节的过程。通过教学评价,能及时发现护生在临床实习中存在的问题及造成问题的原因;能了解带教老师的教学目标是否合理、教学方法、教学手段是否其恰当;评价科室带教组织是否健全、教学环境是否和谐,从而查找临床教学中存在的问题,及时向护生、带教老师、护士长反馈,根据评价结果,护生对自己的学习态度、学习方法进行自我调节和完善,带教老师对原来的教学计划、教学活动进行必要、适当的调整,以达到既定的教学目标。

(3)完善的教学评价在临床护理教学中能发挥积极导向作用 系统的评价体系,是护生自我发展和提高的方向,是带教老师实施临床教学活动的标杆,是护理专家组对护生实习质量的考核评价的工具。在临床护理教学过程中,制定、实施教学评价体系,能使整个护理临床教学活动都能有效地控制在实习目标范围之内,避免带教工作的随意性和护生实习过程中的盲目性。通过构建评价体系,带教老师认为教学工作受重视,有明确的目标要求,有章可依,有章可循,在实际带教中有的放矢,实习护生认为医院带教管理规范严格,考核严谨,能真切感受到存在的价值。

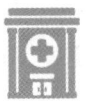 小 结

近年来,随着我国医疗卫生事业发展水平的日益提高,对高层次、高水平的专业护理人员的需求也越来越多。护生在临床学习阶段,需要加强对护理实践技能的培训和锻炼,使其能在毕业后掌握临床护理的基本要求,顺利实现从学生到临床护士的角色转变。如何把护生培养成一名合格的临床护理人员,是教学管理部门不断探索、不断完善的课题。因此,我们只有不断总结临床护理教学管理经验,改革创新,才能为临床培养出高水平、高素质的护理人才。

 直通护考在线答题

(成育玲)

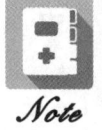

第九章　护理信息管理

学习目标

1. **掌握**：信息、信息管理和信息系统的概念，医院信息系统的组成，医院信息管理及医院信息安全管理。

2. **熟悉**：能理解医院信息安全管理的意义，病案信息管理的统计分析，分析护理信息系统的发展趋势。

3. **了解**：了解护理信息的特征和种类，医院信息系统的内容，病案信息管理的发展趋势。

护理信息是指在医疗护理活动中产生的与病人健康相关的各种信息、表象、情报、数据、指令、报告等，是临床护理诊断、护理决策和护理管理的重要依据。护理信息包括护理业务信息、护理管理信息、护理科技信息和护理教育信息。护理信息管理应该是利用电子计算机和通信设备，为医院所属各部门提供病人诊疗信息和行政管理信息的收集（collect）、存储（store）、处理（process）、提取（retrieve）和数据交换（Communicate）的能力并满足授权用户的功能需求的平台。

第一节　信息概述

案例导入

某医科大学附属医院，日门诊量近万人，"挂号难"成为困扰很多病人的问题。为缓解这一局面，该院在原有自助挂号机、电话预约、微信挂号的基础上，新开辟了手机 APP 挂号方式。个人通过下载医院官方 APP，就可以在手机上完成预约挂号等服务。通过手机预约挂号，病人不仅可以选择就诊时间，还可以提前进行症状分诊，选择科室和医生，此外，APP 还提供查阅检查报告、支付诊疗费用等功能。该院自采用多种挂号方式以来，提高了病人就诊的便捷性，改善了病人的就医体验，体现了"以病人为中心"的服务宗旨。

思考：

1. 建设医院信息系统的意义是什么？
2. 为提高护理质量你认为应如何改进护理信息系统？

一、概念

（一）信息（information）

信息是关于客观事实的可通信的知识。信息可以通过其他事物（既载体）来表达和传播，如上课的

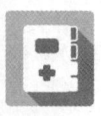

信息是通过铃声来表达的。信息有广义和狭义之分。广义的信息泛指客观世界中反映事物特征及变化的语言、文字、符号、声像、图形和数据等。狭义的信息是指经过加工、整理后，对接受者有某种使用价值的数据、消息情报的总称。不同的人对同一个数据会有不同的解释，得到不同的信息，对各自的决策起着不同的影响。信息的性质有事实性、时效性、不完全性、等级性、变换性、价值性。

（二）信息管理（information management）

信息管理是人类为了有效地开发和利用信息资源，以现代信息技术为手段，对信息资源进行计划、组织、领导和控制的社会活动。简单地说，信息管理是人对信息资源和信息活动的管理。

（三）信息系统（information system）

信息系统是由计算机硬件、网络和通信设备、计算机软件、信息资源、信息用户和规章制度组成的以处理信息流为目的的人机一体化系统。主要有五个基本功能，即对信息的输入、存储、处理、输出和控制。信息系统经历了简单的数据处理信息系统、孤立的业务管理信息系统、集成的智能信息系统三个发展阶段。

二、信息的特征

所谓信息的特征，是指信息区别于其他事物的本质属性。各种信息的具体内容尽管不同，但基本特征有共同之处。信息的一般特征如下。

1. 真实性 信息必须是对客观事物存在及其特征的正确反映。不符合事实的信息不仅没有价值，而且会对管理决策产生危害。因此，在管理中、要充分重视信息的真实性。要检查、核实信息的真实性，避免虚假信息的产生。

2. 时效性 信息的价值随着时间的变化而变化，信息价值的时效周期分为升值期、值期、减值期和负值期四个阶段，信息在不同的阶段呈现不同的价值，这就是信息的时效性。从某种意义上说，信息的时效性表现为滞后性，因为信息在事物变化发生之后。

3. 依附性 信息依赖文字、声音、视频等媒体呈现，依赖海报、纸张、光盘、U盘、磁带等介质存储，这些信息赖以存在的媒体和介质成为信息的载体。信息是不能独立存在的，它总是以某种形式（如声音、文字、图像、视频等）表现出来，并依附在一定的载体上，信息的这个特征称为载体依附性。没有载体，信息就不会被人们感知，信息也就不存在，因此信息离不开载体。

4. 传递性和共享性 信息与其他资源相比，具有在使用过程中不会消耗的属性。这种属性决定了它的可共享性。萧伯纳名言：你有一个苹果，我有一个苹果，彼此交换一下，我们仍然是各有一个苹果；但你有一种思想，我有一种思想，彼此交换一下，我们就都有了两种思想，甚至更多。说明信息的共享性主要表现在同一内容的信息可以在同一时间由两个或两个以上的用户使用，大大提高了信息的使用率和人们的工作效率，进而推动了人类社会的发展。

5. 价值性 信息不能直接提供给人们物质需要，但是能够满足人们的精神需求，并且信息可以促进物质、能量的生产和使用。信息可以增值，信息只有被人们利用了，才有价值。经过加工、处理，特别是经过人的分析、综合和提炼，信息的使用价值更高。

6. 可储存性 信息可以脱离它所反映的事物被存储、保存和传播。例如，通过书籍、录音，我们可以看见或听到以前发生的事物。

三、信息的种类

信息现象的复杂性、信息存在和信息内涵的广泛性，决定了信息种类的多样性。信息有以下几种类型。

1. 按照信息的加工顺序分类 信息可分为一次信息、二次信息和三次信息。

2. 按信息的应用领域分类 信息可分为管理信息、社会信息、军事信息、文教信息、经济信息、科技信息。

3. 按照信息反映形式分类 信息可分为数字信息、图像信息和声音信息等。

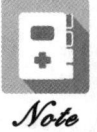

4. 按照产生信息的来源分类　信息可分为自然信息、生物信息、社会信息。自然信息是指自然界中各种非生命物体传播出来的种种信息,如天气变化、地壳运动和天体变化等;生物信息是指自然界中具有生长、发育和繁殖能力的各种动物、植物和微生物之间相互传递的种种信息;社会信息是指人与人之间交流的信息,既包括通过手势、身体、眼神所传达的非语义信息,也包括用语言、文字、图表等语义信息所传达的一切对人类社会运动变化状态的描述。按照人类活动领域,社会信息又可分为科技信息、经济信息、政治信息、军事信息、卫生信息和文化信息等。

5. 按照信息的表现形式分类　信息可分为文本信息、声音信息、图像信息和数据信息等。文本信息是指用文字来记载和传达的信息,是信息的主要存在形态;声音信息是指人们用耳朵听到的信息,无线电、电话、录音机等都是人们用来处理声音信息的工具;图像信息是指人们用眼睛看到的信息;数据信息是指计算机能够生成和处理的所有事实、数字、文字和符号等。随着科技的发展,数据信息变得越来越重要。

6. 按照信息的传播范围分类　信息可分为公开信息、内部信息、机密信息。公开信息是指传递和使用的范围没有限制,可在国内外公开发表的信息;内部信息是指传递范围没有限制,只供内部掌握和使用的信息;机密信息是指必须严格限定使用范围的信息,可进一步划分为秘密信息、机密信息和绝密信息等类型。

第二节　医院信息管理

案例导入

近日,市民小赵陪母亲王女士到某市中心医院看病。到医院门诊大厅后,王女士准备排队挂号,小赵告诉母亲他已通过微信预约了消化科专家门诊。信息化技术应用大大方便了病人。"不排队怎么挂号?"王女士一脸茫然。小赵解释道:现在科技发达了,不仅可以利用互联网预约挂号,还可以通过医院微信或 APP 等进行智能导诊、查询专家资料和楼层导航等。小赵带着母亲来到服务台前的自助签到机,插上就诊卡点击确认后就出来一张小票,这时候诊区大屏幕上显示出王女士的候诊信息,等待广播叫号就诊。经过医生诊断,医生给王女士开具了电子化验医嘱,同时将即时打印的小票交给王女士,让她直接去检验科抽血化验。"钱都没交怎么抽血?"王女士又发问。"不用排队,医生看病时自动从你的医保账户中将检查费扣除了,你看这小票上打印着费用明细呢!"小赵笑着拉着母亲来到检验科。果不其然,完成签到后,检验科前面的大屏幕上显示×××号王女士的名字。然后是自助取报告单、回诊、取药等。

医院信息启示:随着信息化技术的不断应用,借助"互联网+医疗"平台,加快了医院信息化建设,极大地方便了病人。

一、概述

信息技术和网络技术的快速发展,使信息化已融入医院发展的各个方面。医疗行业对信息的需求越来越强,对病人的诊断、治疗与护理均离不开信息管理。一个现代化医院的综合管理是否先进可直接通过其信息化水平体现出来。"医院信息管理系统"是国内先进的信息化管理系统,该系统包含住院登记、病房护士站、医生站、价格管理、成本核算、药库管理等 40 多个子系统,可以满足各个部门的业务信息处理和信息共享。"医院信息管理系统"还可开发制作触摸屏,以供病人了解医院信息,查找专家资料,方便查询各种费用收取情况。该系统还能为住院病人提供每日住院清单,使病人明白、放心治疗。各家医院通过开发各种程序或信息系统加强对医疗信息的掌握与控制,全面提升了医院医疗、教学、科研以及管理的水平,极大地提高了医院的运行效率和医疗质量。

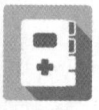

（一）概念

1. 医院信息（hospital information） 一般是指信息医疗、护理、医学教育、医学研究、医院管理等各项工作中的各种数据、报表、资料和文件，包括与其有关的一切语言、文字、符号、声像、数据、图形。医院信息是指在医院运作和管理过程中，产生和收集到的各种医疗、科研、教学、后勤等信息的总和。

2. 医院信息管理（hospital information management） 对医院管理及各项业务活动中的各种相关因素（包括人、信息、技术等）进行科学的计划、组织、控制和协调，实现医院信息的有效收集、存储、处理、传递和应用的过程。医院信息管理分为信息技术管理、信息内容管理、信息人员管理。

3. 数字化医院（digital hospital） 利用信息技术，依靠网络传输，有机整合医院业务信息和管理信息，实现医院信息最大限度地采集、存储、传递、利用和共享，实现医院内部资源的有效利用和业务流程最大限度优化的医院信息体系，实现医院与医院之间，医院与社区之间的医疗数字化体系连接构成的区域性的数字化健康服务体系。

4. 医院信息系统（hospital information system，HIS） 利用计算机软硬件技术、网络通信技术等现代手段，对医院及其所属各部门的人流、物流、财流进行综合管理，对在医疗活动各阶段中产生的数据进行采集、存储、处理、提取、传输、汇总、加工生成各种信息，从而为医院的整体运行提供全面、自动化的管理及各种服务的信息系统。

（1）医院信息系统的特征 功能的多元性、数据的复杂性、系统的安全性、标准化的新要求。

（2）医院信息系统的作用 增强医院竞争力、增强医疗质量控制、减少医疗差错、控制医院成本。

（3）医院信息系统的划分 见图9-1。

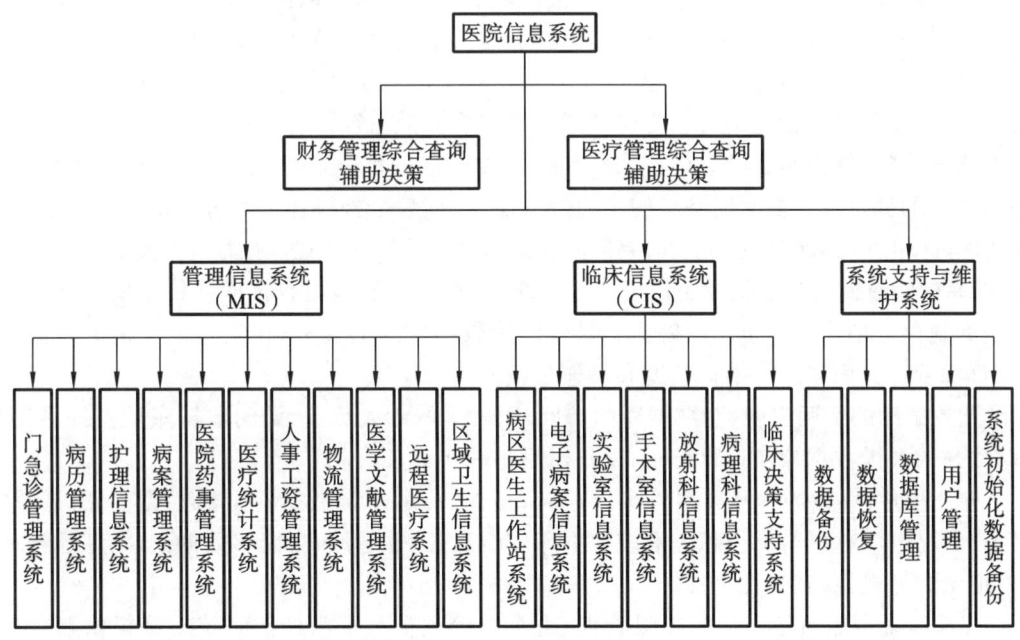

图 9-1 医院信息系统的划分

（二）医院信息安全管理

随着医疗体制改革的不断深入，信息技术在医院日常管理中的应用也更广泛和深入，医院的常规业务中对信息系统及相关硬件的依赖程度越来越高，硬件设施、信息系统和网络环境的安全性显得越来越重要。其信息系统的安全与稳定，直接影响到医院正常的工作，从另一个角度来讲，还影响到医院的医疗服务水平和管理工作。因此，医院信息的安全、可靠性显得尤为重要，医院必然通过多种技术措施来保证系统运行和业务数据的安全和一致性。医院信息系统主要包括 HIS 系统、PACS 系统、LIS 系统、手麻系统、电子病历等。这些系统所包含的数据基本囊括了医院所有的数据。这样就要求医院建立完善的信息系统来保证信息的安全性、完整性、时效性，确保数据能长期保存，且不被非法访问。计算机软硬件以及网络故障、病毒攻击、人为故障、资源不足引起的系统灾难都会给医疗卫生机构的关键数据带

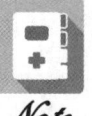

Note

来极大的威胁和隐患。

信息安全(information security)是指保证信息的完整性、可用性、保密性、可靠性和可控性,其实质就是要保证信息系统及信息网络中的信息资源不因自然或人为的因素而遭到破坏、更改、泄露和非法占用。加强医院信息安全管理,尤其要注意保护病人医疗健康信息的安全,即保护病人隐私不被滥用、修改和窃取,是当前医院信息化建设中的重中之重。威胁信息安全的因素主要包括系统实现存在的漏洞、系统安全体系的缺陷、使用人员的安全意识薄弱和管理制度的薄弱等环节。针对这些因素,医院信息安全管理应从以下方面加强管理。

1. 硬件设施的建设 包括建立内部安全管理制度,如机房管理制度、设备管理制度、安全系统管理制度、病毒防范制度、操作安全管理制度、安全事件应急制度等,并采取切实有效的措施保证制度的执行。医院在大量数据存储时,采用磁盘阵列方式,通过光纤接口将应用服务和数据存储进行高效对接,在提高了安全性的同时,又保证了传输的高速性。同时其中两台指定的磁盘阵列之间可以通过复制技术,实现两个磁盘阵列中的数据的同步,实现了数据的冗余,保证了医院数据的安全。同时,要考虑到保证未来 5 年内的数据增长可能占用的空间问题,设计时集中存储设备的容量不低于 5 TB,集中备份设备的容量不低于 5 TB。为了实现对磁盘阵列的有效管理,应建立一个高效、稳定、可靠的安全的管理平台,应用高性能、高可靠性的大容量存储设备对信息系统相关数据进行整合,形成存储网络和数据存储中心,保证数据的安全性和可扩展性。

2. 网络安全管理 由于医院日常业务的特殊性,必须保证网络通信 7×24 小时无故障运行,以保障诊疗数据和监护信息实时准确地记录下来,为临床医疗提供可靠参考,一旦出现长时间的网络故障,并且没有科学的应急方案,将会造成数据丢失,给医院和病人带来难以弥补的损失。医院应根据实际情况,实施内外网分开访问,内网数据不能被外网访问,这样保证信息访问的安全性,同时在网络结构上采用总线型拓扑方式,核心交换机是 2 台思科 WS-C2918,采用双机均衡模式,可实现关键业务的链路冗余及网络冗余,保障网络的稳定运行。为保证通信的安全高效,核心交换机与各大楼或楼层交换机之间全部采用双光纤连接,特别是在各个门诊大楼和机房相连接的地方,采用交换机双核心工作模式,保证了日常通信业务的稳定性。同时网络结构不超过三层,根据各个楼层详细划分 VLAN,实现各个病房楼网络的独立性,这样当出现问题时,能及时判断问题的出处,及时解决问题,有力地保障了网络的稳定性。

3. 数据库的信息安全 数据库是医院信息系统的核心之一,因而数据库的信息安全在整个医院信息安全方面的地位可谓举足轻重。医院为了保障医院数据信息的安全,在实施了严格的硬件保障前提下,重点从日常管理方面制定了维护制度和操作规范。

(1)设置数据库的访问权限,对数据库的访问,医院采取专人负责,访问数据库是需提供用户名、口令;并且对用户的关键数据操作进行记录,以备以后追踪审计。

(2)划分三种角色:数据库服务器管理员,具有最高权限,承担数据安全的主要责任;系统管理员,分别负责不同数据库的维护,承担相应系统数据库安全责任;普通用户,能够数据记录,不能修改数据结构,对数据记录的完整性,有效性负责。

(3)对外部系统数据对接用户的权限管理,由系统管理员负责为外部系统对接提供账号信息并分配相应权限,防止外部系统对本系统数据造成灾难性影响。

(4)关键数据监控机制,实施对数据库访问的实时监控,为了防止人为出错,医院购买了数据库实施监控软件,对任何时段、任何人访问数据库、做了具体什么工作都有监控,从而有效地阻止了人为破坏的发生,同时也保护了病人的隐私。

知识链接

"互联网+"医疗健康及其应用

"互联网+"医疗健康是以互联网为载体,借助云计算、大数据物联网和移动互联网等新兴技术手段,与传统医疗健康服务深度融合而形成的一种新型医疗健康服务业态。"互联网+"

医疗健康是在线医疗健康新模式的构建,具体表现为如下几点。

(1) 就医流程高效便捷:利用移动医疗等技术,通过网站、微信手机APP等多种方式,完成在线预约诊疗、候诊提醒、划价缴费、诊疗报告查询、药品配送等服务,使就医流程更加高效便捷。

(2) 健康信息互联互通:随着区域卫生信息化的发展、个人健康档案的全面激活和持续完善、个人就医卡的全面统一,居民的健康档案将实现医疗机构、地域之间的全面打通,使得任何地点的任何医疗机构都能调阅到完整的健康档案,避免重复检查、重复用药,方便就诊。

(3) 实现个性化健康管理:利用可穿戴设备、健康管理类的APP,进行病人的个体化管理,增加医疗护理服务的延续性,将精准医疗健康服务的实施变为可能。

(4) 跨时空配置优质医疗资源:借助在线问诊、远程医疗等形式,对病人信息进行远程监控与管理,让偏远地区人群享受到优质医疗护理服务资源,使有限资源跨时空配置,缓解医疗资源匮乏现状。

二、医院信息系统

医院信息系统,利用电子计算机和通信设备,为医院所属各部门提供病人诊疗信息和行政管理信息的收集、存储、处理、提取和数据交换的能力,并满足所有授权用户的功能需求。医院信息系统受医院自身目标、任务和性质的影响,被认为是当前所有企业级信息系统中最为复杂的一类。其不仅要追踪因人、财、物而产生的信息流,保障医院的运行效率,而且还需要支持以医疗记录为中心的整个医疗、教学、科研活动。医院信息系统不仅仅是一个计算机软件,更是一个通过信息管理医院的系统工程。医院信息系统并不能提供任何医疗服务或直接产生效益,医院信息系统所带来的是间接效益,即通过提高医院工作效率和质量,从而间接地为医院创造效益。

(一) 医院信息系统的发展史

(1) 20世纪60年代初,著名的麻省总医院开发的COSTAR系统已发展成今天的大规模临床病人信息系统。

(2) 临床信息系统方面,国外强调医疗差错的防范,将提高医疗质量放在首位。目前,计算机化的医生医嘱录入系统(CPOE)应用被放在首位。电子病历系统,检验系统等应用程度较高。

(3) 区域信息系统有所发展。

(4) 我国医院信息系统的开发与应用比美国等发达国家晚了近15年,始于20世纪80年代。20世纪90年代中期,由卫生部医院管理研究所开发的中国医院信息系统的问世。目前,我国医院已基本建立医院管理信息系统,正处在临床信息系统的发展时期。医保互通、人才培养、信息发布等的应用,实现了在一定区域内医疗机构间医疗信息的交换和共享。

(二) 医院信息系统的作用

(1) 优化工作流程,提高工作效率 医院信息系统的应用,改变了医院原有的手工作业方式,加快了医院内部的信息流动,提高了信息资源的利用率,减轻了医护人员的劳动强度,同时信息的正确性、完整性、连续性、共享性和传输速度都能得到很大的提高。例如住院病人的一般信息在其住院、出院、付费时,可以及时通过网络传输至各相关部门。

(2) 科学经营管理,提高经济效益 医院信息系统的应用,改变了医院过去在经营管理中由于各类信息不完善、不准确和不及时造成的病人费用漏、跑、错等现象,药品、物资的积压浪费现象,从而降低了医疗成本,节约和充分利用了卫生资源,提高了医院的经济效益。

(3) 加强过程控制,提高医疗护理质量 医院信息系统的应用,可以使医院管理者及时发现医疗护理过程中各环节的问题,及时采取相应的管理措施,将事后管理变成事前管理;同时医务人员由于医疗

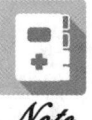

护理过程中及时准确地掌握了诊疗信息,可以及时避免和处理可能引起的疏漏,并能有效地优化工作安排,提高医疗护理质量。

(4)增加医院透明度,提高医院信誉 医院信息系统的应用,一方面可以保证医院按标准收费,避免漏收、错收,另一方面也使医疗服务项目收费公开化、透明化,病人能及时、便捷、全面地进行费用查询,维护了病人的合法权益,增强了病人对医院的信任,提高了医院的信誉。

(5)实现卫生资源共享,提高信息利用水平 数据共享是国家信息化的根本原则和重要目标,也是信息资源的重要特征,只有共享才能发展。医院信息系统的统一开发,可以避免重复建设,提高经济效益,可以增强网络数据的客观性和可比性,可以提高整体信息网络的功能,从而提高医院信息的利用水平,更好地为医院决策者服务。区域卫生信息平台的建设,将使未来的医院,不仅可实现院内各系统的联通和数字化,与外部机构特别是与本区域卫生信息平台及相关联,下级医疗机构的互联互通也将成为现实,真正实现卫生资源共享。

(三)医院信息系统的内容

医院信息系统是一个十分庞杂的业务功能体系,其组成从信息处理角度可分为临床信息系统、医院管理信息系统和外部接口三大部分。

1. 临床信息系统(clinical information system,CIS) 主要目标是为临床医护人员和医技科室医生服务,以病人为中心,支持医护人员的临床活动,收集和处理病人的临床医疗信息,丰富和积累临床知识,并提供临床咨询、辅助诊疗、辅助临床决策,提高医护人员的工作效率,为病人提供更多、更快、更好的服务。

(1)医生工作站(doctor's workstation) 包括门诊和住院病房医生工作站系统,是医生日常处理医疗文件和方便快捷获得各类医疗信息的工具,提供医嘱录入、医生病历录入和各类医疗报告的综合展现功能。

(2)护士工作站(nurse workstation) 帮助病房护士完成医疗信息处理工作的主要工具。提供接收医生工作站的下达的医嘱、各类执行单的传送等功能。

(3)放射科信息系统(RIS) 综合管理与放射科相关的各种文本信息。具有预约、录入、查询、统计及报表等多种功能。主要针对医院内部与放射治疗有关的科室,其中包括质量控制,诊断报告,管理考核等。全部的资料都要做正常的数据存储,重要的资料更是要做备份。同时还要完成不同科室之间安全、快速的信息传递。采用服务器/客户机网络化设计,系统自动备份当前数据库到用户指定的备份的目录中。

(4)手术信息系统(surgical information system) 提供的功能包括术前预约安排信息的处理,记录术中监护设备和麻醉技师采集的病人体征、用药、处置等数据,提供下达医嘱和书写病历的工具等。

(5)医学影像存储与传输系统(PACS) 通过对医院人员、设备、知识等资源的合理整合、优化与挖掘,达到对各种信息进行积累、管理与使用的目的,是提高医疗诊断质量和科研教学水平的有力工具。集成数字成像技术、计算机技术和网络技术,旨在全面解决医学图像的获取、显示、存储、传送和管理的综合系统。采用服务器/客户机网络化设计,资料集中存储在服务器上,系统自动备份当前数据库到用户指定的备份的目录中,使用户数据更加安全。

(6)电子病例系统(electronic case system) 存储个人医疗信息的医疗信息平台。病人有了电子病例就可以实行自助挂号,根据挂号单的信息找到门诊科室,缩短就诊时间,提高医院工作效率。病人还可以通过医院的多媒体查询终端、电话客服系统、Web客服系统,进行查询、预约、挂号,极大程度地提高了医院的医疗服务水平和质量。采用服务器/客户机网络化设计,资料集中存储在服务器和磁盘阵列上。

(7)医嘱管理系统(doctor's order management system) 为病人医嘱信息的录入、确认、生成和打印提供更方便快捷的服务,也为医生了解病情和疗效、辅助诊断,以及临床护理人员更有效地开展护理工作提供了依据。

(8)检验信息系统(laboratory information management system,LIS) LIS是HIS系统的一个重

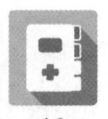

要的组成部分,其主要功能是将检验的实验仪器传出的检验数据经分析后,生成检验报告,通过网络存储在数据库中,使医生能够方便、及时地看到病人的检验结果,从现在的应用来看,LIS已经成为现代化医院管理中必不可少的一部分。工作流程是通过门诊医生和住院医生工作站提出的检验申请,生成相应病人的化验条码标签,在生成化验单的同时将病人的基本信息与检验仪器相对应;当检验仪器生成检验结果后,系统会根据相应的关系,将检验数据与病人信息相对应。

(9)实验室信息系统(LIMS) 略。

(10)临床决策支持系统(CDSS) 临床决策支持系统是通过医学知识库、模型库、方法库和数据库,利用数据挖掘技术和联机分析技术对临床数据进行综合分析处理,进而输出决策结果。该系统可通过监测病人的临床信息(如病人的检查、检验结果等)进行逻辑判断,主动发出提醒,并对病人状况进行推理,给出建议,供医护人员参考。通过CDSS进行临床决策及管理医疗行为,可以有效地减少医疗错误,提高医疗护理质量,为医院节省大量成本。

2. 非临床信息系统

(1)门急诊管理系统(outpatient and emergency management system) 覆盖病人在门诊就诊期间的各个环节,包括挂号、分诊、诊治、缴费、取药、检验、复诊等环节,实现电子处方、电子验单,电子检查单,以及门诊电子病历。

(2)住院病人管理系统(inpatient management system) 具体功能包括住院登记、住院收费、中途结账、病人转科、病人押金管理、出院结算、病人综合查询等功能。

(3)药事管理系统(pharmaceutical management system) 实现对分布于医院各药库、药房、制剂室、病房等各个部门及各类药品的物流和相应的资金流一体化管理。

(4)财务管理系统(ACS) 由药品管理系统、门诊收费管理系统、住院收费管理系统、后勤供应及财务管理系统组成,构成医院完整的财务管理网络化体系。

(5)物资和设备管理系统(material and equipment management system) 划分为物资和设备两个子系统,分别负责医院物资的入库、出库管理,医疗设备的购置、调拨、维护等管理,并提供报表分析功能。

(6)医疗社会保险系统(medical social insurance system) 医院的医疗社会保险系统是社会保险系统的组成部分,主要负责在本医院内使用医保IC卡的参保人员的管理,包括档案管理、消费管理、财务管理。医院的社保系统的硬件构成通常包括服务器和磁带存储机。

(7)医学文献管理系统(medical document management system) 进行数据库表的设计,合理建立企业文档数据库;实现文献的在线上传,通过对文档进行关键字提取,自动生成文档的属性;定制文献管理工作流程,根据不同的流程对文献进行起草、审批、修改、签发、归档;引进权限管理功能,使用者可以方便地设定或更改项目负责人,专业负责人,文档查询人员,高权限的用户具备新建文件夹等一些更高管理权限;添加文献查找功能,既可以根据文档名查找,也可以通过文档属性等进行高级查找。

(8)远程医疗系统(telemedicine system) 特指借助现代通信技术实现的对于远地对象的医疗服务。远程医疗的三部分:医疗服务的提供者,即医疗服务源所在地。具有丰富的医学资源和诊疗经验。远程寻求医疗服务的需求方,可以是当地不具备足够的医疗能力或条件的医疗机构,也可以是家庭病人。联系两者的通信网络及诊疗装置,即是远程医疗系统。

3. 外部接口 外部接口的主要目标是实现与其他医疗相关信息系统的集成,实现与外部信息系统的数据交换,包括医疗保险系统接口、远程医疗系统接口、社区卫生服务系统接口、上级卫生行政管理部门接口等。

4. 医院信息系统实施与管理

(1)规划 系统达到预期目标:①需求目标;②效益目标;③功能目标;④技术目标。

系统的设计、实施、运行有一定的周期。在系统开发、实施、运行过程中,要不断地根据环境和需求的变化调整决策,修正开发实施运行方案,因此有必要不断地对系统进行达标评价。

(2)组织管理 ①成立领导小组;②成立实施小组;③医院信息部门的设置;④人员培训。

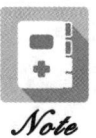

（3）业务流程重组　针对计算机管理的特点,对手工业处理流程进行相应的改变,最终实现操作自动化。

（4）医院信息系统评价　①系统的技术评价:目标评价;功能评价;性能评价。②运行方式评价:系统的效益评价;经济效益评价;社会效益评价。

三、病案信息管理

（一）病案概述

1. 病案(病历)　病人一次就诊(门诊、住院)的相关记录。医务人员在医疗活动过程中形成的文字、符号、图表、影像、切片等资料的总和。病历是求医病人的健康和疾病状态记录,由医生、护士记载,包括与疾病过程有关的临床发现、诊断、检验结果和治疗信息。包括门急(诊)病历;住院病历:首页、病程、医嘱、检查检验结果和生理体征记录。病历分为如下两种。

（1）纸病历。

（2）无纸病历,即电子病历(electronic patient record,EPR),我国正在试点。该病历是未来病历的发展趋势和目标,其法律保护问题有待解决。电子病历是医院信息化管理系统的重要组成部分之一。医生改变了手工操作工作方式,书写、开药、开医嘱、写病历、记病程、开申请单、查询等,均在计算机上进行。电子病历正在逐步走向标准化、模式化。从病历格式、专业术语、交流方式上都有固定模板和要求。

2. 病案的属性

（1）病案的原始性　病案固有的属性,其原始性是由病案的形成和病案自身的特点决定的。

（2）病案的保密性　由于医学诊疗的特殊性,病人必须向医务人员陈述家族和自己的疾病史、展现自己的隐私部位、讲述自己的情感变迁、介绍自己的人际关系、吐露自己的心理状况等不愿意对外公开的个人秘密,这些信息都被记录在病人的病案中,可以说病案属于私人隐私范围的秘密文件。

（3）病案的证据性　病案是解决医疗纠纷最具权威性的医疗文书。

（4）病案的真实性　病案的价值取决于病案的内在质量,所谓内在质量是指病案在记录过程中的真实性和可靠性。

（5）病案的完整性　指凡已形成的或属于归档的病案材料,都应当全部集中管理起来,并要求保持病案材料的有机联系。

3. 病案的作用

病历是病人疾病发生、发展、诊断、治疗情况的系统记录,是临床医师根据问诊、查体、辅助检查以及对病情的详细观察所获得的资料,经过归纳、分析、整理、书写而成的疾病档案资料。病历不但真实反映病人病情,也直接反映医院医疗质量、学术水平及管理水平;不但为医疗、教学、科研提供极其宝贵的基础资料,也为医院管理提供不可缺少的医疗信息;在涉及医疗争议时,病历又是判定法律责任的重要依据;在医疗保险中,病历是相关医疗付费的凭据。

（1）对病人而言,病历记录病人疾病的发生、发展、变化、诊断、治疗和转归的全过程,是病人个人的健康档案,涉及病人的健康状况、民事权利、个人隐私等。

（2）对医护人员而言,病历是对病人进行诊断、治疗等医疗行为的详细记录,反映医疗工作的实际情况,医务人员的工作责任心,通过病历可判断医务人员的技术水平、行为是非等。

（3）在医疗方面,病历是医务人员正确诊断和决定治疗方案不可缺少的重要依据。现代医学的特点是群体参与性,没有准确明了的记录、翔实的临床检查结果及处理方法,其他医务人员很难参与诊治。

（4）在教学方面,一份内容完整的病历能够系统地反映某个病例的全貌,是临床教学中极具生动性的教材。

（5）在科研方面,医学科学的目的是寻求准确诊断及最佳治疗方法。通过对大量的病历资料的分析研究,可以得出新的经验;新的经验推广于临床所产生的资料又记录在病历中,如此周而复始,可促进临床医学的发展。

（6）在医院管理方面,病历是医院管理中重要的信息资料,是医疗统计中重要的原始资料,是医

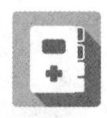

业务活动数量和质量统计的可靠依据,反映医疗水平、服务质量、医疗费用与医疗活动的比值等,是检查和监督医院工作,进行科学管理的可靠依据,是制定各种计划,进行医疗管理的决策参考。

（7）在法律证据方面,病历是解决医疗争议、判断法律责任等不可缺少的法律依据,是病人受伤程度和身体恢复情况的主要依据,是决定公民民事权利的证据,是判断病人民事行为能力的重要依据,是司法鉴定和劳动力鉴定等不可缺少的依据。

（8）在医疗保险方面,病历是基本医疗保险系统、商业保险公司计算医疗费用和支付保额的基本依据。

4. 病案的种类

（1）病人的划分,根据病人病情的轻重、缓急,可将病人划分为四种类型:第一种是需要紧急救治的病人(急诊病人);第二种是病情不够急诊条件、慢性病病人或出院后需在门诊复查继续治疗的病人(门诊病人);第三种是在门诊、急诊检查、诊断、治疗受环境、设备条件和技术条件限制,需要住院以后进一步诊治的病人(住院病人);第四种是因行动不便、经济困难或康复期,可以在家中得到社区医疗保健机构治疗的病人(家庭病人)。

（2）病案的划分,根据病人的类型,将急诊病人观察治疗记录下来的资料称为急诊观察病历,门诊诊治记录下来的资料称为门诊病历,住院病人诊治、护理记录下来的资料称为住院病案,在家休养治疗记录下来的资料称为家庭病历。

（二）病案信息管理概述

1. 病案信息管理的含义 有广义和狭义之分。狭义是指对病案的物理性质的管理,即对病案资料的搜集、整理、装订、编号、归档。广义是指医疗信息管理,即不仅对病案物理性质的机械性管理,而且还对病案信息的内容进行深加工,提炼出信息,对病案中的有关信息进行分类加工、统计分析,对收集到信息质量进行监控,向医务人员、医院管理人员及其他信息的使用者提供高质量的卫生信息服务。

2. 病案信息管理的意义 病案信息管理是用科学的方法把医疗工作中每个环节产生的大量的病案资料进行收集,并加以整理、编号、登记,编制各种分类索引并有序地存储,为医疗、教学、科研和医院管理服务,使病案的信息作用得到充分利用和发挥。

3. 病案信息管理的任务

（1）负责集中管理全院病案,配合临床、教学、科研,有计划地做好各项资料工作。

（2）按时收取出院病人的全部病案。

（3）负责出院病人病案的整理、查核、登记、索引编目、装订、编码以及保管工作。

（4）负责临床、教学和科研以及个别调阅病案的供应和回收工作。

（5）负责办理院际病案摘录。

（6）配合统计人员做好有关统计资料的整理分析。

（7）把好病案书写质量的初查关,促进病案书写质量的不断提高。

（8）切实做好病案储藏室的安全和对病案内容的保密工作。

（9）根据医疗、教学、科研工作的需要,做好随诊工作。

（10）做好制定和增印医疗用表印刷前的审核工作。

4. 病案信息管理的目的 要保证医院所有病案的原始性、真实性、完整性、正确性和连续性,并且在任何需要的时候能够迅速、准确地提供所需病案,为医院教学、科研和医院管理服务,使病案资源的作用得到充分的利用与发挥。

（三）病案信息管理的内容

1. 病案形成的管理 病案的形成可分为病案的建立、书写、收集、整理。

（1）病案的建立书写 门诊病案分为简易门诊病案和正规门诊病案。住院病案:凡需要住院的病人,由医生填写住院证,由住院处发给病人病案首页,同时在首页上配有住院病案号,病案首页内容由经治医师负责填写。

（2）病案的收集 包括门诊病案的收集和住院病案的收集。住院病案的收集,主要工作是将每个

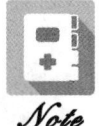

住院病人大病案收回病案科室。病案的收集一定要遵循及时性原则,做到所收集的病案的数量完整、记录齐全、不缺项。

(3)病案的整理　病案的整理工作是将病人各方面的医疗信息收集起来,按照规定和要求加以排序整理。在整理过程中检查病案的各个组成部分,以确定病案资料的完整性、准确性和及时性,使收集到的病案具有较高的实用价值和科研价值。

2. 病案归档的管理　病案管理中的归档就是将病案按一定的顺序进行排列上架,其目的是能快速、容易地检索病案。评价病案管理工作,其中重要一点就是当医疗、教学、科研及其他情况需要调用病案时能及时获得。因此采用好的归档系统非常重要。

(四)病案信息的利用

1. 利用病案信息为医疗、教学、科研服务　利用病案信息为管理层决策服务。

(1)病案是医疗业务信息的资料来源,随着医院 HIS 系统的建立和网络化的完善,病案资料中的相关资料和数据可通过计算机构成各类工作质量统计分析,如医院临床科室医疗质量分析、工作效率指标完成情况分析、单病种统计分析、平均住院日等医疗质量综合信息,使管理层了解与掌握院内医疗工作经营动态,为医院领导计算专科经济效益、调整专科设置机构等提供重要依据。

(2)利用病案信息对临床科室实行医疗综合目标管理,临床科室管理均以信息统计数据为依据,而统计数据 90% 以上来源病案信息。在诸多指标中,科室住院人数、病床负荷信息、病床使用率、周转率、手术次数、平均住院日、药品比例等均是临床科室医疗质量、工作效率、经济管理、成本核算的具体体现,如考虑所有病床的利用情况、周转次数、负荷状况外,还要考虑每张病床的工作效率,保证病床周转次数达到一定要求,并保证医疗质量不受影响。

(3)利用病案资源规范病案书写质量,避免医疗纠纷。病案管理人员整理病案是通过核对每份记录,对未及时归档的各种检验报告单、手术记录、知情同意书等逐项追回;质控科则检查、监督临床医师按规范书写病案,客观记录病情,不涂改和伪造,并在规定时限内完成。对存在问题及时反馈各临床科室并落实到每个医生,使许多医患纠纷消失在萌芽中。

(4)在病案规范化整理与信息收集的基础上,可以根据使用者的需要,对病案管理系统数据库中检索主题相关的信息进行逻辑编排。提供经过有序整合的所需信息。开展以专题检索、定期跟踪服务、综合查询、数据统计分析等为内容的病案信息服务。增强服务效果,构建灵活的检索方式,多角度建立检索点,提高查全、查准率,尽量满足其个性化的需求。

(5)为各类科研课题和本、专科生的教学实习和博士、硕士研究生的培养,提供大量资料与数据,为他们撰写论文提供良好服务。整合、迅速、准确、有针对性地提供多样化的病案资料,帮助医师减少盲目检索,节省查阅时间。

2. 利用病案信息为社会服务　医疗保险病案在医疗保险中具有非常重要的作用。我国医疗保险体制改革,使得参加医疗保险的人越来越多。住院病案对医疗保险所起的法律依据性作用也越来越大。社会医疗保险机构支付参保人医疗保险费时,首先要核查医院的处方和收费清单,一些重大检查和贵重药品使用,需要与病案中的病人病情诊治过程、医嘱的医疗处置、医技检查报告单、医疗费用的合理程度印证。

3. 为各种原因引起的法律纠纷提供证据　为医疗调查、流行病学调查等提供病案信息,为病人提供复印病案相关资料服务。

(五)病案统计的概念

1. 病案统计的定义　运用概率论和数理统计的原理、方法,结合病案管理工作实际,研究数字资料的收集、整理、分析和推理的一项工作。病案统计包括两方面的内容:一是围绕病案以揭示病案特征为目的的统计,二是以病案管理工作为中心的质量管理统计。

2. 搜集资料

(1)原始病案　病案是收集医院统计资料的主要依据,特别是住院病人的病历首页,其内容可以满足要求上报的各类报表。

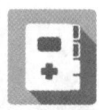

（2）医疗工作原始记录的报告卡　各科室根据相应登记制度记录的各种原始登记是病案统计资料的主要来源，如医院管理统计主要用出院卡，其他的还有疾病登录卡、手术登录卡、麻醉登录卡、随诊登录卡、入院和出院登录本、死亡登录本等。

（3）病案日常工作记录　该记录是反映病案管理工作的质量和效率的有关证据，如用户病案借阅登记、复诊病案登录本、病案收回登记等，为研究病案管理工作和制定病案管理规划提供基础资料。

（4）统计报表　统计报表包括医院工作报表、疾病分类报表等。

（5）专题调查　医院管理人员为了了解医院管理中的某些问题，时常还需要做专题调查。

3. 整理资料　原始资料只能表明各调查对象的具体情况，零星分散。只用经过科学的统计整理，才有可能得出正确的结论。资料整理的任务是净化数据，使其系统化、条理化，便于进一步计算指标和分析。

4. 分析资料　统计资料的分析目的是计算有关指标，反映数据的综合特征，阐明事物的内在联系和规律。统计资料的分析与应用包括统计指标的计算、统计图表的绘制、统计分析及结论。

5. 统计指标的设置　包括医院总系统的人员、设备、物资、经费、任务、信息六个相互制约的子系统。根据不同的目的和要求，从基础指标或指标体系中选择适应的指标作为评价指标，组成评价指标体系，指标体系在医院工作中的应用已越来越广泛。

（六）病案统计指标

1. 门诊人次　病人来门诊，经过挂号并经医师诊断及处理的诊疗次数，包括出诊、复诊及门诊进行的孕期、产后检查，不包括全身健康检查及辅助医疗工作。门诊针灸等科室的一次诊断多次治疗按一次计算。

2. 急诊次数　急诊次数是指医师在急诊室或急诊时间内诊疗的急症病人次数。

3. 入院、出院、转院　入院：指经由门诊、急诊室医生同意，签发住院证并办理入院手续者，或在紧急情况下直接入病房者。出院：包括治愈、好转、未愈、死亡或其他原因离院者。转院：由他院转入或转住他院者均按入院、出院计算。

4. 治愈、好转、未愈、死亡　治愈是指疾病经治疗，症状完全消失，器官功能完全恢复，创伤愈合者。慢性病症状的一时消失不应作为疾病的治愈统计。好转是指疾病经治疗，症状显著减轻，器官功能明显改善者。未愈包括无变化及恶化，即指疾病经治疗，症状及功能状态的改变不显著，或症状加重和器官功能下降者。死亡：凡已办完住院手续经收容入院者，以及虽未办住院手续，但实际上已经收容入院后死亡者，均应计算在内，包括入院后24小时内死亡，不包括门诊、急诊及门诊观察室内的死亡。

5. 住院天数　一般出院和入院合计为1天。治愈住院天数仅指作为住院原因疾病的治愈住院天数，其他疾病不统计。

6. 统计开始与截止日期　日报按日历日划分，即以0时作为界限；月报、季报或年报都是从开始之日的0时起，至每个月、季或年最后一日的24小时止。

（七）医院常用统计指标

1. 门诊工作统计的基本数据　总诊疗人次数，指所有诊疗工作的总人次数；观察室收容病人数，指观察室的病人数；健康检查人数，指在院内外进行的全身健康检查人数。

2. 门诊统计指标的计算与分析

（1）平均每日门、急诊人次。

（2）门诊某种疾病构成。

（3）急诊病死率。

（4）观察室病死率。

（5）某科平均每天门诊人次。

3. 住院统计指标的计算与分析　对病床使用效率的分析，病床是医院收治病人的基本装备，也是医院规模的计量单位。分析和评价病床的使用情况对评价医院的工作效率和管理水平都具有重要意

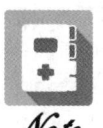

义。主要评价指标如下。

（1）病床使用率，是反映一定时期内使用的病床与开放的病床的比例。病床使用率低说明病床未被充分利用，使用率高说明病床负担过重，不能有足够的时间用于病床的消毒处理，容易增加院内交叉感染的发生率。所以病床使用率也不宜太高，一般认为城市综合性医院病床使用率以 85％～93％为宜。

（2）病床周转次数，是指在一定时间内平均每张病床收治了多少个病人，病床周转次数的多少和病情轻重、医疗技术水平、诊断治疗质量、医院管理有密切关系，在一定程度上可被看成是反映工作效率和医疗质量的指标。病床使用率只能说明病床工作的一般负荷情况，还不能完全说明病床工作效率。如一个病人长年不出院，从病床使用率看是高的，然而不能认为病床工作效率高，因为它只为一个病人服务。因此，全面分析病床工作效率，必须把病床使用率和病床周转次数结合起来评定。

4. 评价诊断质量指标的计算与分析　诊断是制定治疗方案的前提，有了正确、全面、及时的诊断，才能有效、及时、彻底地治疗。诊断质量的高低是反映医院医疗质量的一个重要方面。

（1）门诊诊断与出院诊断符合率，是评价门诊医师诊断正确程度的指标，以出院者的出院诊断与门诊诊断对比的结果进行统计。

（2）入院诊断与出院诊断符合率，是评价住院医师诊断正确程度的指标，以出院者的出院诊断与入院诊断对比的结果进行统计。

（3）某病误诊率，误诊是指临床诊断与病理诊断或解剖诊断不相符合者，或者把病人本次住院的主要疾病错误地诊断为另一种疾病，或者将无病误诊为有病。

（4）某病漏诊率，漏诊病例是指临床诊断未发现而后由病理解剖或其他诊断方法得到的确诊者，或者病人患有一种以上的疾病，由于诊断不全面而遗漏其余的疾病，且遗漏的诊断又比较重要。

（5）手术前后诊断符合率，是评价手术科室诊断质量的指标，以手术病人术后诊断与术前诊断对比的结果进行统计。

（6）临床主要诊断与病理诊断符合率，将病理检验报告书的病理诊断与临床医师填写病理活体组织送验单所填的临床诊断对比的结果进行统计得到临床主要诊断与病理诊断符合率，也是评价临床诊断质量的指标。

5. 反映治疗质量指标的计算与分析　反映治疗质量的常用指标有治愈率、好转率（或将治愈率与好转率相加称为有效率或称治愈好转率）、病死率、病房危重病人抢救成功率等。

（1）治愈率，是医疗工作的基本目标。一般来说治愈的病人越多，说明医疗质量越高。但它和收容病人的病种、病情、年龄、住院时间等有很大关系，因此不能仅凭医院总的治愈率来评价治疗质量。

（2）好转率，对部分目前还不能治愈的疾病，使用好转率来评价其临床疗效仍具有一定的意义。

（3）病死率，病死率和死亡率是不同的，两者不可混淆。

（4）病房危重病人抢救成功率，二、三级医院均要求病房危重病人抢救成功率大于 84％。

6. 其他常用住院统计指标的计算与分析

（1）无菌手术切口感染率。

（2）手术并发症发生率。

（3）院内感染率。

（八）病案信息管理的发展趋势

（1）病案管理教育将会继续扩展。

（2）病案利用率将会增加。

（3）病案管理日趋规范化。

（4）高科技产品在病案管理部门的应用会更加广泛。

（5）现行的医疗体制会有较大的改革。

（6）对病案人员的素质和技能将会提出更高的要求。

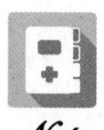

第三节 护理信息管理

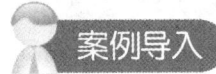 **案例导入**

　　每个病人有自己的专属二维码,一辆移动护理车就可将"护士站"移至每个病人床前;癌症病人出院回家后癌痛等级如何、是否需要专业医护人员上门,社区和专科医院的信息后台会收到相应提示……在近日举行的移动医疗及护理信息专委会年度工作会议上,记者见识到了信息化给病人护理带来的种种变革。"护士站"移到病人床前,护理高效又准确,电脑里的病人信息和医生工作站的信息是相连的,病人的病情、治疗过程都一目了然。护士在护理巡查的时候,可随时随地调看信息,对于生命体征、护理情况,也可以在这个移动护理车上完成录入。"移动护理系统不仅提高了护理人员的工作效率,大大降低差错率,也成为护理的一个管理平台,护士工作状况如何一目了然。"

　　PAD 自动识别病人身份,感应器帮你监测输液情况,每位住院病人的腕带上都有一个专属二维码,而每位护士的口袋里都有一个"秘密武器"——一台带 WiFi 功能的智能护理 PAD。以前,护士在输液前、抽血前、量体温前,都要问上好几次:"你是×××吧?"而现在,只需要用这台 PAD 对着腕带扫一下,听到"嘟"一声,就表示身份信息核准无误,出现异响就表示信息有误。此外,它还有提示功能,让"用药安全"在每名病人身上严格执行。"正常的用药,护士要严格执行三查七对,如果是输血,更要三查十对。"

　　护理信息管理致力打造的"智慧病房"中,除了上述"秘密武器",输液器上还将装上自动感应器,快结束时按铃呼叫护士更换输液袋,用上自动感应器后,输液接近尾声,护士就会接到感应器的自动报警。

　　管理启示:信息化将给护理带来越来越多的变革,而既精通信息化又懂护理的复合型人才的培养,是当下迫切需要解决的难题。

一、概述

　　护理信息管理是医院信息管理的重要组成部分,建立一套完整的护理信息系统,有助于提高护理工作效率,减少医疗差错,让护士有更多的时间投入到对病人的直接护理中。

　　(一)概念

　　1. 护理信息(nursing information)　在医疗护理活动中产生的与病人健康相关的各种信息、表象、情报、数据、指令、报告等,是临床护理诊断、护理决策和护理管理的重要依据。

　　2. 护理信息管理(nursing information management)　为了有效地开发和利用信息资源,以现代信息技术为手段,对医疗及护理信息资源的利用进行计划、组织、领导、控制和管理的实践活动。简单地说,护理信息管理就是对护理信息资源和信息活动的管理。

　　3. 护理信息系统(nursing information system,NIS)　一个可以迅速收集、储存、处理、检索、显示所需动态资料并进行对话的计算机系统,是信息科学和计算机技术在护理工作中的广泛应用,是医院信息系统的重要组成部分。

　　(二)护理信息的特点

　　护理信息来源于临床护理实践,因此它除了具有信息的一般特点外,还有其专业本身的特点。

　　1. 生物医学属性　护理信息主要与人的健康和疾病相关,具有生物医学属性。在人体这个复杂的系统中,护理信息又具有动态性和连续性,例如脉搏既反映人体心脏的功能,血管的弹性,还反映血容量

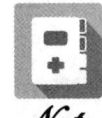

等信息。

2. 相关性 护理信息就其使用来讲,大多是若干单个含义的信息相互关联,互为参照来表征一种状态。如外科术后病人术后引流管的血性引流液多不能完全说明病人是术后出血,只有同时观察病人的临床表现,并参考血常规检查等信息,才能较为全面、真实地反映病人目前是否为术后出血。这种多个信息相互关联、共同表征一种状态的特点就是相关性。

3. 不完备性 不完备性是指使用中所需信息的不完整、不全面。护理信息来自病人,受获取信息的手段和时间限制,医护人员不可能像拆机器一样,将病人"打开"查看病情。另外病情不容延缓,特别是危重病人的抢救更要争分夺秒,不可能等所有的病情资料齐全后再进行治疗护理。了解这一特点,就要求护士不仅要准确地观察和判断病人的病情,同时要充分认识疾病的复杂性,在思考和判断时要留有余地,事先预计到可能出现的多种情况,以避免给病人造成不可挽回的损失。

4. 准确性 护理信息中的一部分可以用客观数据来表达,如出入院病人人数、护士出勤率、病人的血压及脉搏的变化、病人的平均住院日等,但另一部分则来自护士的主观判断,如病人的神志和意识情况、心理状态等。它们直读性差,需要护士能准确地观察、敏锐地判断和综合分析。否则,在病人病情危重、病情突变危及生命时,信息判断和处理失误,会造成不可挽回的损失。

5. 复杂性 护理信息涉及面广,信息量大,种类繁多,有来自临床的护理信息、来自护理管理的信息、来自医生医疗文件的信息;有数据信息、图像信息、声音信息、有形和无形信息等;同时护理信息的收集和传递需要许多部门和人员的配合,使信息的呈现变得复杂。对这些信息进行正确的判断和处理,直接关系到护理工作的质量和管理效率的提高。

（三）护理信息的分类

医院的护理信息种类繁多,主要分为护理科技信息、护理业务信息、护理教育信息和护理管理信息。

1. 护理科技信息 包括国内外护理新进展、新技术、护理科研成果、论文、著作、译文学术活动情报、护理专业考察报告、护理专利、新仪器、新设备、各种疾病的护理常规、卫生宣教资料等,同时还包括院内护理科研计划、成果、论文、著作、译文、学术活动、护士的技术资料、护理技术资料、开展新业务新技术情况等。

2. 护理业务信息 主要是来源于护理临床业务活动中的一些信息,这些信息与护理服务对象直接相关,如入院信息、转科信息、出院信息、病人一般信息、医嘱信息、护理文件书写资料信息等。

3. 护理教育信息 主要包括教学计划、实习安排、教学会议记录、进修生管理资料、继续教育计划、培训内容、业务学习资料、历次各级护士资格考试成绩及标准卷等。

4. 护理管理信息 护理管理信息是指在护理行政管理中产生的一些信息,这些信息往往与护士直接相关,如护士基本情况、护士配备情况、排班情况、出勤情况、考核评价情况、奖惩情况、护理管理制度、护理工作计划、护理会议记录、护理质量检验结果等。

（四）护理信息收集和处理的基本方法

1. 人工处理 人工处理是指信息的收集、加工、传递、存储都是以人工书写、口头传递等方法进行的。

（1）口头方式 抢救病人时的口头医嘱是以口头方式传递信息的,它的特点是简单易行。口头传递信息虽然快,但容易发生错误,且错误的责任有时难以追查。

（2）文书传递 文书传递是护理信息最常用的传递方式,如交班报告、护理记录、规章制度等,这是比较传统的方式。优点是保留时间长,有据可查;缺点是信息的保存和查阅有诸多不便,资料重复收集和资料浪费现象普遍。

（3）简单的计算工具 利用计算器作为护理信息中数据的处理,常用作统计工作量等。其局限在于无法将结果进行科学的分析,因此它已滞后于现代护理管理的发展。

2. 计算机处理 利用计算机处理信息,运算速度快,计算精确度高,且有大容量记忆功能和判断能力,已逐渐成为护理信息管理的主要方式。利用计算机进行信息管理可显著地节省护士人力并减轻护理工作负荷,改变以往护士手工抄写、处理文书的烦琐方法,使工作效率和护理工作质量大大提高。随

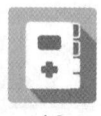

着护理信息系统的广泛应用，护理工作中每一个上传到网格的数据都将被自动记录。当数据的积累量足够大时，也就是大数据到来时，信息系统将从简单的数据交流和信息传递上升到基于海量数据的整合分析。大数据通过海量数据进行整合分析，得出非因果关系的相关性，反馈到护士，从中提取大数据的反馈结果，进而将其运用到临床护理中。

二、护理信息系统

（一）护理信息系统的分类

1. 临床护理信息系统 包括住院病人信息管理系统、住院病人医嘱处理系统、住院病人药物管理系统、住院病人费用管理系统、手术病人信息管理系统等。该系统覆盖了护士日常工作中所涉及的所有信息处理的内容，可进行医嘱处理、收集护理观察记录、制定护理计划、实施病人监控等。

（1）住院病人信息管理系统 该系统主要功能是病人基本信息和出入院信息管理。住院病人管理是医院管理的重要组成部分，耗用医院大量的人、财、物资源。应用该系统病人办理住院手后，病人信息在护士工作站电脑终端显示，有利于及时准备床单位，病人到病区后即可休息；同时病人信息卡刷卡后可打印病人一览表卡、床头卡等相关信息，医嘱录入后，随着医嘱自动更改护理级别、饮食等，替代以前手写的床头卡，并与药房、收费处、病案室、统计室等相应部门共享，既强化了病人的动态管理，又节约了护士的间接护理时间。

（2）住院病人医嘱处理系统 医院应用较早，普及程度较高的临床信息系统。该系统由医生在电脑终端录入医嘱，护士通过工作站核实医生下达的医嘱，无疑问确认后即可产生各种执行积累单及当日医嘱变更单、医嘱明细表等。确认领取当日药、次日药后，病区药房、总药房自动产生请领总表及单个病人明细表。药费自动划价后与收费处联网入账。住院费及部分治疗项目按医嘱自动收费。该系统由医生录入医嘱，充分体现了医嘱的严肃性及法律效应性。

（3）住院病人药物管理系统 本系统在病区电脑终端设有借药及退药功能，在病人转科、出院、死亡及医嘱更改时可及时退药，并根据病人用药情况设有退药控制程序，避免人为因素造成误退药、滥退药现象。

（4）住院病人费用管理系统 医嘱及其执行既是临床诊疗的依据，也是医疗收费的依据。该系统根据录入的医嘱、诊疗、手术情况，在病人住院的整个过程中可以随时统计病人、病区费用的管理信息，如病人的费用使用情况，科室在某一时间段的入院、出院情况，各项收入比例，有利于调整费用的结构，达到科学管理。

（5）手术病人信息管理系统 覆盖了从病人入院、术前、术中和术后的手术过程，直至病人出院。对手术麻醉全过程进行动态跟踪，达到麻醉信息电子化，使手术病人护理模式更具科学性，并能与全院信息系统的医疗信息数据共享。

2. 护理管理信息系统 包括护理人力资源管理系统、护理质量管理系统及护理成本核算系统等。

（1）护理人力资源管理系统 主要应用于护理人力资源配置、护士培训与考核、护士岗位管理及护士科研管理等方面，例如通过该系统，护理部、护士长可实时了解护士的上岗情况，根据不同护理单元的实际工作量进行电脑设置，实现全院护士网上排班，及时进行人员调配与补充，统筹安排护士的轮值与休假，同时可通过统计护理工作量、工作质量、岗位风险程度、病人满意度及教学科研情况等综合指标进行护士的绩效考核，实现护理人力资源的科学管理。

（2）护理质量管理系统 护理质量管理系统主要包括护理单元质量管理、护理风险动态评估、护理不良事件管理、护理文书书写质量监控、护士长夜间查房动态管理、病人满意度调查等部分。各医院结合实际情况将护理质量的关键要素制定出护理质量考核与评价标准，建立数据库，护理部、护士长、质控组长等将检查结果及时、准确录入计算机，由计算机完成对这些信息的存储、分析、评价。由于信息反馈快，管理者可及时得知各护理单元的护理质量状况，从而很快发现和纠正问题，突出了过程质量控制，将结果质量管理变为过程质量控制，减少护理差错事故的发生率，有效改进护理工作质量。此外，应用该系统可量化考评信息，减少人为主观性，使考评结果更具客观性。

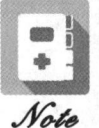

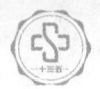

（3）护理成本核算系统　随着医院成本意识的不断增强，越来越多的管理者认识到护理是基本的成本中心。如何降低护理成本，实现护理资源的优化配置，成为管理者关注的问题。护理成本核算系统是将过去手工统计工作量的方法改为利用计算机输入数据，例如使用 NS 系统测定和录入病人生命体征，不仅节省了人力成本的费用，降低了劳动强度，还可大大提高统计工作的质量和速度，消除人为因素，减少管理成本。

3. 护理教育科研信息系统　有文献检索、数据统计、模拟实验、远程教育、电脑模拟考试、多媒体教学等功能。

（二）护理信息系统的应用

1. 护理电子病历　护理电子病历是将计算机信息技术应用于临床护理记录，并以此建立的以提高效率、改进质量为目的的信息系统，是电子病历的重要组成部分，能够协助护士对病人进行病情观察和实施护理措施的原始记载。护理电子病历包括体温单、生命体征记录单、出入量记录单、入院评估单、日常评估、护理评估、护理措施、护理记录、护理健康宣教表、病区护理交班记录等项目，能够根据相应记录生成各类图表。可与 HIS、各监护仪器无缝链接，使用掌上电脑、无线移动推车之间能够进行信息的自动读取和传输。

护理电子病历属于护理文书，具有举证作用，故严格权限与安全控制尤其重要。除采用用户名和密码登录外，护士只能修改自己的记录；护士长、护理组长可以修改所管辖护士的护理记录；护理电子病历软件对电子病历的书写时限、书写质量进行事前提醒、事中监督、事后评价的全过程实时监控，为护理病历质量控制提供了方便、快捷、安全、有效的管理途径。

2. 条码与射频识别技术　条码又称条形码，是一种可供电子仪器自动识别的标准符号，由一组黑白相间、粗细不同的条形空符号按一定编码规则排列组成的标记。它能够表示一定的信息。条码技术已深入到医院的各部门中，主要用于物资管理、临床化验室、放射科、病案管理、财务管理等方面。护理信息系统主要集中在配液系统（输液贴）、消毒物品跟踪管理系统（消毒物品条码）、病区内医用耗材管理系统（耗材条码）。无线射频识别技术是一种非接触式自动识别技术。在医院的应用主要集中在医院血液管理、医院移动资产管理等方面。

3. 移动护士工作站　以医院信息系统为支撑平台，采用无线网络、移动计算、条码及自动识别等技术，充分利用 HIS 的数据资源，将临床护理信息系统从固定的护士工作站延伸至病人床旁。移动护士工作站具有护理计划综合浏览、综合病人腕带标识，病人体征床旁采集、医嘱执行管理、检验标本采集校对及给药管理等功能。常用的移动设备包括移动电脑（笔记本电脑、平板电脑或移动推车电脑等）、终端掌控电脑和智能手机。移动护士工作站改变了护士的工作模式，在确保病人能够得到及时恰当处理的同时，有效降低了医疗事故率，对于提升病人医疗安全，推动医院数字化建设起到了重要作用。

4. 重症监护护理管理系统　该系统采用计算机通信技术，利用计算机自动采集方式实现对监护仪、呼吸机、输液泵等设备输出数据的自动采集，并根据采集结果，综合病人其他数据自动生成重症监护单、护理记录和治疗措施等各种医疗文书。该系统主要为医院重症监护病房（ICU/CCU）的临床护士设计，覆盖了重症监护相关的各个临床工作环节，能够将重症监护病房的日常工作标准化、流程化和自动化，极大地降低了医护人员的工作负担，提高了整个工作流程的效率。

5. 智能护理呼叫系统　智能护理呼叫系统是病人请求医护人员进行紧急处理或咨询的工具，可将病人的请求快速传达给值班医生或护士，并在监控中心计算机上留下准确完整的记录。其基本功能是通过一种简便的途径使病人与医护人员迅速达成沟通。该系统已实现与其他物联网设备进行数据交换，实现感知和数据传输，如坠床、输液泵数据采集与传输、心电监护设备数据采集与传输等。此外，还可收集病人对医院服务的评价，为医院服务改进提供辅助数据。

6. 预约挂号系统　医院预约挂号系统是以病人为中心开展医疗服务的重要改革措施，对于方便群众就医、提高医疗服务水平具有重大意义。医院施行预约诊疗服务，有利于病人进行就医咨询，提前安排就医计划，减少候诊时间，也有利于医院提升管理水平，提高工作效率和医疗质量，降低医疗安全风险。当前，国内有许多实施预约诊疗服务的医院，以及从事相关服务的公司，但在系统的标准化、管理的

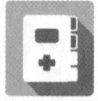

制度化、使用的方便化等许多方面都存在缺陷。

(三)护理信息系统的发展趋势

1. 推动护理信息标准化进程 大数据时代的到来,在所有医疗场所,采用标准的护理信息表达方式、标准的护理病历格式是当前护理电子病历和护理决策支持系统开发中亟须解决的问题,也是护理信息共享的保障。护理信息标准化包括护理术语标准化、护理工作流程标准化、护理数据标准化等。其中术语标准化是学科发展的基础,它对标准化工作的开展具有至关重要的作用。护理术语标准化就是指尽可能地将护士对病人的描述用标准表达方式进行表达。国际护理学会(International Council of Nurses,ICN)提出的国际护理实践分类系统(international classification for nursing practice,ICNP)是目前表达全面、应用范围广、适用性强、研究最多的一种国际通用的护理实践术语系统。国内尚缺乏与国际接轨的统一的标准化临床护理语言来反映临床护理实践,限制了与其他国家或地区的护理交流,影响了我国护理信息与护理专业的发展。因此,加紧对ICNP的相关研究,建立适合我国国情的标准化护理信息系统已迫在眉睫。

2. 拓宽远程护理发展空间 "互联网+"医疗健康服务模式加快了远程医疗的发展。作为远程医疗的重要组成部分,远程护理是指护士通过可穿戴设备或移动工具,随时监控慢性病、普通手术后、心血管疾病、精神病等病人的指标,借助电话、电子邮件、视频等电子通信方式对病人进行护理保健并指导护理实践。信息通信技术的迅猛发展,远程护理的应用除慢性病管理外,还将在个体化健康管理、老年人群智能照护等方面发挥积极作用,必将拓宽护理工作领域,让病人获得更加方便、快捷的医疗服务。

3. 推进循证护理实践深入发展 循证护理实践强调护理活动应以客观的科学研究结果作为依据,寻找最佳证据是循证护理实践的重要步骤之一,但大量繁重的临床工作使护士缺少时间和精力去广泛检索和阅读大量文献。信息网络技术的迅猛发展以及物联网的广泛应用,护理工作流程中产生的大量数据,被护理信息系统收集和存储,方便护士及时获取最佳证据。大数据时代的到来,以及不间断采集医疗数据的可穿戴设备出现,样本数据的稀缺等问题将逐渐消失;伴随大数据出现的云计算将提高证据分析与处理的效率;自动整理大数据的数据融合技术以及自动提取证据并建立决策模型的深度学习技术,将大大提高证据提取及护理方案决策分析的效率。

4. 促进决策支持系统的应用 在护理领域已利用临床决策支持系统协助护士制定护理计划、辅助护士进行护理诊断及评价护理决策质量。系统还能将数据转化为知识,辅助护士进行科学决策,从而有效减少决策失误、控制医疗费用不合理增长、合理配置医疗资源及提高医疗服务质量。例如,护士通过系统菜单选择压疮位置、深度、性质及颜色等,系统即会根据预设标准进行评估,准确进行压疮分期,提高压疮分期评估的准确性。

5. 实现临床护理路径信息化 临床路径作为新的医疗服务工作模式,已在全国各地医院迅速推广实施。临床路径是指针对某一疾病建立一套标准化治疗模式与治疗程序,是一个有关临床治疗的综合模式,以循证医学证据和指南为指导来促进治疗组织和疾病管理的方法,最终起到规范医疗行为,减少变异,降低成本,提高质量的作用。相对于指南来说,其内容更简洁、易读,适用于多学科多部门具体操作。护理临床路径是由临床路径发展小组内的一组成员,根据某种诊断、疾病或手术而制定的一种治疗护理模式,按照临床路径表的标准化治疗护理流程,让病人从住院到出院都按照此模式来接受治疗护理。临床路径是相对于传统路径而实施的,传统路径即是每位医师的个人路径,不同地区、不同医院,不同的治疗组或者不同医师个人针对某一疾病可能采用的不同治疗方案。采用临床路径后,可以避免传统路径使同一疾病在不同地区、不同医院,不同的治疗组或者不同医师个人间出现不同的治疗方案,避免了随意性,提高了准确性、预后等的可评估性。临床路径通过设立并制定针对某个可预测治疗结果病人群体或某项临床症状的特殊的文件、教育方案、病人调查、焦点问题探讨、独立观察、标准化规范等,规范医疗行为,提高医疗执行效率,降低成本,提高质量。目前国内许多医院的临床路径管理还处于手工化、纸质化阶段。利用信息化手段,将临床路径管理贯通于医院实际工作流程中,实现临床信息共享、医护患之间的互通及治疗护理流程的电子化,是医院信息管理的必然趋势。临床护理路径作为临床路径在护理中的应用,能减少护理工作差错、保障病人安全,也能节约医疗资源,降低就医成本,提高护理质

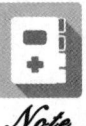

量。随着护理信息系统建设的深入,将临床路径管理嵌入电子病历系统,与临床护理工作相结合,实现临床护理路径信息化。

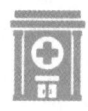 小　结

1. 信息、信息管理的概念、信息特征、信息种类。

2. 医院信息管理及医院信息安全管理的重要性;医院信息系统内容以及医院信息系统实施与管理的方法。

3. 病案信息管理内容、病案信息利用、病案统计及统计指标的收集。医院常用统计指标计算及分析以及病案管理发展趋势。

4. 护理信息管理概念、特点、护理信息分类和护理信息收集和处理的基本方法;临床护理信息系统分类及护理信息系统应用、护理信息系统发展趋势;护理信息管理在现代护理事业的发展进程中有着重大意义。

 直通护考在线答题

(王雪菲)

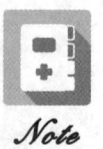

第十章 护理与法

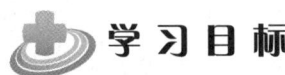

学习目标

1. **掌握**：护士在执业活动中相关的法律责任；卫生法、护理法、医疗事故等相关概念。
2. **熟悉**：护士的权利和义务。
3. **了解**：护士依法执业和安全执业。

扫码看课件

第一节 与护理工作相关的法律法规

案例导入

护士，李某，28岁，急诊科护士，一天上午急诊科主任领着一个30多岁的女人，说是她的弟媳，要值班护士给她打一针"尿素"。

李某碍于主任的面子，接过女人递过来的这一支药，药盒很清楚：注射用尿促性素。这种药物急诊科极少见，护士是第一次接触到该药，想着来人是主任的亲戚，她匆匆看了一眼药盒上的用法用量，就给来人进行了肌肉注射。

事后，护士李某挨了护士长的批评：此药医院没有，属于病人的自带药，护士不该仓促之下，不问清楚，就为病人肌注这种来历不明的外带药，更不该执行口头医嘱，否则，一旦病人出了什么事，操作护士有嘴说不清。

思考：

1. 李某的行为有哪些欠妥的地方？
2. 护士遇到熟人用药，如何应对？
3. 病人拿来外购药，护士怎么办？

一、卫生法体系与护理法

（一）我国的卫生法体系

卫生法（health law）是指由国家制定或认可的，并有国家强制力作保证，用以调整人们在医疗卫生活动中，各种社会关系的行为规范的总和。卫生法是我国社会主义法律体系的一个组成部分。

卫生法有广义和狭义之分，狭义的卫生法包括全国人大及常务委员会制定的卫生法律，在其所辖范围内普遍有效的卫生法规规章，如《执业医师法》、《药品管理法》等。广义的卫生法特指全国人民代表大会及常务委员会制定的卫生法律，我国目前尚无全国人大制定的专门的卫生法。

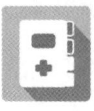

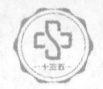

（二）护理法

护理法（nursing legislation）是由国家制定的，用以规范护理活动（如护理教育、护士注册和护理服务）及调整这些活动而产生的各种社会关系的法律规范的总称。目前我国尚未颁布护理法，正在执行的是《中华人民共和国护士管理条例》及相关的法规、文件等。

二、我国与护理相关的法律法规

（一）《中华人民共和国护士管理条例》

《中华人民共和国护士管理条例》（以下简称《条例》），经 2008 年 1 月 23 日国务院第 206 次常务会议通过，2008 年 1 月 31 日国务院令第五百一十七号公布，2008 年 5 月 12 日起施行。《条例》共有六章三十五条，重点强调了护士的执业注册、执业权利和义务、医疗卫生机构的职责、法律责任等。《条例》的出台使护士在执业活动中维权做到有法可依，是我国首部保护护士劳动权益的法规，为保障护士的合法权益构建了法律保障。

（二）《护士执业注册管理办法》

它在《护士条例》基础上进一步规范了护士执业注册管理，明确了护士执业注册应具备的条件及延续注册、变更注册的规定等。

（三）《医疗事故处理条例》

为了更好地体现程序公正、医患护患的合法权益，公平、公正地处理医疗事故和纠纷，《医疗事故处理条例》于 2002 年 2 月 20 日由国务院第五十五次常务会议通过，2002 年 4 月 4 日国务院令第三百五十一号号公布，自 2002 年 9 月 1 日起实行，共七章六十三条。

（四）《中华人民共和国侵权责任法》

《中华人民共和国侵权责任法》于 2009 年 12 月 26 日由中华人民共和国第十一届全国人民代表大会常务委员会第十二次会议通过，中华人民共和国主席令第二十一号公布，自 2010 年 7 月 1 日起施行，共十二章九十二条对各种类型的侵权法律责任进行了界定。

知识链接

《药品不良反应报告和监测管理办法》

《药品不良反应报告和监测管理办法》于 2010 年 12 月 13 日经卫生部部务会议审议通过，2011 年 5 月 4 日中华人民共和国卫生部令第八十一号发布，自 2011 年 7 月 1 日起实行，共八章六十七条。为药品上市后的监管，规范药品不良反应报告和监测，及时、有效控制药品风险，公众用药安全提供了保障。

第二节　护士执业注册相关法律法规

**案例导入**

张某，女，43 岁，因"腹痛"于凌晨 5：00 到急诊外科就诊。医生医嘱 5％葡萄糖 250 ml 加间苯三酚 80 mg 静脉滴入。病人取药后将药品送入输液治疗室，此时值班护士正在为另一病人输液，所带教的实习护士自行摆药、加药为病人输液，并将剩下的口服药交给病人家属。

8:00左右输液结束后,家属在盛装口服药的塑料袋内又发现了一支间苯三酚注射液(40mg),遂找到护士大声质问:你们漏加了一支药!怎么赔!经核查,为实习护士加药时遗漏一支。病人此时腹痛仍未缓解,对此极为不满。

护士长联系开医嘱医生,医生建议遗漏的药品暂时可不予注射,并重新查体,根据病人的症状、体征,考虑妇科疾病的可能性大,护士长亲自陪同病人完善B超等相关辅助检查,并请妇科主任会诊。结合B超检查结果及诊断,遗漏的药品与病情的发展无直接关系。

具体任务:在护理工作中如何避免类似事情的发生?

一、护士注册管理机构与注册条件

(一)护士注册管理机构

《护士执业注册管理办法》已于2008年5月4日经卫生部部务会议讨论通过,自2008年5月12日起施行《护士执业注册管理办法》(卫生部令第59号)。对具备护士资格的人才能承担护理工作,为加强护士管理,护士执业资格实行统一管理。

卫生部负责全国护士执业注册监督管理工作。省、自治区、直辖市人民政府卫生行政部门是护士执业注册的主管部门,负责本行政区域的护士执业注册管理工作。

(二)注册条件

申请护士执业注册,应当具备下列条件,符合下列健康标准:

(1)具有完全民事行为能力;

(2)在中等职业学校、高等学校完成教育部和卫生部规定的普通全日制3年以上的护理、助产专业课程学习,包括在教学、综合医院完成8个月以上护理临床实习,并取得相应学历证书;

(3)通过卫生部组织的护士执业资格考试;

(4)符合以下规定的健康标准;

(5)无精神病史;

(6)无色盲、色弱、双耳听力障碍;

(7)无影响履行护理职责的疾病、残疾或者功能障碍。

二、有效注册与延续注册

(一)有效注册

护士执业资格考试合格是具有从事护士工作的基本理论和实践能力水平的标志,护士资格考试每年举行一次。取得护士执业基本资格后必须经过护士执业注册才能成为法律意义上的护士,履行护士的义务,并享有护士的权利。申请护士执业注册,应当提交下列材料:

(1)护士执业注册申请审核表;

(2)申请人身份证明;

(3)申请人学历证书及专业学习中的临床实习证明;

(4)护士执业资格考试成绩合格证明;

(5)省、自治区、直辖市人民政府卫生行政部门指定的医疗机构出具的申请人6个月内健康体检证明;

(6)医疗卫生机构拟聘用的相关材料。

卫生行政部门应当自受理申请之日起20个工作日内,对申请人提交的材料进行审核。审核合格的,准予注册,发给护士执业证书;对不符合规定条件的,不予注册,并书面说明理由。护士执业证书由卫生部统一印制,应当注明护士的姓名、性别、出生日期等个人信息及证书编号、注册日期和执业地点。

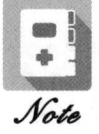

（二）延续注册

护士执业注册申请,应当自通过护士执业资格考试之日起 3 年内提出;逾期提出申请的,除提交规定的材料外,还应当提交在省、自治区、直辖市人民政府卫生行政部门规定的教学、综合医院接受 3 个月临床护理培训并考核合格的证明。医疗卫生机构可以为本机构聘用的护士集体申请办理护士执业注册和延续注册。

护士执业注册有效期为 5 年。护士执业注册有效期届满需要继续执业的,应当在有效期届满前 30日,向原注册部门申请延续注册。护士申请延续注册,应当提交下列材料:

①护士延续注册申请审核表;

②申请人的护士执业证书;

③省、自治区、直辖市人民政府卫生行政部门指定的医疗机构出具的申请人 6 个月内健康体检证明。

注册部门自受理延续注册申请之日起 20 日内进行审核。审核合格的,予以延续注册。有下列情形之一的,不予延续注册:

①不符合《护士执业注册管理办法》规定的健康标准的;

②被处暂停执业活动处罚期限未满的。

知识链接

护士禁业

《中华人民共和国护士管理条例》第 21 条明确规定医疗卫生机构不得允许下列人员在本机构从事护理工作:①未取得护士执业证书的人员;②未按规定办理执业地点变更手续的护士;③执业注册有效期满未延续注册的护士;④虽取得执业证书,但未经注册的护士,护理管理者应安排他们在注册护士的指导下做一些护理辅助工作,不能以任何理由安排他们独立上岗,否则被视为无证上岗、非法执业。

三、变更注册与注销注册

（一）变更注册

护士在其执业注册有效期内变更执业地点等注册项目,应当办理变更注册。但承担卫生行政部门交办或者批准的任务以及履行医疗卫生机构职责的护理活动,包括经医疗卫生机构批准的进修、学术交流等除外。护士在其执业注册有效期内变更执业地点的,应当向拟执业地注册主管部门报告,并提交下列材料:

①护士变更注册申请审核表;

②申请人的护士执业证书。

注册部门应当自受理之日起 7 个工作日内为其办理变更手续。护士跨省、自治区、直辖市变更执业地点的,收到报告的注册部门还应当向其原执业地注册部门通报。

（二）注销注册

护士执业注册后有下列情形之一的,原注册部门办理注销执业注册:

①注册有效期届满未延续注册;

②受吊销护士执业证书处罚;

③护士死亡或者丧失民事行为能力。

护士执业注册申请人隐瞒有关情况或者提供虚假材料申请护士执业注册的,卫生行政部门不予受理或者不予护士执业注册,并给予警告;已经注册的,应当撤销注册。

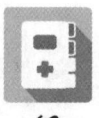

第三节 护理质量缺陷管理

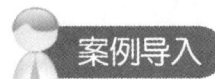
案例导入

病人,女,76岁。咳嗽、憋气及发热2个月入院。初步诊断为慢性支气管炎并发感染,肺心病及肺气肿。入院后由护士甲为其静脉输液。甲在病人右臂肘上3 cm处扎上止血带,当完成静脉穿刺固定针头后,由于病人的衣袖滑下来将止血带盖住,所以忘记了解下止血带。

随后甲要去给自己的孩子喂奶,交护士乙继续完成医嘱。乙先静脉推注药液,然后接上输液管进行补液。在输液过程中,病人多次提出"手臂疼及滴速太慢"等,乙认为疼痛是由于四环素刺激静脉所致,并且解释说:"因为病情的原因,静脉点滴的速度不宜过快。"

经过6个小时,输完了500毫升液体,由护士丙取下输液针头,发现局部轻度肿胀,以为是少量液体外渗所致,未予处理。静脉穿刺9个半小时后,因病人局部疼痛而做热敷时,家属才发现止血带还扎着,于是立即解下来并报告护士乙,乙查看后嘱继续热敷,但并未报告医生。

止血带松解后4个小时,护士乙发现病人右前臂掌侧有2 cm×2 cm水疱两个,误认为是热敷引起的烫伤,仍未报告和处理。又过了6个小时,右前臂高度肿胀,水疱增多而且手背发紫,护士乙才向医生和院长报告。院长组织会诊决定转上级医院,因未联系到救护车暂行对症处理。

两天后,病人右前臂远端2/3已呈紫色,只好乘拖拉机送往上级医院。为等待家属意见,转院后第三天才行右上臂中下1/3截肢术。术后伤口愈合良好。但因病人年老体弱加上中毒感染引起心、肾功能衰竭,于术后一周死亡。

思考:

1. 此案例属于几级医疗事故?

2. 本案例中医院、护士均应付哪些责任?

3. 你在工作中如何预防类似事件的发生?

一、护理质量缺陷概述

护理质量:当护理服务活动符合规定时满足服务对象明确与隐含需要的效果。

护理质量缺陷:在护理工作中,由于各种原因导致令人不满意的现象与结果发生或给病人造成损害者,统称为护理质量缺陷。

二、护理质量缺陷的防范与处理

（一）发生护理质量缺陷常见的原因

（1）在护理工作中护士容易产生职业倦怠和厌烦心理,出现精力分散、疏忽大意、缺乏责任感和同情心,是导致差错事故发生的原因。

（2）执业护士执行医嘱不当,违反护理操作规章制度、常规和技术操作原则和流程。刚从事临床护理工作的执业护士,技术操作不娴熟容易出错。

（3）病人对护理服务的期望值过高,护患关系沟通不良,导致病人出现不满情绪。

（4）在护理管理上存在缺陷,对于护理工作中的关键环节或薄弱环节缺乏管理。

（5）临床带教不严格,执业护士过于放心和放手,实习护生在未完全掌握技术操作规范和规章制度的情况进行了错误的操作而引起质量缺陷。

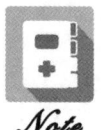
Note

（二）护理质量缺陷的防范与处理

（1）加强护理人员责任心的教育，做好提前预防。抓好护理人员的基本功训练、专业技能训练和职业道德教育等。

（2）建立分层控制和管理程序，积极发挥护理管理系统的质量监控作用。

（3）严格落实各项规章制度、严格按照操作流程和规则进行工作，使各项工作规范化操作程序化。抓好易发生缺陷的薄弱环节和关键环节。

（4）做好防范，建立差错、事故登记报告制度。完善护理记录书写，加强病案管理。

（5）加强临床带教管理制度，保证临床护理教学质量，防止实习护生发生护理缺陷。

三、临床护理中常见的医疗事故

（一）定义

医疗事故是指医疗机构及其医务人员在医疗活动中，违反医疗卫生管理法律、行政法规、部门规章和诊疗护理规范、常规，过失造成病人人身损害的事故。确定是否为医疗事故需要医疗事故鉴定委员会鉴定才能认定。护理医疗事故指的是在医疗护理过程中违反相关护理规章制度，因过失而造成病人人身有损害的事故。

根据对病人人身造成的损害程度，医疗事故分为以下四个等级：

（1）一级医疗事故　造成病人死亡、重度残疾的。

（2）二级医疗事故　造成病人中度残疾、器官组织损伤导致严重功能障碍的。

（3）三级医疗事故　造成病人轻度残疾、器官组织损伤导致一般功能障碍的。

（4）四级医疗事故　造成病人明显人身损害的其他后果的。

（二）临床护理中常见的医疗事故

（1）未严格执行"三查七对"，用错药品或使用了假劣药品、过期药品和失效药品及违禁药品。

（2）未能正确执行医嘱，错抄医嘱，遇到疑难问题不请示，不报告，不懂装懂，实施错误的护理措施。

（3）患有不宜从事护士工作的传染病而造成病人人身损害或死亡。

（4）护理专业在校生或毕业生未按照卫生部有关规定在护士的指导下进行专业实习。

（5）遇紧急情况未及时通知医生，未能配合抢救。医生不在场时，护士未采取力所能及的急救措施。

（6）对病人的反常情况观察不细心，不采取防范措施，违反保护性医疗制度。

（7）因未遵守医疗护理工作的规章制度及技术规范而造成病人人身损害或死亡。

（8）因未遵守基本的职业道德而造成病人人身损害或死亡，如因护士服务态度差而致病人情绪激动诱发心肌梗死。

（9）因护理不周、观察病人不细心、不按时巡视病房，致使病人病情变化或病情恶化未能及时发现处理，失去抢救时机。

知识链接

不属于医疗事故的有如下几种情形。

（1）在紧急情况下为抢救危重病人生命而采取的紧急医学措施造成了不良后果的。

（2）在医疗活动中由于病人病情异常或病人体质特殊而发生医疗意外的。

（3）在现有医学科学条件下，发生无法预料或者不能防范的不良后果的。

（4）因病人原因延误诊疗导致不良后果的。

（5）无过错输血感染造成不良后果的。

（6）因不可抗力造成不良后果的。

（7）虽有诊疗、护理错误但未造成病人死亡、残疾和功能障碍的。

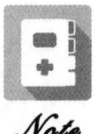

第四节 护理工作中相关的法律问题

案例导入

　　安某,女,58 岁,诊断为横结肠癌,行"腹腔镜下横结肠癌根治术"后安返回病房,术后管床医生开常规医嘱"安可欣 1.5 g 加 0.9% 氯化钠注射液 100 ml"静脉输液(免皮试),每日两次。两人核对药物后,护士将配好的安可欣等药液携至病人床旁执行医嘱。

　　核对病人信息时,护士看见病人电子床头卡上显示过敏(青霉素、头孢类、氨基酸),床头挂有红色过敏牌,手腕带上有红色过敏标识,同样写着(青霉素、头孢类、氨基酸)。安可欣药品成分就是注射用头孢呋辛钠,护士立刻同病人、病人家属核实过敏信息。并将配好的安可欣等药液拿回配置室,询问值班医生。值班医生马上去病房与病人家属再次确认后翻阅病人的病历,入院记录显示"病人无药物过敏史",而病人的入院评估单显示"青霉素、头孢类、氨基酸"过敏,这就解释了整个事件发生的起始。

　　具体任务:

　　1. 反思在临床工作中,护士要如何杜绝此类事件的发生?

　　2. 护士如何做到执业安全?

一、护士执业活动中的法律责任

　　护士执业规则是护理人员依法在执业过程中所应当遵守的规定和原则,规范的护理人员的执业行为,护士执业权利和义务是护士执业规则的重要组成部分,我国护士条例对护士的权利和义务作了较为具体的规定。

(一)护士执业权利

　　护士执业权利是指取得护士执业资格,依法注册的护士,在执业活动中依法所享有的权利。在我国护士执业主要享有以下权利。

　　(1)有按照国家有关规定获取工资报酬,享受福利待遇。参加社会保险的权利,任何单位或个人不得扣发护士工资,降低或取消护士福利等待遇。

　　(2)有获得与其所从事的护理工作相适应的卫生防护、医疗保健服务的权利,从事直接接触有毒有害物质、有感染传染病危险工作的护士,有依照有关法律、行政法规的规定接受职业健康监护的权利;患职业病者,有依照有关法律、行政法规的规定获得赔偿的权利。

　　(3)有按照国家有关规定获得与本人业务能力和学习水平相适应的专业技术职务、职称的权利。

　　(4)有参加专业培训、从事学术研究交流参加行业协会和专业学术团体的权利。

　　(5)有获得疾病诊疗、护理相关信息的权利和其他与履行护理职责相关的权利,可以对医疗卫生机构和卫生主管部门的工作提出意见和建议。

(二)护士执业义务

　　护士执业义务是指护士在执业过程中所必须履行的责任。在我国,护士应当履行以下义务。

　　(1)应当遵守法律、法规、规章和诊疗技术规范的规定。

　　(2)在执业活动中,发现病人病情危急,应当立即通知医师;在紧急情况下为抢救垂危病人生命,应当先行实施必要的紧急救护;发现医嘱违反法律、法规、规章或者诊疗技术规范规定的,应当及时向开具医嘱的医师提出;必要时,应当向该仪式所在科室的负责人或者医疗卫生机构负责医疗服务管理的人员报告。

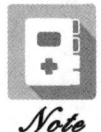

Note

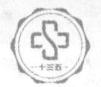

（3）应当尊重、关心、爱护病人，保护病人的隐私。

（4）有义务参与公共卫生和疾病预防控制工作；发生自然灾害、公共卫生事件等严重威胁公众生命健康的突发事件，护士应当服从县级以上人民政府卫生主管部门或者所在医疗卫生机构的安排，参加医疗救护。

二、护理制度规范在依法执业中的作用

医疗护理工作的规章制度及技术规范具有法规性和强制性，护理人员必须严格执行和遵守护理规章制度及职业道德。

1. 规范作用　规章制度是护理人员工作时必须遵循的准则，对护理人员的行为具有规范作用。护理工作中如果没有一个统一的行为规范作为共同遵守的准则，护理工作就不能安全、有序地运行，护理目标很难得以实现。

2. 协调作用　执业护士为病人实施护理时，护理人员之间既需要分工又需要合作。护理制度规范可以使护理人员之间发挥群体力量，使分工更细致，协作更良好。

3. 保证作用　护理规章制度对维护医院正常工作秩序、防止护理差错事故发生、保证医护工作正常进行、提高医疗护理质量、改善医院服务质量都起到重要的保证作用。

4. 控制作用　护理工作的目标是为病人提供优质服务，满足病人的需求。护理规章制度的控制作用是保障了护理工作的连续性，使护理活动始终围绕目标进行，以达到安全、高效、优质的护理。

三、护士依法执业问题

（一）执行医嘱

执行医嘱通常是护理人员对病人实行治疗措施和诊断的依据，一般情况下护理人员应一丝不苟地执行医嘱，随意更改或无故不执行医嘱都是违规行为，如果在医嘱中发现一处明显的错误，护理人员有权拒绝执行此医嘱，并向医生提出申辩和质疑。反之，若护理人员明知该医嘱可能给病人造成损害，酿成严重后果，而去执行，护理人员将与医生共同承担其所引起的法律责任。

（二）疏忽大意与渎职罪

疏忽大意是指行为人因疏忽而造成客观上的不良后果，是应当预见但因大意而没有预见。过失行为可导致两种结果：

（1）损害了护理对象的生活利益、恢复健康的进程。

（2）因失职而导致病人残废、死亡。

疏忽大意的过失或过于自信的过失而产生严重的后果，就是渎职。我国 1997 年 10 月 1 日起施行的新的《刑法》，对医疗事故罪的规定："医务人员由于严重不负责任，造成就诊人员死亡或严重损害就诊人员身体健康的，判处 3 年以下有期徒刑或拘役。"例如，护士因疏忽大意而使病人残废或死亡，则属于医疗事故罪。

知识链接

护理记录不规范

护理记录不仅是检查衡量护理质量的重要资料，也是医生观察诊疗效果、调整治疗方案的重要依据，在法律上也有其不容忽视的重要性，不认真记录或漏记、错记等均可能导致误诊、误治引起医疗纠纷，护理记录在法律上的重要性，还表现在记录本身也能成为法庭上的证据，若病人发生了医疗纠纷或某种刑事犯罪有关，此时护理记录则成为判断医疗纠纷性质的重要依据，或成为侦破某刑事案件的重要线索，因此，对原始记录进行添加、删除、随意篡改都是非法的。

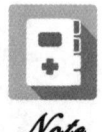

（三）实习护生的职责

实习护生指的是正在学习的护理专业学生，尚不具备独立工作的权利。如果护生在执业护士的指导下因为操作不当给病人造成损害或发生了护理差错事故，除本人负责外，带教护士也要负法律责任。实习护生如果离开了注册护士的指导，独立进行操作时对病人造成损害，就应负法律责任。临床老师要严格带教，护士长在排班时不可因人员的短缺，把实习护生当作执业护士使用。

四、护士执业安全问题

职业安全是防止职工在职业活动过程中发生各种伤亡事故为目的的工作领域及在法律、技术、设备、组织制度和教育等方面所采取的相应措施。护士执业活动中有获得与其所从事的护理工作相适应的卫生防护、医疗保健服务的权利。

《护士条例》第33条中明确规定："扰乱医疗秩序，阻碍护士依法开展执业活动，侮辱、威胁、殴打护士，或者有其他侵犯护士合法权益行为的，由公安机关依照治安管理处罚法的规定给予处罚；构成犯罪的，依法追究刑事责任。"

护理人员的工作环境、服务对象具有特殊性，所以面临着多种职业危害，如有化学性危害、物理性危害、生物性危害、社会危害、心理危害等。护理管理者要重视护理职业安全及防护，为护士提供防护工具、药品和设备，最大程度地保障护士的职业安全。

 小　　结

医疗护理工作的规章制度及技术规范具有法规性和强制性，护理人员执业时必须严格执行和遵守护理规章制度及职业道德。《护理条例》明确规定了护士的执业义务与权利范围，而护士在执业活动中认真贯彻执行护理管理相关法律法规，是护理从业人员的首要条件，也是护理管理者必须遵守的基本原则。护理管理者要十分重视护理职业安全及防护，为护士提供防护工具，药品和设备，最大程度地保障护士的职业安全。

 直通护考在线答题

（马珊珊）

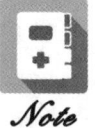

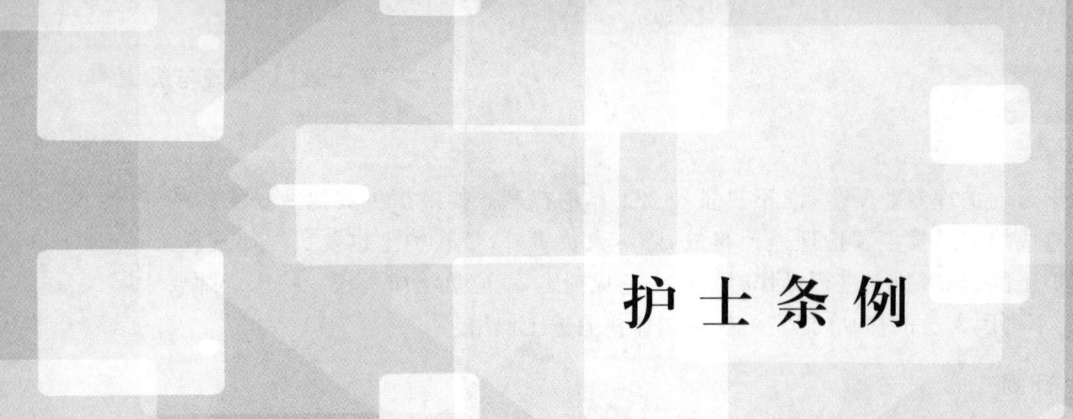

护 士 条 例

第一章 总 则

第一条 为了维护护士的合法权益,规范护理行为,促进护理事业发展,保障医疗安全和人体健康,制定本条例。

第二条 本条例所称护士,是指经执业注册取得护士执业证书,依照本条例规定从事护理活动,履行保护生命、减轻痛苦、增进健康职责的卫生技术人员。

第三条 护士人格尊严、人身安全不受侵犯。护士依法履行职责,受法律保护。

全社会应当尊重护士。

第四条 国务院有关部门、县级以上地方人民政府及其有关部门以及乡(镇)人民政府应当采取措施,改善护士的工作条件,保障护士待遇,加强护士队伍建设,促进护理事业健康发展。

国务院有关部门和县级以上地方人民政府应当采取措施,鼓励护士到农村、基层医疗卫生机构工作。

第五条 国务院卫生主管部门负责全国的护士监督管理工作。

县级以上地方人民政府卫生主管部门负责本行政区域的护士监督管理工作。

第六条 国务院有关部门对在护理工作中做出杰出贡献的护士,应当授予全国卫生系统先进工作者荣誉称号或者颁发白求恩奖章,受到表彰、奖励的护士享受省部级劳动模范、先进工作者待遇;对长期从事护理工作的护士应当颁发荣誉证书。具体办法由国务院有关部门制定。

县级以上地方人民政府及其有关部门对本行政区域内做出突出贡献的护士,按照省、自治区、直辖市人民政府的有关规定给予表彰、奖励。

第二章 执 业 注 册

第七条 护士执业,应当经执业注册取得护士执业证书。

申请护士执业注册,应当具备下列条件:

(一)具有完全民事行为能力;

(二)在中等职业学校、高等学校完成国务院教育主管部门和国务院卫生主管部门规定的普通全日制 3 年以上的护理、助产专业课程学习,包括在教学、综合医院完成 8 个月以上护理临床实习,并取得相应学历证书;

(三)通过国务院卫生主管部门组织的护士执业资格考试;

(四)符合国务院卫生主管部门规定的健康标准。

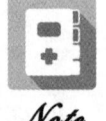

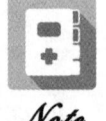
Note

护士执业注册申请,应当自通过护士执业资格考试之日起 3 年内提出;逾期提出申请的,除应当具备前款第(一)项、第(二)项和第(四)项规定条件外,还应当在符合国务院卫生主管部门规定条件的医疗卫生机构接受 3 个月临床护理培训并考核合格。

护士执业资格考试办法由国务院卫生主管部门会同国务院人事部门制定。

第八条 申请护士执业注册的,应当向拟执业地省、自治区、直辖市人民政府卫生主管部门提出申请。收到申请的卫生主管部门应当自收到申请之日起 20 个工作日内做出决定,对具备本条例规定条件的,准予注册,并发给护士执业证书;对不具备本条例规定条件的,不予注册,并书面说明理由。

护士执业注册有效期为 5 年。

第九条 护士在其执业注册有效期内变更执业地点的,应当向拟执业地省、自治区、直辖市人民政府卫生主管部门报告。收到报告的卫生主管部门应当自收到报告之日起 7 个工作日内为其办理变更手续。护士跨省、自治区、直辖市变更执业地点的,收到报告的卫生主管部门还应当向其原执业地省、自治区、直辖市人民政府卫生主管部门通报。

第十条 护士执业注册有效期届满需要继续执业的,应当在护士执业注册有效期届满前 30 日向执业地省、自治区、直辖市人民政府卫生主管部门申请延续注册。收到申请的卫生主管部门对具备本条例规定条件的,准予延续,延续执业注册有效期为 5 年;对不具备本条例规定条件的,不予延续,并书面说明理由。

护士有行政许可法规定的应当予以注销执业注册情形的,原注册部门应当依照行政许可法的规定注销其执业注册。

第十一条 县级以上地方人民政府卫生主管部门应当建立本行政区域的护士执业良好记录和不良记录,并将该记录记入护士执业信息系统。

护士执业良好记录包括护士受到的表彰、奖励以及完成政府指令性任务的情况等内容。护士执业不良记录包括护士因违反本条例以及其他卫生管理法律、法规、规章或者诊疗技术规范的规定受到行政处罚、处分的情况等内容。

第三章　权利和义务

第十二条 护士执业,有按照国家有关规定获取工资报酬、享受福利待遇、参加社会保险的权利。任何单位或者个人不得克扣护士工资,降低或者取消护士福利等待遇。

第十三条 护士执业,有获得与其所从事的护理工作相适应的卫生防护、医疗保健服务的权利。从事直接接触有毒有害物质、有感染传染病危险工作的护士,有依照有关法律、行政法规的规定接受职业健康监护的权利;患职业病的,有依照有关法律、行政法规的规定获得赔偿的权利。

第十四条 护士有按照国家有关规定获得与本人业务能力和学术水平相应的专业技术职务、职称的权利;有参加专业培训、从事学术研究和交流、参加行业协会和专业学术团体的权利。

第十五条 护士有获得疾病诊疗、护理相关信息的权利和其他与履行护理职责相关的权利,可以对医疗卫生机构和卫生主管部门的工作提出意见和建议。

第十六条 护士执业,应当遵守法律、法规、规章和诊疗技术规范的规定。

第十七条 护士在执业活动中,发现患者病情危急,应当立即通知医师;在紧急情况下为抢救垂危患者生命,应当先行实施必要的紧急救护。

护士发现医嘱违反法律、法规、规章或者诊疗技术规范规定的,应当及时向开具医嘱的医师提出;必要时,应当向该医师所在科室的负责人或者医疗卫生机构负责医疗服务管理的人员报告。

第十八条 护士应当尊重、关心、爱护患者,保护患者的隐私。

第十九条 护士有义务参与公共卫生和疾病预防控制工作。发生自然灾害、公共卫生事件等严重

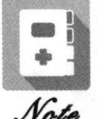

威胁公众生命健康的突发事件,护士应当服从县级以上人民政府卫生主管部门或者所在医疗卫生机构的安排,参加医疗救护。

第四章　医疗卫生机构的职责

第二十条　医疗卫生机构配备护士的数量不得低于国务院卫生主管部门规定的护士配备标准。

第二十一条　医疗卫生机构不得允许下列人员在本机构从事诊疗技术规范规定的护理活动:

(一)未取得护士执业证书的人员;

(二)未依照本条例第九条的规定办理执业地点变更手续的护士;

(三)护士执业注册有效期届满未延续执业注册的护士。

在教学、综合医院进行护理临床实习的人员应当在护士指导下开展有关工作。

第二十二条　医疗卫生机构应当为护士提供卫生防护用品,并采取有效的卫生防护措施和医疗保健措施。

第二十三条　医疗卫生机构应当执行国家有关工资、福利待遇等规定,按照国家有关规定为在本机构从事护理工作的护士足额缴纳社会保险费用,保障护士的合法权益。

对在艰苦边远地区工作,或者从事直接接触有毒有害物质、有感染传染病危险工作的护士,所在医疗卫生机构应当按照国家有关规定给予津贴。

第二十四条　医疗卫生机构应当制定、实施本机构护士在职培训计划,并保证护士接受培训。

护士培训应当注重新知识、新技术的应用;根据临床专科护理发展和专科护理岗位的需要,开展对护士的专科护理培训。

第二十五条　医疗卫生机构应当按照国务院卫生主管部门的规定,设置专门机构或者配备专(兼)职人员负责护理管理工作。

第二十六条　医疗卫生机构应当建立护士岗位责任制并进行监督检查。

护士因不履行职责或者违反职业道德受到投诉的,其所在医疗卫生机构应当进行调查。经查证属实的,医疗卫生机构应当对护士做出处理,并将调查处理情况告知投诉人。

第五章　法律责任

第二十七条　卫生主管部门的工作人员未依照本条例规定履行职责,在护士监督管理工作中滥用职权、徇私舞弊,或者有其他失职、渎职行为的,依法给予处分;构成犯罪的,依法追究刑事责任。

第二十八条　医疗卫生机构有下列情形之一的,由县级以上地方人民政府卫生主管部门依据职责分工责令限期改正,给予警告;逾期不改正的,根据国务院卫生主管部门规定的护士配备标准和在医疗卫生机构合法执业的护士数量核减其诊疗科目,或者暂停其6个月以上1年以下执业活动;国家举办的医疗卫生机构有下列情形之一、情节严重的,还应当对负有责任的主管人员和其他直接责任人员依法给予处分:

(一)违反本条例规定,护士的配备数量低于国务院卫生主管部门规定的护士配备标准的;

(二)允许未取得护士执业证书的人员或者允许未依照本条例规定办理执业地点变更手续、延续执业注册有效期的护士在本机构从事诊疗技术规范规定的护理活动的。

第二十九条　医疗卫生机构有下列情形之一的,依照有关法律、行政法规的规定给予处罚;国家举办的医疗卫生机构有下列情形之一、情节严重的,还应当对负有责任的主管人员和其他直接责任人员依

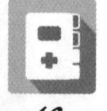

法给予处分：

（一）未执行国家有关工资、福利待遇等规定的；

（二）对在本机构从事护理工作的护士，未按照国家有关规定足额缴纳社会保险费用的；

（三）未为护士提供卫生防护用品，或者未采取有效的卫生防护措施、医疗保健措施的；

（四）对在艰苦边远地区工作，或者从事直接接触有毒有害物质、有感染传染病危险工作的护士，未按照国家有关规定给予津贴的。

第三十条　医疗卫生机构有下列情形之一的，由县级以上地方人民政府卫生主管部门依据职责分工责令限期改正，给予警告：

（一）未制定、实施本机构护士在职培训计划或者未保证护士接受培训的；

（二）未依照本条例规定履行护士管理职责的。

第三十一条　护士在执业活动中有下列情形之一的，由县级以上地方人民政府卫生主管部门依据职责分工责令改正，给予警告；情节严重的，暂停其 6 个月以上 1 年以下执业活动，直至由原发证部门吊销其护士执业证书：

（一）发现患者病情危急未立即通知医师的；

（二）发现医嘱违反法律、法规、规章或者诊疗技术规范的规定，未依照本条例第十七条的规定提出或者报告的；

（三）泄露患者隐私的；

（四）发生自然灾害、公共卫生事件等严重威胁公众生命健康的突发事件，不服从安排参加医疗救护的。

护士在执业活动中造成医疗事故的，依照医疗事故处理的有关规定承担法律责任。

第三十二条　护士被吊销执业证书的，自执业证书被吊销之日起 2 年内不得申请执业注册。

第三十三条　扰乱医疗秩序，阻碍护士依法开展执业活动，侮辱、威胁、殴打护士，或者有其他侵犯护士合法权益行为的，由公安机关依照治安管理处罚法的规定给予处罚；构成犯罪的，依法追究刑事责任。

第六章　附　　则

第三十四条　本条例施行前按照国家有关规定已经取得护士执业证书或者护理专业技术职称、从事护理活动的人员，经执业地省、自治区、直辖市人民政府卫生主管部门审核合格，换领护士执业证书。

本条例施行前，尚未达到护士配备标准的医疗卫生机构，应当按照国务院卫生主管部门规定的实施步骤，自本条例施行之日起 3 年内达到护士配备标准。

第三十五条　本条例自 2008 年 5 月 12 日起施行。

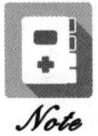

护士执业注册管理办法

第一条　为了规范护士执业注册管理,根据《护士条例》,制定本办法。

第二条　护士经执业注册取得《护士执业证书》后,方可按照注册的执业地点从事护理工作。

未经执业注册取得《护士执业证书》者,不得从事诊疗技术规范规定的护理活动。

第三条　卫生部负责全国护士执业注册监督管理工作。

省、自治区、直辖市人民政府卫生行政部门是护士执业注册的主管部门,负责本行政区域的护士执业注册管理工作。

第四条　省、自治区、直辖市人民政府卫生行政部门结合本行政区域的实际情况,制定护士执业注册工作的具体办法,并报卫生部备案。

第五条　申请护士执业注册,应当具备下列条件:

(一)具有完全民事行为能力;

(二)在中等职业学校、高等学校完成教育部和卫生部规定的普通全日制3年以上的护理、助产专业课程学习,包括在教学、综合医院完成8个月以上护理临床实习,并取得相应学历证书;

(三)通过卫生部组织的护士执业资格考试;

(四)符合本办法第六条规定的健康标准。

第六条　申请护士执业注册,应当符合下列健康标准:

(一)无精神病史;

(二)无色盲、色弱、双耳听力障碍;

(三)无影响履行护理职责的疾病、残疾或者功能障碍。

第七条　申请护士执业注册,应当提交下列材料:

(一)护士执业注册申请审核表;

(二)申请人身份证明;

(三)申请人学历证书及专业学习中的临床实习证明;

(四)护士执业资格考试成绩合格证明;

(五)省、自治区、直辖市人民政府卫生行政部门指定的医疗机构出具的申请人6个月内健康体检证明;

(六)医疗卫生机构拟聘用的相关材料。

第八条　卫生行政部门应当自受理申请之日起20个工作日内,对申请人提交的材料进行审核。审核合格的,准予注册,发给《护士执业证书》;对不符合规定条件的,不予注册,并书面说明理由。

《护士执业证书》上应当注明护士的姓名、性别、出生日期等个人信息及证书编号、注册日期和执业地点。

《护士执业证书》由卫生部统一印制。

第九条　护士执业注册申请,应当自通过护士执业资格考试之日起3年内提出;逾期提出申请的,除本办法第七条规定的材料外,还应当提交在省、自治区、直辖市人民政府卫生行政部门规定的教学、综合医院接受3个月临床护理培训并考核合格的证明。

第十条　护士执业注册有效期为5年。护士执业注册有效期届满需要继续执业的,应当在有效期

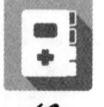
Note

届满前 30 日,向原注册部门申请延续注册。

第十一条　护士申请延续注册,应当提交下列材料:

(一)护士延续注册申请审核表;

(二)申请人的《护士执业证书》;

(三)省、自治区、直辖市人民政府卫生行政部门指定的医疗机构出具的申请人 6 个月内健康体检证明。

第十二条　注册部门自受理延续注册申请之日起 20 日内进行审核。审核合格的,予以延续注册。

第十三条　有下列情形之一的,不予延续注册:

(一)不符合本办法第六条规定的健康标准的;

(二)被处暂停执业活动处罚期限未满的。

第十四条　医疗卫生机构可以为本机构聘用的护士集体申请办理护士执业注册和延续注册。

第十五条　有下列情形之一的,拟在医疗卫生机构执业时,应当重新申请注册:

(一)注册有效期届满未延续注册的;

(二)受吊销《护士执业证书》处罚,自吊销之日起满 2 年的。

重新申请注册的,按照本办法第七条的规定提交材料;中断护理执业活动超过 3 年的,还应当提交在省、自治区、直辖市人民政府卫生行政部门规定的教学、综合医院接受 3 个月临床护理培训并考核合格的证明。

第十六条　护士在其执业注册有效期内变更执业地点等注册项目,应当办理变更注册。

但承担卫生行政部门交办或者批准的任务以及履行医疗卫生机构职责的护理活动,包括经医疗卫生机构批准的进修、学术交流等除外。

第十七条　护士在其执业注册有效期内变更执业地点的,应当向拟执业地注册主管部门报告,并提交下列材料:

(一)护士变更注册申请审核表;

(二)申请人的《护士执业证书》。

注册部门应当自受理之日起 7 个工作日内为其办理变更手续。

护士跨省、自治区、直辖市变更执业地点的,收到报告的注册部门还应当向其原执业地注册部门通报。

省、自治区、直辖市人民政府卫生行政部门应当通过护士执业注册信息系统,为护士变更注册提供便利。

第十八条　护士执业注册后有下列情形之一的,原注册部门办理注销执业注册:

(一)注册有效期届满未延续注册;

(二)受吊销《护士执业证书》处罚;

(三)护士死亡或者丧失民事行为能力。

第十九条　卫生行政部门实施护士执业注册,有下列情形之一的,由其上级卫生行政部门或者监察机关责令改正,对直接负责的主管人员或者其他直接责任人员依法给予行政处分:

(一)对不符合护士执业注册条件者准予护士执业注册的;

(二)对符合护士执业注册条件者不予护士执业注册的。

第二十条　护士执业注册申请人隐瞒有关情况或者提供虚假材料申请护士执业注册的,卫生行政部门不予受理或者不予护士执业注册,并给予警告;已经注册的,应当撤销注册。

第二十一条　在内地完成护理、助产专业学习的香港、澳门特别行政区及台湾地区人员,符合本办法第五条、第六条、第七条规定的,可以申请护士执业注册。

第二十二条　计划生育技术服务机构护士的执业注册管理适用本办法的规定。

第二十三条　本办法下列用语的含义:

教学医院,是指与中等职业学校、高等学校有承担护理临床实习任务的合同关系,并能够按照护理

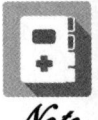

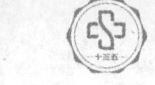 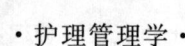

临床实习教学计划完成教学任务的医院。

综合医院,是指依照《医疗机构管理条例》《医疗机构基本标准》的规定,符合综合医院基本标准的医院。

第二十四条 本办法自 2008 年 5 月 12 日起施行。

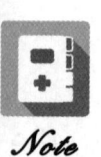

参考文献

CANKAOWENXIAN

[1] 吕文格,敖以玲,薛军霞.护理管理学[M].2版.北京:科学出版社,2010.

[2] 冯晓敏,石正东.护理管理学[M].西安:第四军医大学出版社,2010.

[3] 张培培.现代护理管理学[M].3版.北京:北京大学医学出版社,2005.

[4] 汪晖.护理管理[M].北京:人民卫生出版社,2014.

[5] 路兰,邢彩珍,孙铮.护理管理学[M].武汉:华中科技大学出版社,2016.

[6] 杨运秀.护理管理学[M].郑州:河南科学技术出版社,2017.

[7] 杨顺秋,吴殿源.现代实用护理管理[M].北京:军事医学科学出版社,2003.

[8] 顾炜.护理管理学[M].2版.北京:清华大学出版社,2016.

[9] 陈景秀,全小明.护理管理学[M].3版.北京:中国中医药出版社,2016.

[10] 李玉翠,任辉.护理管理学[M].北京:中国医药科技出版社,2016.

[11] 吴欣娟,王艳梅.护理管理学[M].4版.北京:人民卫生出版社,2017.

[12] 余凤英,宋建华.护理管理学[M].3版.北京:高等教育出版社,2014.

[13] 魏万宏,丁海玲,谭海梅.护理管理学[M].北京:中国科学技术出版社,2016.

[14] 卢省花,雷良蓉.护理管理学[M].2版.南昌:江西科学技术出版社,2008.

[15] 张爱萍,雷巍娥.护理管理学[M].北京:北京出版集团公司,2014.

[16] 苏兰若.护理管理学[M].2版.北京:人民卫生出版社,2000.

[17] 李继平.护理管理学[M].3版.北京:人民卫生出版社,2012.

[18] 谢红,赵素梅.护理管理学[M].5版.北京:北京大学医学出版社,2000.

[19] 于淑霞.护理管理学[M].北京:北京大学医学出版社,2013.

[20] 彭艾莉,刘翠兰,陈小菊.护理管理学[M].2版.北京:北京大学医学出版社,2011.

[21] 阿孜古丽.医院数据库数据安全维护的分析及策略[J].中国医疗设备,2011,(06):1674-1633

[22] 陈凌平,马宗庆,郭振华.浙江省台州医院计算机中心医院信息系统安全与管理建设浅谈[J].中国医疗器械信息,2010,16(3):3-21.

[23] 颜海威.医院在网络安全上的应用措施分析[J].电脑开发与应用,2014,(12):73-78.

[24] 颜巧元.护理信息管理[M].北京:人民军医出版社,2013.

[25] 秦军.护理管理[M].上海:第二军医大学出版社,2012.